1. Editorial

あなたの医療，ほんとはやり過ぎ？
～過ぎたるはなお及ばざるが如し～

Choosing wisely in Japan ― Less is More

責任編集　徳田安春
Yasuharu　Tokuda

先日初診外来で紹介患者が，水戸の研修病院に受診した．１０代後半の女性で，診断は典型的な菊池病であった．SLEを示唆する症状や身体所見はまったくなかった．担当した若手医師がUptodate（オンライン臨床医学エビデンスサマリー）をチェックしてみると，Kikuchi-Fujimoto's diseaseという章のなかで「菊池病患者は全例，抗核抗体検査をルーチンに行うべきである」という記載があった．たしかに菊池病患者がのちにSLEを発症することがあるのはよく知られてはいるが，菊池病の患者でSLEを疑うような徴候が無い患者さんにルーチンに抗核抗体検査を行うということは，我々の診療では行っていないことである．なぜならSLEを予防する介入手段が無いからである．また，「菊池病の既往＋抗核抗体陽性」ということで，その患者さんへの「ラベリング」効果で精神的な不安を長期にもたらす可能性もある．早速，元となる臨床研究を調べてみると，菊池病の1.5％にのみSLEが発症していた程度で，陽性的中率が低いことがわかった．

以上のことをまとめて，Uptodateにメールを送ったところ，数日間後に内容訂正を行った由の連絡があった．タイトルもKikuchi's diseaseと最近の日本での名称に改訂され，「菊池病患者でSLEを疑うような徴候があるときには抗核抗体検査を行うべきである」という記載となっていた．ありがたいことである．ルーチン検査はOverdiagnosisの温床となることがあり，患者に有害な影響をもたらすことがある．本書を読めばそれが理解でき，そしてそのことがいかに重要であるというキャンペーンが世界レベルで展開されているということがわかると思う．本書を読まれた読者が検査の適応を考慮した賢い選択を行ってくれることを望む．先に紹介した菊池病の患者さんはその後外来ベースでNSAID投与のみで治癒した．最後の予約外来に笑顔で元気な姿をみることができて若手担当医と自分もうれしく感じた．適切な医療介入Medicineで適切なケアCareができたこともうれしさを倍増させたのである．

Editorial: Appropriate Medicine and Appropriate Care

A local clinic recently referred a patient to our hospital in Mito City. The patent was teenage girl and diagnosis of Kikuchi's disease was given based on typical features, but she had no other characteristic suggestive for systemic lupus erythematosus (SLE). The resident physician, who saw her, checked Uptodate (online clinical evidence summary), which suggested that all patients with Kikuchi's disease should receive antinuclear antibody (ANA) testing routinely. However, we have not done routine ANA in patients with Kikuchi's disease without any clinical clues suggestive of SLE. This logic is based on the fact that there are no useful preventive measures for developing SLE and that the labelling as Kikuchi's disease with positive ANA would lead to long-term psychological stress for the patients. Thus, I rechecked the paper cited by Uptodate but I found out that the paper showed only 1.5% of those with Kikuchi's disease developed SLE, indicating very low positive predictive value[1]. Based on these thoughts I sent email to authors of Uptodate and received a quick response from them that they revised their contents. The chapter title was changed to "Kikuchi's disese" and ANA test should be performed if patient had features suggestive of SLE[2]. I think the authors did a good job. Any routine tests may lead to overdiagnosis and this may cause harmful effects to patients. Readers can understand it very easily by reading this book and also recognize there is a massive campaign about this worldwide. I hope readers may find this book useful to choose wisely tests and interventions based on appropriate indications. Aforementioned patient with Kikuchi's disease visited a follow-up outpatient in our hospital with good recovery after sole use of NSAID. We were happy about this outcome as well as about our wise choice for appropriate medicine and appropriate care.

Reference:

1) Dorfman RF, Berry GJ. Kikuchi's histiocytic necrotizing lymphadenitis: an analysis of 108 cases with emphasis on differential diagnosis. Semin Diagn Pathol. 1988 Nov;5(4):329-45. PubMed PMID: 3217625.
2) Michael J Richards. Kikuchi's disease. Uptodate. Last accessed on Jan 26, 2013 at http://www.uptodate.com/contents/kikuchis-disease?source=search_result&search=kikuchi&selectedTitle=1~12

目次

1. **Editorial**
   Editorial: Appropriate Medicine and Appropriate Care / 徳田安春 ······ i
   ジェネラリスト教育コンソーシアム設立趣意書
   Japanese Consortium for General Medicine Teachers ············ iv

2. **Recommendation**
   提言：あなたの医療，ほんとはやり過ぎ？〜過ぎたるはなお及ばざるが如し〜
   　　Choosing wisely in Japan —Less is More / 徳田安春 ········ 2
   Case Study
   Too much medicine —元腎臓内科専門医の悩み / 杉本俊郎 ······· 10
   全体討論
   The whole debate on Choosing wisely / 徳田安春 ············· 20

3. **Lecture&Workshop**
   Lecture 1
   過剰診療：何が問題か，どう解決するか / 小泉俊三 ············ 30
   Lecture 2
   がん検診での overdiagnosis / 名郷直樹 ····················· 45
   Workshop
   「Choosing wisely」ってどういうこと？ / 川尻宏昭 ············ 60

4. **Special Articles**
   1：米国アレルギー・喘息・免疫学会 / 杉田周一，金城光代 ······ 76
   2：米国家庭医療学会 / 宮崎　景 ························ 81
   3：米国緩和医療学会 / 東　光久 ························ 86
   4：米国神経学会 / 黒川勝己 ·························· 90
   5：米国眼科学会 / 黒川勝己 ·························· 94
   6：米国耳鼻咽喉科—頭頸部外科学会 / 杉田周一，金城光代 ······ 97
   7：米国小児科学会 / 児玉和彦 ························ 101
   8：米国心臓病学会 / 宮崎　景 ························ 106
   9：米国産婦人科学会 / 本田美和子 ····················· 109
   10：米国内科学会 / 東　光久 ························· 111
   11：米国放射線医学会 / 本村和久 ······················ 116
   12：米国リウマチ学会 / 杉本俊郎 ······················ 120
   13：米国消化器病学会 / 仲里信彦 ······················ 124
   14：米国老年医学会 / 本田美和子 ······················ 128
   15：米国臨床病理学会 / 原　穂高 ······················ 132
   16：米国臨床腫瘍学会 / 東　光久 ······················ 136
   17：米国心エコー図学会 / 水野　篤 ····················· 141
   18：米国腎臓学会 / 杉本俊郎 ························· 145
   19：米国心臓核医学会 / 水野　篤 ······················ 149
   20：米国泌尿器科学会 / 安藤高志 ······················ 153
   21：米国脈管学会 / 水野　篤 ························· 157
   22：米国心血管 CT 学会 / 水野　篤 ····················· 160
   23：米国病院医学会—成人病院医学 / 仲里信彦 ············· 164
   24：小児病院医療 / 児玉和彦 ························· 169
   25：米国核医学・分子イメージング学会 / 本村和久 ··········· 172
   26：米国胸部外科学会 / 砂川恵伸 ······················ 175

5. **Interview**
   Choosing Wisely の根幹はプロフェッショナリズムである
   UCSF (University of California, San Francisco)
   Mitchell Feldman 副学寮長に聞く ······················· 179

Contents

1. **Editorial**
   Editorial: Appropriate Medicine and Appropriate Care/Yasuharu Tokuda ····· i
   Japanese Consortium for General Medicine Teachers ····· iv
2. **Recommendation**
   Choosing wisely in Japan — Less is More/Yasuharu Tokuda,et al ····· 2
   Case Study
   Too much medicine/Toshiro Sugimoto ····· 10
   The whole debate on Choosing wisely ····· 20
3. **Lecture&Workshop**
   Lecture 1
   Shunzo Koizumi ····· 30
   Lecture 2
   Naoki Nago ····· 45
   Workshop
   Hiroaki Kawashiri ····· 60
4. **Special Articles**
   1：American Academy of Allergy , Asthma&Immunology/Shuichi Sigita et al ····· 76
   2：American Academy of Family Physicians/Kei Miyazaki ····· 81
   3：American Academy of Hospice and Palliative Medicine/Teruhisa Azuma ····· 86
   4：American Academy of Neurology/Katsumi Kurokawa ····· 90
   5：American Academy of Ophtalmology/Katsumi Kurokawa ····· 94
   6：American Academy of Otolaryngology-Head and Neck Surgery Foundation
     /Shuichi Sigita et al ····· 97
   7：American Academy of Pediatrics/Kazuhiko Kodama ····· 101
   8：American College of Cardiology/Kei Miyazaki ····· 106
   9：American College of Obstetricians and Gynecologists/Miwako Honda ····· 109
   10：American College of Physicians/Teruhisa Azuma ····· 111
   11：American College of Radiology/Kazuhisa Motomura ····· 116
   12：American College of Rheumatology/Toshiro Sugimoto ····· 120
   13：American Gastroenterological Association/Nobuhiko Nakazato ····· 124
   14：American Geriatrics Society/Miwako Honda ····· 128
   15：American Society for Clinical Pathology/Hodaka Hara ····· 132
   16：American Society of Clinical Oncology/Teruhisa Azuma ····· 136
   17：American Society of Echocardiography/Atsushi Mizuno ····· 141
   18：American Society of Nephrology/Toshiro Sugimoto ····· 145
   19：American Society of Nuclear Cardiology/Atsushi Mizuno ····· 149
   20：American Urological Association/Takashi Ando ····· 153
   21：Society for Vascular Medicine/Atsushi Mizuno ····· 157
   22：Society of Cardiovascular Computed Tomography/Atsushi Mizuno ····· 160
   23：Society of Hospital Medicine – Adult Hospital Medicine/Nobuhiko Nakazato ····· 164
   24：Society of Hospital Medicine – Pediatric Hospital Medicine/Kazuhiko Kodama ····· 169
   25：Society of Nuclear Medicine and Molecular Imaging/Kazuhisa Motomura ····· 172
   26：The Society of Thoracic Surgeons/Keishin Sunagawa ····· 175
5. **Interview** ····· 179

ジェネラリスト教育コンソーシアム
Japanese Consortium for General Medicine Teachers

設立趣意書

　私たちは，本研究会を，ジェネラリストを目指す人たちを育てるTeachersの会として設立しました．

　2010年に日本プライマリ・ケア連合学会が設立され，ジェネラリストの養成が焦眉の急となっております．すでに家庭医療専門医および病院総合医の認定医・専門医制度は日本プライマリ・ケア連合学会で動き出しております．また旧日本総合診療医学会はその学会誌「総合診療医学」誌上で二度にわたり病院総合医の特集号を刊行しています．私たちは，これらの成果の上に立ち，ジェネラリストが押さえておくべきミニマム・エセンシャルを議論するとともに，日々の実践に有用な診療指針を学ぶ場を，この研究会で提供しようと思います．

　繰り返し問われてきた分化と統合の課題への新たな挑戦として，わが国のジェネラルな診療への鋭い問題提起となり，医学・医療の発展の里程標として結実することが，この研究会の使命だと私たちは考えています．

　本研究会の要点は，下記のとおりです．

目的
「新・総合診療医学―家庭医療学編」および「病院総合診療医学編」（2巻本として株式会社カイ書林より2012年4月刊行）の発刊を契機に，これからの家庭医・病院総合医の学びの場として，本研究会を設立する．

活動内容：
本研究会は，Case based learning ＋ Lecture を柱とする症例検討会およびプラクティカルな教育実践報告の場である．

研究会のプロダクツ：
提言，症例と教育レククチャー，依頼論文および教育実践報告（公募）を集積し吟味・編集したうえで，「ジェネラリスト教育コンソーシアム」として継続して出版する．

事務局：
本研究会の事務局を，株式会社尾島医学教育研究所に置く．

2011年8月

「ジェネラリスト教育コンソーシアム」　設立発起人
藤沼　康樹（医療福祉生協連家庭医療学開発センター；CFMD）
徳田　安春（地域医療機能推進機構研修センター）
横林　賢一（広島大学病院　総合内科・総合診療科）

Recommendation

提言：あなたの医療，ほんとはやり過ぎ？
〜過ぎたるはなお及ばざるが如し〜

Choosing wisely in Japan
― Less is More ―

2.

2. Recommendation

提言：あなたの医療，ほんとはやり過ぎ？
～過ぎたるはなお及ばざるが如し～

Choosing wisely in Japan
—Less is More

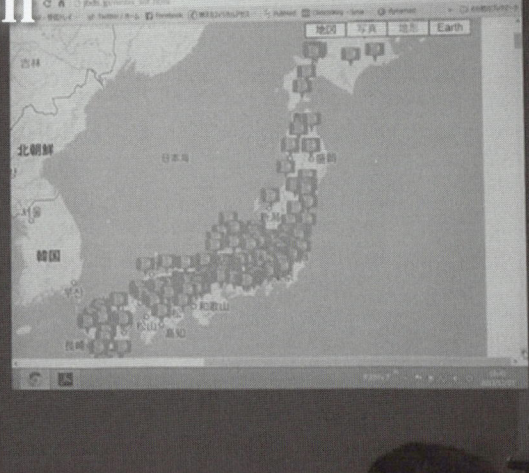

とき：2013年12月7日　名古屋医療センターにて

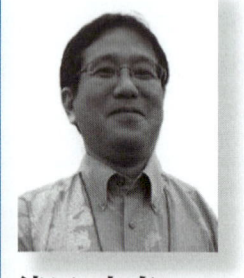

徳田 安春
Yasuharu Tokuda
地域医療機能推進機構（JCHO）
研修センター・JCHO東京新宿
メディカルセンター
本コンソーシアム副会長
Choosing wisely 世話人

徳田：「提言：あなたの医療，ほんとはやり過ぎ？—過ぎたるはなお及ばざるが如し—」ではパネリストの先生方，そしてフロアの先生方を含めたフリーディスカッション形式で行っていきます．まずパネリストの先生の紹介です．

藤沼：このコンソーシアム会長をやらせていただいております藤沼です．今日，お集まりいただいた先生方は非常にアナーキーな方たちが多く，とても楽しみです．

横林：副会長を務めさせていただいております．この中では自分はまだまだ若手ですが，同世代の先生も本日ご出席いただいておりますので活発な質疑をお願い致します．

杉本：このセッションの症例提示を担当させていただきます．大学の指示で3年ほどジェネラリストとして取り組むようになりました．今日はその間の思いを表現できればよいかと考えております．

Choosing wisely とは

徳田：それでは座談会を始めます．なぜ今回，このテーマを取り上げたかを示していきたいと思います．この半年間，Choosing wisely の翻訳を本書の依頼論文の執筆の各先生方にお願いしてまいりました．（本書 Special Articles 参照）Choosing wisely はアメリカ内科専門医認定機構が発足させ，スタートしました．下記のホームページをご覧ください．
（http://www.choosingwisely.org/doctor-patient-lists/）

　ここにアクセスしてみると，今現在ここに参加している学会や，各種学会のリスト，そしてパートナー，消費者団体も多く入っています．この各学会が，非常によくみられる過剰診療の例を挙げております．さまざまな医学的介入に対して「やるな」ということで

はなくて，「よく考えろ」という意味合いで，検査や治療に取り掛かりなさいという指標が提示されています．

例としてAAFP（American Academy of Family Physicians：アメリカ家庭医療学会）では，15提言されています．他の学会では5提言ほどですが，この学会はこれだけ多く提示しています．非常に守備範囲が広いですね．腰痛でレッドフラッグがないとき，6週間以内の場合は画像を撮るなと提示しています．そのほかにも抗菌薬や骨密度についてなど，記されています．リスクファクターのない若年者の骨密度を測定するのはどうなのか，といったことや，低リスクグループの毎年の心電図を撮影するのはどうなのかといったことにも記されています．こういったことをみていると日本で行われている**人間ドックとはいったいなんなんだ**ということです．毎年，低リスクの方も含めて心電図をとっていますよね．そこで調べてみました．するとどうやらあまりエビデンスらしいものが見当たらなかったのです．そして最近になって今度はこんなエピソードがありました．京都大学にUCSF（University of California San Francisco）のM.D.Feldman*先生が訪れていました．その時に日本の人間ドックの話をふとしたことで話したことがありました．先生はひどく驚かれ，人間ドックってなんだ！というのです "Human-dock"といってもわからないわけです．もともとは巨人軍の王選手がシーズンオフの時に身体検査をして次のシーズンに備えていましたが，年1回身体検査をしていたようです．その様子を当時のスポーツや雑誌で『王選手，人間ドック入り』と報じたことが由来のようです．当時の人々はその影響をうけ，王選手がやるくらいなら我々もやった方がいい，という話になり，東京のいくつかの病院がそれらをスタートさせました．当時はエビデンスもなく，王選手がやるくらいならほかの人達もやった方がよいと信じていたのです．世界的に画期的なことだと思われていたのです．問題はそれをそのまま追随する我々だったのです．全国の様々な施設で人間ドックが行われるようになりました．しかしながらむしろ，これが問題なのはセルフリファー（自施設への患者紹介）です．水戸協同病院でもこれが問題になっています．つまり，初診外来で症状がある人たちをみなければいけない時に，彼らが入ってくると莫大なマンパワーが必要になってきます．これは収益になるかもしれませんが，医師としてのプロフェッショナリズムとしてはどうなのかと指摘されました．私はFeldman先生と長時間にわたりこのことについて議論し合いました．そして論文にまとめました．**Box 1**はDirect to consumer unproved screening testsについて述べたその論文です．わが国では一時期，がんドックや脳ドックがブームになった時期がありました．今は下火になっていますが．その原因は後程説明します．当時，私が調べた脳ドックの日本地図があります．ご覧ください．全国にこれだけ脳ドックが存在します．**（Box2）**

先日も神奈川の脳神経内科の先生とお話しする機会がありましたが，脳ドックは非常に問題だといっていました．

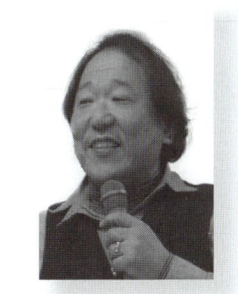

藤沼 康樹
Yasuki Fujinuma
医療福祉生協連
家庭医療学開発センター
（CFMD）
本コンソーシアム会長

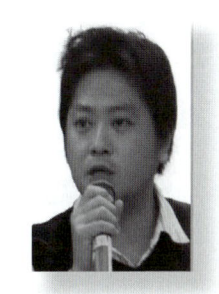

横林 賢一
Kenichi Yokobayashi
広島大学病院
総合内科・総合診療科
本コンソーシアム副会長

*Mitchell D Feldman,MD,MPhil
Professor of Medicine
Associate Vice Provost for Faculty Mentoring
University of California,San Francisco

2. Recommendation

ここで神経内科の外来がパンクしているというのです．おかげで病院の外来が大混雑し症状がある人をきちんと診ることができず，正しいケアができていないとおっしゃっておりました．

もう一つはけいれんです．初発のけいれんで来た人の，脳波を読みすぎたために，てんかんとみなされ，若い女性などはその後の結婚や出産にまで，大きな影響を及ぼすということで Archives of Neurology でも議論されていました．人間ドックは最初脳外科のほうでも，無症状の動脈瘤を見つけてその後，多数の事故が起き問題にもなりました．

そのほかには PET（ポジトロン断層法）についてです．（http://www.pet-net.jp/pet_html/search.html）ここに載っている施設はすべて，保険診療ではないので文句は言うな，との説もあるかもしれません．しかし，そこで引っかかった方はすべて我々ような総合内科的な外来にやってきます．そこで保険診療ではないといわれても無視することはできません．例えば人間ドックで CEA や CA19－9（腫瘍マーカー）などを毎年，測ります．それで CEA が 8.5 などです．そこから病院に紹介されてがん検査が始まったりするのですね．これも保険診療でないからいい，と言い切っていいのかということです．

某地域では PET ツアーと呼ばれる観光に絡めた検診ツアーも組まれています．観光を楽しみながら，おいしいステーキも食べて，がんがないことを確認して帰りましょうといった内容のものです．

本書の執筆者と今回のコンソーシアム参加者に行った結果を **Box 3** に示します．回答率27％，お忙しい中ありがとうございました．これをみますと，納得したというのが結構，多い．そして初めて知ったというものも多いですね．Choosing wisely もまだ，知られて間もないですのでこうした結果になったと思われます．日本版 Choosing wisely も作るべきだという意見の項目もありますね．

Box1
Direct to consumer unproved screening tests について述べたその論文

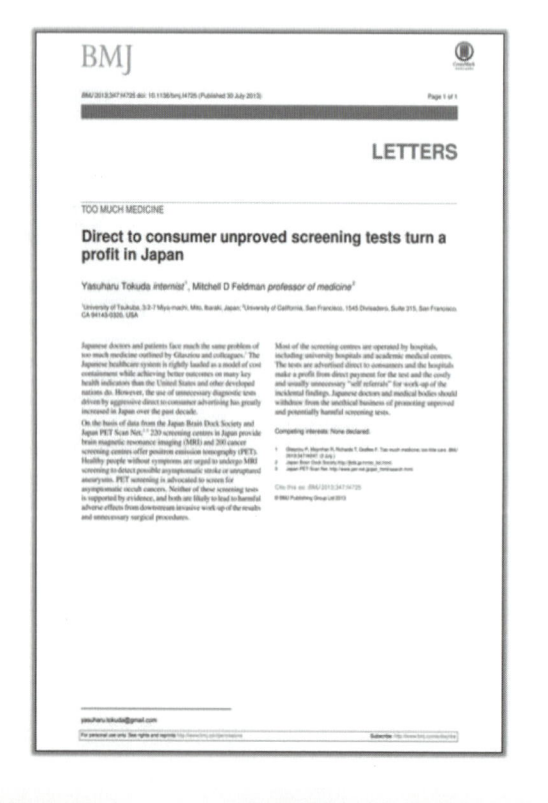

Box 2
全国に多数，存在する脳ドックを実施している施設

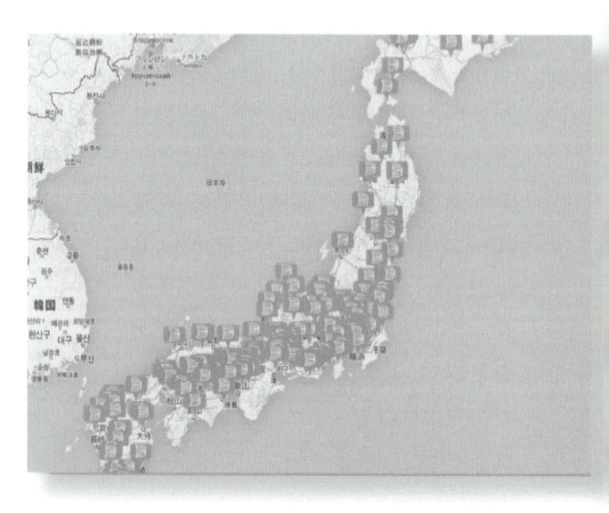

藤沼先生，このアンケート結果を踏まえて，なにか思うところはありますでしょうか．

どのガイドラインを信じればいい？

藤沼：やはりスクリーニングが問題ではないかと思います．以前，DynaMed の創始者，**Brian S. Alper*** 氏が私の施設に訪れた時がありました．そこで彼と一緒に『DynaMed への投稿の仕方』というテーマで WS を行いました．そのなかで日本の PSA（前立腺特異抗原）のスクリーニング報告をきちんとまとめてみようということになり，その場で調べてみると厚労省系と泌尿器学会系と相反するエビデンスが出ていて，これは面白いということになり，両方出してみることになりました．その時の結果は今も DynaMed に載っています．私がここで感じたのはスクリーニングのガイドライン自体に偏りがあるということ．なんらかのバイアスがかかっているということをこの場で学びました．そこから信じられなくなりました．若手も何を信じればいいのかわからない，といってくることもよくあります．やはり自分でどう批判的に判断していくか，という目を養うことが非常に重要になってくると考えます．

また，現実問題として検診がなくなると，診療報酬が大きく下がってきます．2 割くらいを占めている検診の収入がなくなれば経営に大きく支障をきたしてくるでしょう．こうした日本の医療システムは，特にプライマリ・ケアのところで，経済を肯定しているところはかなり大きいと思います．悩む部分は広範にわたっています．

徳田：さまざまな団体が提示しているガイドライン自体が一貫性がないのではないか，という点ですね．まさに藤沼先生のおっしゃる通りだと思います．これらには一つの傾向があることが，調べていく中でわかりました．その病気に対して，臓器別診療を行う医師たちはスクリーニングをどんどんやることを推奨しているということ．PSA が最近問題になっていますが最近のガイド

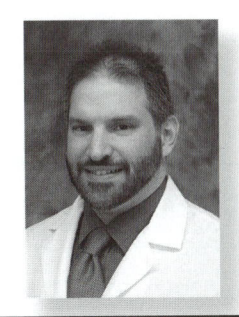

*Brian S. Alper (alper) EBSCO Publishing

ラインは PSA を使用してはいけないと記載しているものも出てきています．これは比較的，中立的なクリティカルなガイドラインを定めたところが出しています．（USPSTF：U.S. Preventive Services Task Force）どちらのガイドラインが信頼できるかといえば，私は USPFTF のほうができると感じています．さらに ACP（American College of Physicians）も USPSTF の意見を採用しています．

Under prescription と Over prescription

徳田：これは本コンソーシアムの第 2 回，『V2. 提言―日本のポリファーマシー』[1]でも議論になりました．Over prescription のことも把握しつつ，反対に Under prescription についても並行して考えることが大切だと考えます．

スクリーニングビジネスについても考える必要があります．日本ではかつて蔓延していた結核患者が激減しました．それで結核ビジネスが危機的状況におちいりました．かわりに肺がんビジネスが出現しました．結核の検診から，肺がん検診に変わりました．このように雇用を生み出したわけです．そのことは確かに重要なことなのでしょうが，これが無害なら良いでしょう．このあたりもバランスが重要になってくると思います．

横林：Choosing wisely には 2 つのメリットがあると考えます．①臨床教育関連での意義，②医療

費の抑制効果，の二つです．まず①についてお話します．私は1000床規模の病院で初期研修を終え，その後，診療所で家庭医療・在宅医療を学びました．両者の環境を踏まえて当てはまるのが，「これをやった方がよい」ということより，「これをやらない方がよい」ということを明確にした方が，よりクリアで質の担保された教育を提供しやすいと思います．最近では学生とMKSAP：Medical Knowledge Self-Assessment Program というテキストを使って，Choosing wiselyを意識した勉強会を行っております．Choosing wiselyという新しい言葉を教育場面で使っていくことで，学生も意識が高まっていると最近感じています．

続いて②の医療費抑制効果について．日本は税収42兆円のうちの37兆円が医療費という世界にも類を見ない税収における，医療負担の現状があります（2013年12月時点）．膨らみすぎた医療費は，私たち医療者も意識的に取り組まねばならない大きな問題である一方，医療機関単位で見ますと，収益も求められているのが現状ではないでしょうか．収益の高い診療科の発言権が高くなり，高収益の診療科長が要職につくケースもあるようです．運営維持のためにも収益を求めるのは自然なことなのでしょうが…．いずれにしても「この検査・治療はやらない方がよい」という提言であるChoosing wiselyは，医療費削減の意味でも今後，ますます自分たちが真剣に取り組んでいくべきことだと思います．

徳田：収益に対しては，医局や病院のそのあたりの意識は高いです．そもそも診療報酬は国がきめたものです．このシステムそのものの，根本的な見直しが重要ではないでしょうか．

Specialist-induced demand

Specialist-induced demandという言葉があります．私の病院に脳神経内科が来た時がありました．その時まで脳神経内科医はいませんでしたが，あるときその医師に「ここのスタッフはピルビン酸も測れないのか」といわれたことがあったのです．それでその検査項目が追加されました．こうしたことは際限がなく，増える一方なのです．少なくともジェネラリストはバランス感覚が大事になってくるのです．なんでもかんでもすぐに検査するということではいけないことが見えてきます．

それでは引き続きまして，腎臓内科をご専門にされていた，杉本俊郎先生の過剰診療に対する症例提示に移りたいと思います．

文　献

1) 徳田安春，他．提言—日本のポリファーマシー，尾島医学教育研究所．2012，p.200

Box 3　Choosing wisely 事前アンケート結果　1～26

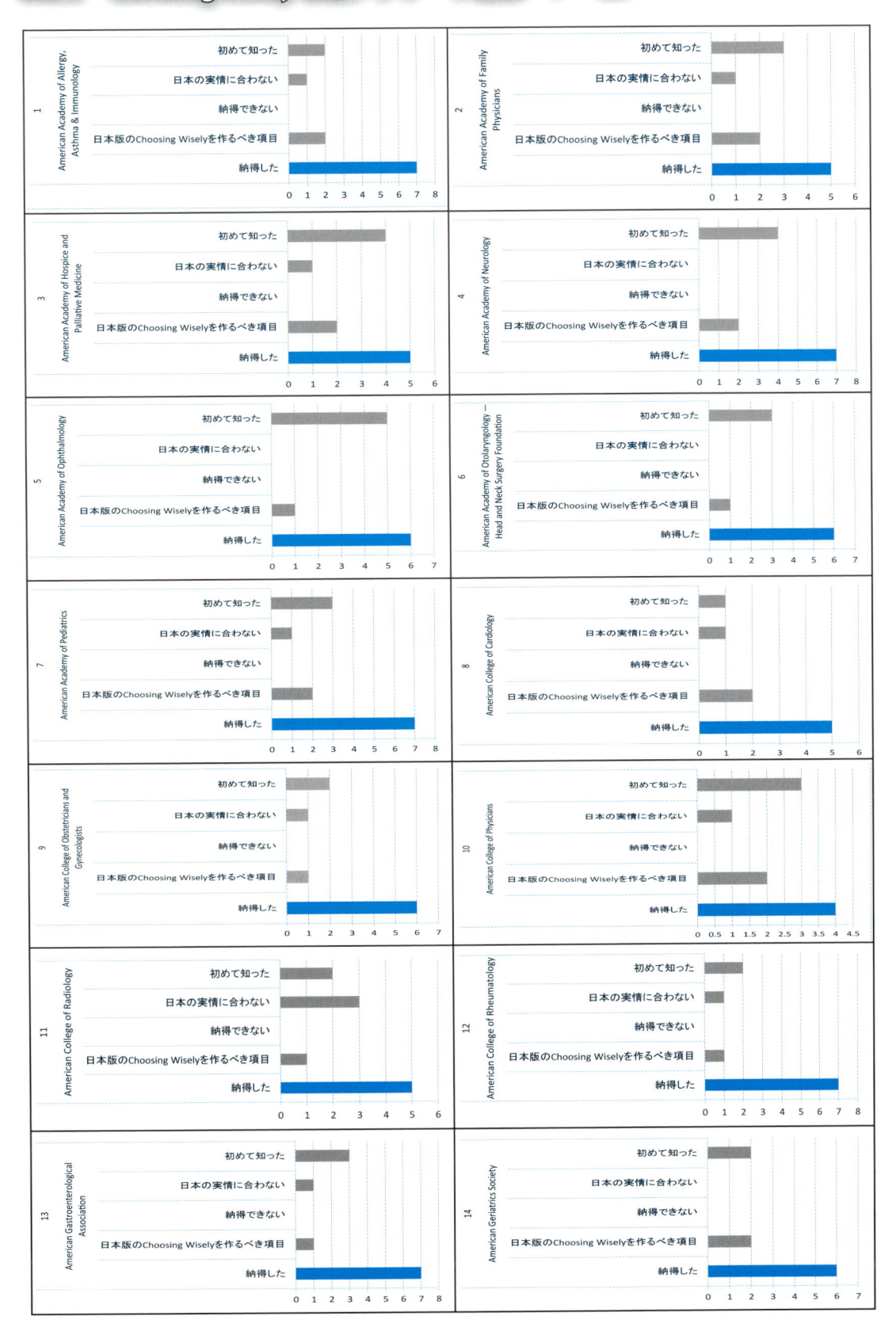

#	学会	項目
1	American Academy of Allergy, Asthma & Immunology	初めて知った / 日本の実情に合わない / 納得できない / 日本版のChoosing Wiselyを作るべき項目 / 納得した
2	American Academy of Family Physicians	同上
3	American Academy of Hospice and Palliative Medicine	同上
4	American Academy of Neurology	同上
5	American Academy of Ophthalmology	同上
6	American Academy of Otolaryngology—Head and Neck Surgery Foundation	同上
7	American Academy of Pediatrics	同上
8	American College of Cardiology	同上
9	American College of Obstetricians and Gynecologists	同上
10	American College of Physicians	同上
11	American College of Radiology	同上
12	American College of Rheumatology	同上
13	American Gastroenterological Association	同上
14	American Geriatrics Society	同上

2.Recommendation

7

2. Recommendation

Box 3　Choosing wisely 事前アンケート結果　1〜26

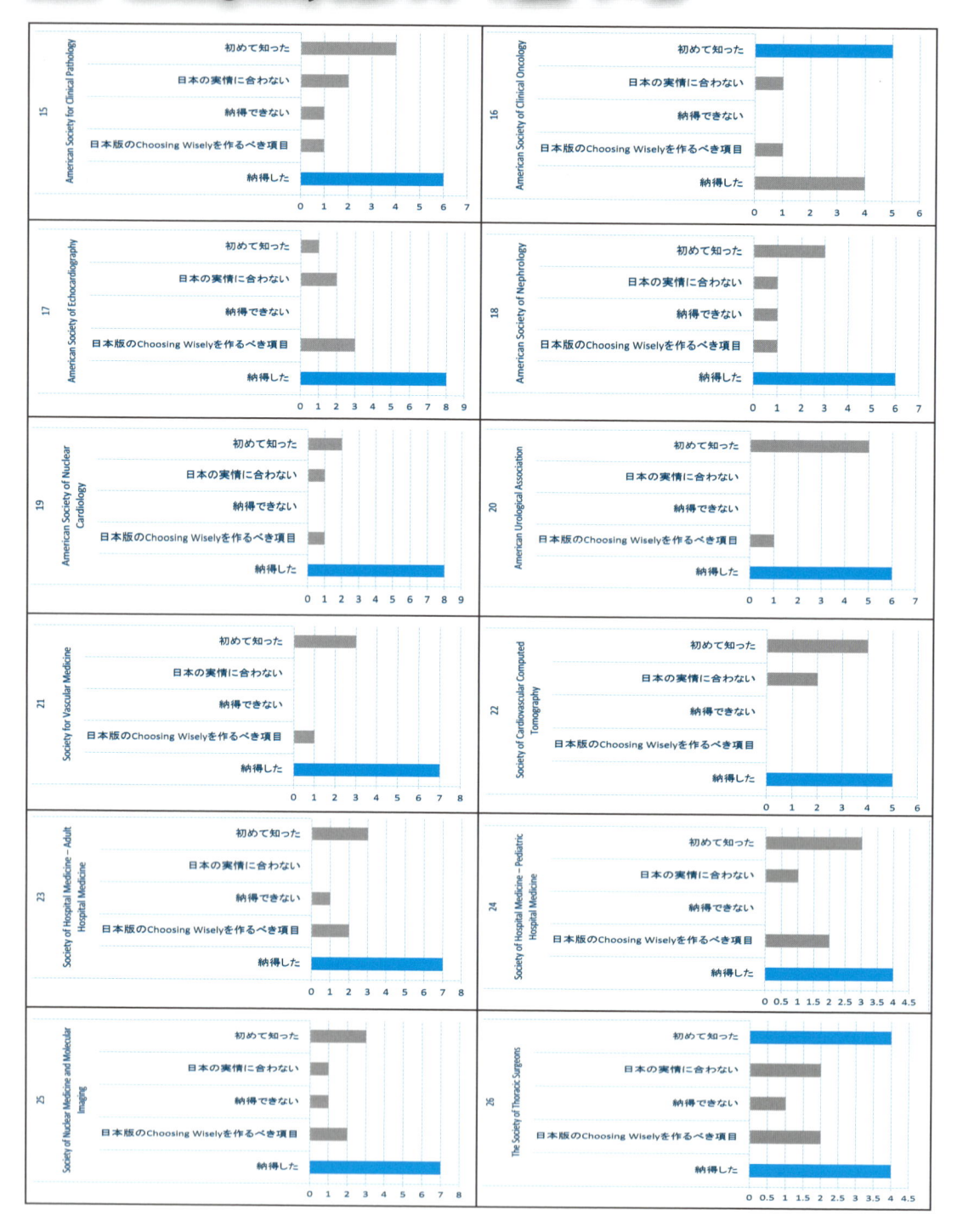

Box 3 Choosing wisely 事前アンケート用紙

テーマ	納得した	納得できない	日本の実情に合わない	初めて知った	日本版のChoosing Wiselyを作るべき項目
1. American Academy of Allergy, Asthma & Immunology	☐	☐	☐	☐	☐
2. American Academy of Family Physicians	☐	☐	☐	☐	☐
3. American Academy of Hospice and Palliative Medicine	☐	☐	☐	☐	☐
4. American Academy of Neurology	☐	☐	☐	☐	☐
5. American Academy of Ophthalmology	☐	☐	☐	☐	☐
6. American Academy of Otolaryngology – Head and Neck Surgery Foundation	☐	☐	☐	☐	☐
7. American Academy of Pediatrics	☐	☐	☐	☐	☐
8. American College of Cardiology	☐	☐	☐	☐	☐
9. American College of Obstetricians and Gynecologists	☐	☐	☐	☐	☐
10. American College of Physicians	☐	☐	☐	☐	☐
11. American College of Radiology	☐	☐	☐	☐	☐
12. American College of Rheumatology	☐	☐	☐	☐	☐
13. American Gastroenterological Association	☐	☐	☐	☐	☐
14. American Geriatrics Society	☐	☐	☐	☐	☐
15. American Society for Clinical Pathology	☐	☐	☐	☐	☐
16. American Society of Clinical Oncology	☐	☐	☐	☐	☐
17. American Society of Echocardiography	☐	☐	☐	☐	☐
18. American Society of Nephrology	☐	☐	☐	☐	☐
19. American Society of Nuclear Cardiology	☐	☐	☐	☐	☐
20. American Urological Association	☐	☐	☐	☐	☐
21. Society for Vascular Medicine	☐	☐	☐	☐	☐
22. Society of Cardiovascular Computed Tomography	☐	☐	☐	☐	☐
23. Society of Hospital Medicine – Adult Hospital Medicine	☐	☐	☐	☐	☐
24. Society of Hospital Medicine – Pediatric Hospital Medicine	☐	☐	☐	☐	☐
25. Society of Nuclear Medicine and Molecular Imaging	☐	☐	☐	☐	☐
26. The Society of Thoracic Surgeons	☐	☐	☐	☐	☐

下記リンクをご参照下さい．
http://www.choosingwisely.org/doctor-patient-lists/

　2013年12月7日 Choosing wisely 開催に伴い，上記事前アンケートを行った．米国26学会の提言に対するもので，回答率は27％だった．回答の多くは「納得した」というものを占めたが，中には「はじめって知った」という意見が多い項目も見受けられた．Choosing wisely 日本版として本誌 Special Article にて，各領域の Specialist にご提言を頂いているので参照されたい．

Case Study
Too much medicine―元腎臓内科専門医の悩み

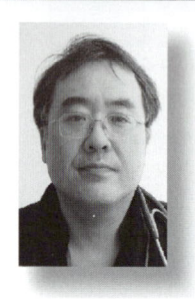

演者 | **杉本 俊郎** *Toshiro Sugimoto*
滋賀医科大学総合内科学講座（地域医療支援）
国立病院機構　東近江総合医療センター
総合内科

杉本：私は，元々腎臓専門医でして，平成23年4月に滋賀医科大学が地域再生基金を使って設立した滋賀医科大学総合内科学講座（地域医療支援）に転籍し，内科医がいなくなった地域の中核病院ではある国立病院機構滋賀病院（現東近江総合医療センター）に出向して，総合内科医になった経験2年弱のにわか総合内科医です．よって，現在，総合内科医として，自分の専門以外（腎臓以外）の疾患の患者さんを多数拝見している訳ですが，習慣というのは怖いもので

して，一般外来では，検尿・腎機能のみならず，Ca Mg P を含む電解質を，救急では血液ガスを，必ず測定してしまいます．そのような中で，たまたま外来で血清 Ca 値が高い方がおられて，原発性副甲状腺機能亢進症を発見して，電解質を測っていて良かったと思うような元腎臓専門医です．

私のような元腎臓専門医でも，地域の中核病院で診療をしていて対応に苦慮するのが，これから紹介するような患者さんです．

杉本俊郎氏ご略歴

略歴
平成 元年　3月　滋賀医科大学卒業
平成 元年　5月　滋賀医科大学医学部附属病院臨床見学生
平成 元年　6月　同　医員（研修医）
平成 3年　4月　滋賀医科大学大学院入学
平成 7年　3月　同上卒業　医学博士取得
平成 7年　9月　米国ミシガン大学生化学研究員
平成 10年　4月　滋賀医科大学附属病院医員
平成 11年　4月　長寿科学振興財団リサーチレジデント
平成 12年　10月　滋賀医科大学医学部附属病院　医員
平成 14年　1月　滋賀医科大学内科学講座　助手
平成 19年　1月　同　講師（学内）
平成 20年　2月　滋賀医科大学医学部附属病院卒後研修センター副センター長
平成 21年　4月　滋賀医科大学附属病院　糖尿病・内分泌・腎臓内科外来医長
平成 22年　6月　同　糖尿病・腎臓・神経内科病棟医長
平成 23年　4月　滋賀医科大学総合内科学講座（地域医療支援）准教授
　　　　　　　　国立病院機構滋賀病院内科医長
平成 25年　4月　国立病院機構東近江総合医療センター（名称変更）
　　　　　　　　総合内科医長

Case Study

53歳女性
会社の検診で、
腎臓が悪い、慢性腎臓病と言われました．

将来、透析になるのでしょうか？

Box 1

一般の方は、腎臓が悪いと言われると、やはり、透析になるのではと心配される方が多く、この患者さんも、検診の結果を見て、大変心配されておられました (Box 1).

Box 2 は、日本腎臓学会が一般医向けに発行している慢性腎臓病（CKD）ガイド 2012 から引用した CKD の stage 分類です．

検診の結果
身長　158cm 体重　51.9cm BMI 20.58
血圧　120/75 mmHg
検尿　尿蛋白　陰性、潜血　陰性
Hb 12.0 g/dl
T-CHO 143 mg/dl, HDL-CHO 44mg/dl,
LDL-CHO 77mg/dl, UA 4.8mg/dl
HbA1c 5.0%
!BUN 18 mg/dl, Cre 1.07mg/dl,
eGFR 42.6ml/min/1,73m^2

Box 2

表2　CKDの重症度分類

原疾患	蛋白尿区分		A1	A2	A3
糖尿病	尿アルブミン定量 (mg/日) 尿アルブミン/Cr比 (mg/gCr)		正常	微量アルブミン尿	顕性アルブミン尿
			30 未満	30～299	300 以上
高血圧 腎炎 多発性嚢胞腎 移植腎 不明 その他	尿蛋白定量 (g/日) 尿蛋白/Cr比 (g/gCr)		正常	軽度蛋白尿	高度蛋白尿
			0.15 未満	0.15～0.49	0.50 以上
GFR区分 (mL/分/1.73 m^2)	G1	正常または高値	≧90		
	G2	正常または軽度低下	60～89		
	G3a	軽度～中等度低下	45～59		
	G3b	中等度～高度低下	30～44		
	G4	高度低下	15～29		
	G5	末期腎不全 (ESKD)	<15		

重症度は原疾患・GFR区分・蛋白尿区分を合わせたステージにより評価する．CKDの重症度は死亡、末期腎不全、心血管死亡発症のリスクを緑■のステージを基準に、黄■、オレンジ■、赤■の順にステージが上昇するほどリスクは上昇する．

（KDIGO CKD guideline 2012 を日本人用に改変）

Cre 1.07mg/dl,
eGFR 42.6ml/min/1,73m2
慢性腎臓病 stage 3b です．

日本腎臓学会編
CKD ガイド
2012 より

最近（2012年），KDIGOはCKDのstage分類を推定GFR（eGFR）のみならず，尿中アルブミン排泄量を含んだより詳細な分類を提唱しており，日本の腎臓学会もこの新分類に追随しております．注意していただきたいのは，我国の場合，尿中アルブミン排泄量は，保険診療上，早期糖尿病性腎症しか測定できないので注意が必要です．本症例は，Stage 3bに相当し，CKDの分類上では，末期腎不全になるリスクが少しあるということになります．

Box 3

CKDガイドによるとBox 3に示しますように，この患者さんのようなstage 3bは腎臓専門医に紹介すべきとなっております．

Cre 1.07mg/dl,
eGFR 42.6ml/min/1,73m²
慢性腎臓病 stage 3b です．

CKD患者診療のエッセンス 2012

6．以下のいずれかがあれば腎臓専門医へ紹介することが望ましい．

1) 尿蛋白 0.50 g/gCr 以上　または検尿試験紙で尿蛋白 2+ 以上
2) 蛋白尿と血尿がともに陽性（1+ 以上）
3) 40歳未満　　　　　　GFR 60 mL/分/1.73m² 未満
   40歳以上70歳未満　　GFR 50 mL/分/1.73m² 未満
   70歳以上　　　　　　GFR 40 mL/分/1.73m² 未満

日本腎臓学会編
CKDガイド
2012より

Box 4

Box 4に提示したような検診で異常を指摘された患者さんには，尿沈渣，尿蛋白の定量，腎臓エコーまで施行するように私はしているわけですが，この患者さんは，検尿は正常，尿蛋白は陰性，血糖，血圧は正常，腎疾患や心血管障害の既往や家族歴もなく，血清クレアチニン値，eGFR以外には異常を認めませんでした．大学病院の腎臓専門医であるならば，新たに腎不全になるリスクのある患者さんを見つけたということで良かったと思うのでしょうが，地域の中核病院に勤務する総合内科医にとっては，蛋白尿もない，腎機能低下につながるようなリスクのないこのような患者さんが，本当に将来末

Cre 1.07mg/dl,
eGFR 42.6ml/min/1,73m2
慢性腎臓病 stage 3b です．

院内の検査
検尿　沈渣正常　u-TP/Cre=0.05g/gCr
腎臓エコー　形態に異常なし
心血管障害（CVD）の家族歴もなし
今後　どうすべき？

期腎不全になるのか，甚だ疑問に思うようになって来ました．

そのような中，BMJ に，CKD スクリーニングに関して over diagnosis の示唆するような論文を見かけました．(Box 5)

さらに，2013 年 10 月 22 日の米国内科学会（ACP）の学会誌である Annals of Internal Medicine の online first に ACP が提唱する早期 CKD (Stage 1-3) に対する診療ガイドラインが発表されました．(Box 6)

Box 5

慢性腎臓病の概念は重要であるが、
何のリスクのない無症状の方を
慢性腎臓病と分類する意味があるのか？
over diagnosis ではないか？

BMJ 2013;347:f4298 doi: 10.1136/bmj.f4298 (Published 30 July 2013)　Page 1 of 6

ANALYSIS

TOO MUCH MEDICINE

Chronic kidney disease controversy: how expanding definitions are unnecessarily labelling many people as diseased

Ray Moynihan senior research fellow[1], Richard Glassock emeritus professor, department of medicine[2], Jenny Doust professor[1]

[1]Centre for Research in Evidence Based Practice, Bond University, 4229, Australia; [2]Geffen School of Medicine at UCLA, Los Angeles, California, US

Box 6

ACP Clinical Practice GUIDELINES
American College of Physicians

CLINICAL GUIDELINE

Screening, Monitoring, and Treatment of Stage 1 to 3 Chronic Kidney Disease: A Clinical Practice Guideline From the Clinical Guidelines Committee of the American College of Physicians

Amir Qaseem, MD, PhD, MHA; Robert H. Hopkins, Jr., MD; Donna E. Sweet, MD; Melissa Starkey, PhD; and Paul Shekelle, MD, PhD, for the Clinical Guidelines Committee of the American College of Physicians*

Description: The American College of Physicians (ACP) developed this guideline to present the evidence and provide clinical recommendations on the screening, monitoring, and treatment of adults with stage 1 to 3 chronic kidney disease.

Methods: This guideline is based on a systematic evidence review evaluating the published literature on this topic from 1985 through November 2011 that was identified by using MEDLINE and the Cochrane Database of Systematic Reviews. Searches were limited to English-language publications. The clinical outcomes evaluated for this guideline included all-cause mortality, cardiovascular mortality, myocardial infarction, stroke, chronic heart failure, composite vascular outcomes, composite renal outcomes, end-stage renal disease, quality of life, physical function, and activities of daily living. This guideline grades the evidence and recommendations by using ACP's clinical practice guidelines grading system.

Recommendation 1: ACP recommends against screening for chronic kidney disease in asymptomatic adults without risk factors for chronic kidney disease. (Grade: weak recommendation, low-quality evidence)

Recommendation 2: ACP recommends against testing for proteinuria in adults with or without diabetes who are currently taking an angiotensin-converting enzyme inhibitor or an angiotensin II–receptor blocker. (Grade: weak recommendation, low-quality evidence)

Recommendation 3: ACP recommends that clinicians select pharmacologic therapy that includes either an angiotensin-converting enzyme inhibitor (moderate-quality evidence) or angiotensin II–receptor blocker (high-quality evidence) in patients with hypertension and stage 1 to 3 chronic kidney disease. (Grade: strong recommendation)

Recommendation 4: ACP recommends that clinicians choose statin therapy to manage elevated low-density lipoprotein in patients with stage 1 to 3 chronic kidney disease. (Grade: strong recommendation, moderate-quality evidence)

Ann Intern Med. 2013;159.　www.annals.org
For author affiliations, see end of text.

2013 10/22

2. Too much medicine —元腎臓内科専門医の悩み

Box 7

ACPは，CKD（腎機能低下）のリスクファクターを有しない無症状のヒトに対するCKDのスクリーニングを推奨しない，ということが書かれております．

つまり，先ほど提示したような患者さんに対してCKDのスクリーニング（血清クレアチニンの測定や尿中アルブミンの測定）は推奨しないということです．**(Box 7)**

Recommendation 1: ACP recommends against screening for chronic kidney disease in asymptomatic adults without risk factors for chronic kidney disease. (Grade: weak recommendation, low-quality evidence)

Table 1. Definition of CKD Stages Based on GFR*

CKD Stage	Definition
1	Kidney damage with GFR ≥90 mL/min/1.73 m²
2	Kidney damage with GFR 60–89 mL/min/1.73 m²
3	GFR 30–59 mL/min/1.73 m²
4	GFR 15–29 mL/min/1.73 m²
5	GFR <15 mL/min/1.73 m², or kidney failure treated by dialysis or transplantation

CKD = chronic kidney disease; GFR = glomerular filtration rate.
* Adapted from reference 3. The Kidney Disease: Improving Global Outcomes Work Group recently updated its definition of CKD progression to include consideration of both GFR and albuminuria stages (2).

MT proというネット配信される医学情報サイトに日本語のわかりやすい記事があったので，紹介いたします．**(Box 8)**

Box 8　米国内科学会(ACP)のガイドラインのまとめ

CKD国際ガイドライン（KDIGO）をはじめとする各種CKDガイドラインでは，ステージ1〜3の比較的早期のCKD患者はかかりつけ医が腎臓専門医と連携しながら治療に当たることが推奨されており，今回のACPガイドラインでは一般内科医の診療を想定して作成された．

今回のガイドラインにおける4つの勧告は以下の通り．

1. CKDの危険因子のない，無症状の成人に対するCKDの検査を推奨しない（推奨グレード弱，エビデンスレベル低）
2. 現在，ACE阻害薬あるいはARBを使用している患者に対しては糖尿病合併の有無にかかわらず，尿蛋白の検査を行わない（推奨グレード弱，エビデンスレベル低）
3. 高血圧を合併するステージ1〜3のCKD患者に対しACE阻害薬（エビデンスレベル中）あるいはARB（エビデンスレベル高）を含む選択的薬物療法を推奨する（推奨グレード強）
4. LDLコレステロール上昇を伴うステージ1〜3のCKD患者に対するスタチン療法を推奨する（推奨グレード強，エビデンスレベル中）

勧告1について，ACPはCKDの検出を目的とした検査は一般人口を対象とした検査として受け入れられる条件を満たしていないと指摘．プライマリケアで広く行われているアルブミン尿や血清クレアチニンなどに基づく推算GFRは，偽陽性の頻度も非常に高いとの見解を示している．さらに，検査による早期治療のベネフィットを示すエビデンスはないと述べている．

MT Pro 2013 10 22 記事より抜粋

Box 9

> **ASN Emphasizes Need for Early Detection of Kidney Disease, A Silent Killer**
>
> Posted OCT 22 2013
>
> Share
>
> **ASN Emphasizes Need for Early Detection of Kidney Disease, A Silent Killer**
>
> *Chronic kidney disease can be prevented and progression slowed if detected early*
>
> **Highlights**
> - The American Society of Nephrology (ASN) strongly recommends regular screening for kidney disease, regardless of an individual's risk factors.
> - Early detection and intervention can prevent and slow progression of kidney disease, the 8th leading cause of death in the U.S.
> - Screening for kidney disease is a simple, low-cost procedure that can help improve and save countless lives.
>
> *Kidney disease affects more than 20 million Americans*

ASN 米国腎臓学会

　私は，アメリカ腎臓学会（American society of Nephrology ASN）の会員でして，ASN は，会員に毎日電子メールを送ってきます．日本にいる私は，夜中に送られてくるので，つい寝不足になってしまいます．

　ACP の CKD ガイドラインが発表された翌日の10月23日に ASN から Box 9 のようなサイトのリンクがメールで送られてまいりました．

　Box 9 にお示しするように，前日発表された ACP の CKD ガイドラインに対する猛烈な反論が記載されております．

　CKD は，心血管疾患や末期腎不全に対するサイレント・キラーであり，それを検査せずに，放置するとは何事かという ACP に対して無責任なことはいうなと怒りがこもったコメントです．

Box 10

> **ASN Emphasizes Need for Early Detection of Kidney Disease, A Silent Killer**
>
> Washington, DC (October 22, 2013) — The American Society of Nephrology strongly recommends that all adults undergo routine screening for chronic kidney disease (CKD), the 8th leading cause of death in the U.S. This contradicts screening guidelines recently released by the American College of Physicians (ACP).
>
> "If detected early in its progression, kidney disease can be slowed and the transition to dialysis delayed. This evidence-based fact is why regular screening and early intervention by a nephrologist is so important to stemming the epidemic of kidney disease in the United States and why ASN strongly recommends it," said ASN President Bruce A. Molitoris, MD, FASN.
>
> The ACP clinical practice guideline *Screening, Monitoring, and Treatment of Stage 1 to 3 Chronic Kidney Disease* made several recommendations, some of which reflect current clinical practice.
>
> However, ACP recommended against screening for CKD in asymptomatic adults without risk factors. Because CKD is largely asymptomatic in its early stages, early detection and intervention can slow progression of the disease and help patients maintain vital kidney function and quality of life.
>
> "Early detection is the key to preventing patients from progressing to relying on dialysis to stay alive," said ASN Executive Director Tod Ibrahim. "ASN and its nearly 15,000 members—all of whom are experts in kidney disease—are disappointed by ACP's irresponsible recommendation."
>
> "Stage 1–3 CKD increases the risk for developing acute kidney injury (AKI) from nephrotoxic medications, sepsis, surgery, or contrast dyes for medical imaging. AKI, which occurs in 23% of hospitalized patients, accelerates CKD to end-stage renal disease," said ASN President Molitoris. "This vicious cycle must be stopped."

　このASNの反論もMT Pro 10月23日の記事にわかりやすく記載されていたので紹介します (Box10).

Box 11

米国腎臓学会の反論のまとめ

MT Pro 2013 10 23 記事より抜粋

「無症状者へのCKD検査推奨しない」内科学会GLに"無責任"と批判

米国腎臓学会

10月22日,米国内科学会(ACP)が無症状者への慢性腎臓病(CKD)評価のための検査やレニン・アンジオテンシン(RA)系阻害薬使用患者への尿蛋白検査を推奨しないなどの勧告を含むガイドラインを発表(関連記事)。これに対し,米国腎臓学会(ASN)が「危険因子の有無にかかわらず,CKDに対する定期検査を強く推奨する」との"反対声明"を表明,「腎臓専門医たちはACPの無責任な勧告に落胆している」と批判した。

「CKDはサイレントキラー。早期発見と介入で進展抑制が可能」

ASNが見解を示したのは,ACPが「推奨しない」としたステージ1～3のCKD患者に対する「無症状者へのCKD検査」および「RA系阻害薬を服用している患者への尿蛋白検査」に関して。声明では以下の3点が強調されている。

- ASNは個人の危険因子の状態にかかわらずCKDを発見するための定期検査を強く推奨する
- 早期発見と介入により,米国の死因第8位を占める腎臓病の予防および進行を抑制することが可能
- CKDの検査は簡便,低コストであり,数え切れない人の生命予後を改善することができる

ACPの「危険因子のない無症状者へのCKD検査を推奨しない」との勧告について,ASNは「CKDの大部分は,早期の症状が見られない"サイレントキラー"。早期発見と介入で症状の進行を遅らせ,患者が十分な(vital)腎機能およびQOLを保つことが可能」と説明。「腎臓専門医たちはACPの無責任な勧告に失望した」と批判の意を示した。

米国において,CKDのスクリーニングに関してACPとASNの両学会の熱い討論がされておりました.

ここからは,日本の現状を紹介したいと思います.日本の現状に関して,MT proにわかりやすい記事が載っておりましたので紹介します(Box11).日本腎臓学会は,ASNとおなじく,試験紙による蛋白尿の定性検査と,血清クレアチニンの測定をCKDのスクリーニングとして測定することを強く推奨しております.ここで,注意していただきたいのは,日本では保険診療上,尿中アルブミン排泄量が,糖尿病患者にしか測定できないために,それに対応する蛋白尿排泄量でCKDを分類しようということになっております.尿中アルブミン排泄量は非常に変動が激しいので,スクリーニングの検査にはそぐわないとい意見がございます(注,特に微量アルブミン尿とかつて呼ばれていた低いレベルのアルブミン尿中排泄量は大変ばらつくことが知られています).

2. Too much medicine — 元腎臓内科専門医の悩み

Box 12

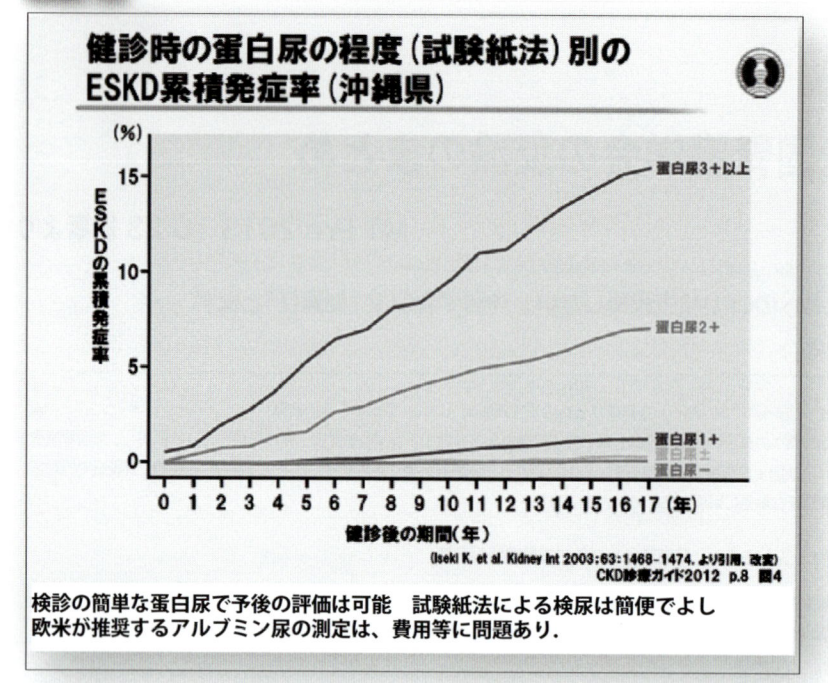

健診時の蛋白尿の程度（試験紙法）別のESKD累積発症率（沖縄県）

(グラフ：横軸 健診後の期間（年）0〜17、縦軸 ESKDの累積発症率（%）0〜15、蛋白尿3+以上、蛋白尿2+、蛋白尿1+、蛋白尿±、蛋白尿−)

(Iseki K, et al. Kidney Int 2003；63：1468-1474. より引用，改変)
CKD診療ガイド2012 p.8 図4

検診の簡単な蛋白尿で予後の評価は可能　試験紙法による検尿は簡便でよし
欧米が推奨するアルブミン尿の測定は、費用等に問題あり．

　日本では，CKDの概念が広まる以前から，試験紙法による蛋白尿の検診が行われていました．このBox12は，沖縄の検診のデータから導かれた結果ですが，検診の随時尿の試験紙による尿蛋白の定性検査という非常に簡便な検査にて，腎機能の予後は推定することが可能であることを示したものです．このような結果に基づいて，試験紙法による蛋白尿の検診が今でも広く行われているのが，日本の現状であります（Box13）．

Box 13

日本の現状　日本腎臓学会ガイドラインより

日本のガイドラインではどう推奨？

　日本においては，日本腎臓学会が非専門医向けに「CKD診療ガイド（2012年に改訂，関連記事）」と専門医向けに「エビデンスに基づくCKD診療ガイドライン（2013年7月に改訂）」を発行している．後者によると，日本では尿中アルブミン測定は糖尿病腎症にのみ保険適用となっているため，CKDの重症度分類に尿中アルブミンだけでなく，それに対応した尿中の蛋白量による分類を併記するという，国際ガイドラインとは異なる独自の運用を行っている．

　同ガイドラインでは蛋白尿は腎機能低下，腎不全，心血管疾患の危険因子であり，CKD診療およびフォローアップでの測定が推奨されている．また，「多くのCKDは自覚症状を伴わないため，早期発見には健診での蛋白尿および血清クレアチニン（Cr）の測定が有用」「高血圧，糖尿病，肥満，メタボリックシンドローム，心血管疾患の既往例では少なくとも年1回の尿蛋白および血清Crの測定が有用」といった推奨も示されている．また，日本では世界に先駆けて蛋白尿健診が行われ，CKD診断に対する有用性を示した国内データがあると評価されている他，試験紙法を用いた蛋白尿健診が最も安価で費用効果に優れるとのデータも紹介されている．

　なお，同ガイドライン全体で今後考慮すべき課題として「日本独自のエビデンスの集積」や「医療経済上の問題」などが挙げられている他，CKDに関するエビデンスの集積が急速であるため，3〜5年後の改訂が必要との見解が示されている．

MT Pro 2013 10 23 記事より抜粋

Box 14

Clin Exp Nephrol (2012) 16:279–291
DOI 10.1007/s10157-011-0567-1

ORIGINAL ARTICLE

Cost-effectiveness of chronic kidney disease mass screening test in Japan

Masahide Kondo · Kunihiro Yamagata · Shu-Ling Hoshi · Chie Saito ·
Koichi Asahi · Toshiki Moriyama · Kazuhiko Tsuruya · Hideaki Yoshida ·
Kunitoshi Iseki · Tsuyoshi Watanabe

透析導入阻止に要する年に一回の検診における
血清クレアチン測定の費用効果について検討

最も安価で費用効果に優れているのは、
試験紙法による蛋白尿測定のみの健診

一人の末期腎不全するための血清クレアチン測定＋試験紙の費用
約1000万円

私の腎臓内科医としての私見ですが，末期腎不全への進行のリスクという点に関しては，血清クレアチニンの測定も重要ですが，尿蛋白排泄量を重視して診療すべきと考えております．

Box14 は，日本腎臓学会の英文誌に掲載された論文ですが，試験紙法による尿蛋白の定性検査が，末期腎不全の阻止の費用効果が最も高いことが示されております．

今回，日々のCKDの診療に関する私の疑問，それに呼応するようなACPとASNの熱い論争から，CKDにおけるover diagnosisについて私の考えを紹介させていただきました．

ご清聴ありがとうございました．

Clinical Pearl

糖尿病・高血圧・肥満など心血管疾患・腎疾患のリスクのある方は，試験紙による検尿を．そして，蛋白尿陽性の場合、随時尿　尿蛋白/クレアチニン比の測定を．

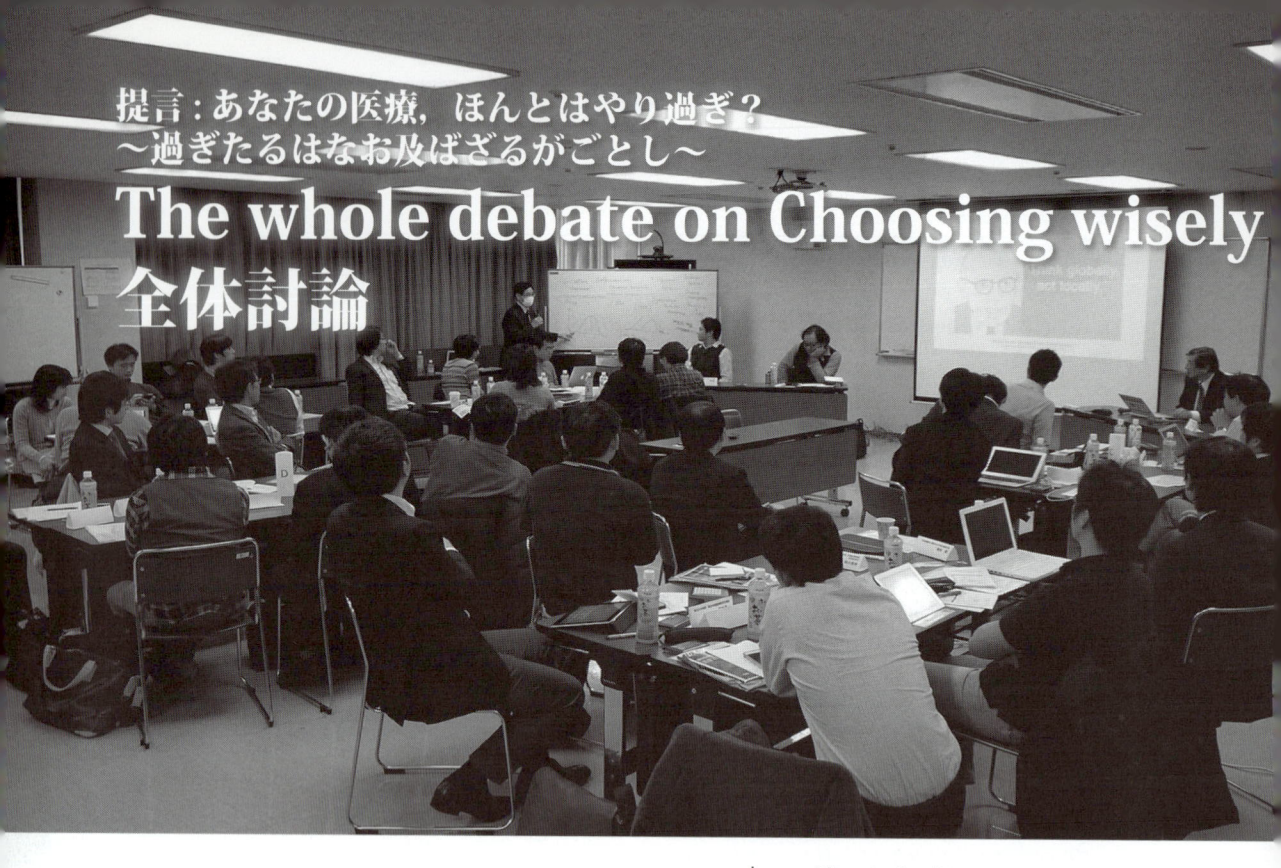

提言：あなたの医療，ほんとはやり過ぎ？
〜過ぎたるはなお及ばざるがごとし〜

The whole debate on Choosing wisely
全体討論

司会 ｜ **徳田安春** *Yasuharu Tokuda*
地域医療機能推進機構（JCHO）研修センター・
JCHO東京新宿メディカルセンター

徳田：これから全体討論として，パネリストの先生方，そしてフロアの先生方を含めた全員で，フリーディスカッション形式で行っていきます．まずパネリストの先生からお願いします．

藤沼：情報の発信源からかなり遠ざかったところからプラクティスをしていると，様々な形で伝わってきます．糖尿病患者にはACEを出しなさい，とかいう神話もかなり伝わってきていました．実際にそのように処方していた時期もありました．情報がつくられてから伝わるまでの過程が大事だと感じました．

横林：年数を重ねるごとに失敗例や意外な症例を経験するということが多くなると思うのですが，このあたりの「経験の蓄積」とChoosing wiselyの兼ね合いが難しいのではと思います．ベテランになればなるほど，過去に痛い目にあった経験から過剰医療にならざるを得ないのではないかと思うのです．ベテランの先生方がこのジレンマとどのように付き合っているのか，興味があります．

フロアA：杉本先生に質問です，たとえばIgA腎症などは，無症候性でも血尿が出現するのが特徴で，こういうのが将来進行していくものがあるという話を非専門の自分は耳にしたことがあります．やはり無症状でも検査をおこなうことで病気の発生や進展がわかると思うのですが，専門医の立場として先生はどうお考えでしょうか．

杉本：慢性腎炎 特に，IgA腎症の血尿は難しいです．以前勤務していた大学病院で，血尿のみで紹介をうけた患者さんを腎生検してみると，かなり，炎症の程度の強いIgA腎症であったことが，度々あり，その後，検尿異常で紹介をうけた患者さんのほとんどに腎生検を施行する対応をしておりました．答えがない，難しい問題と思いますが，

慢性腎炎を疑う患者さんは，経過をみて蛋白尿が出現したところで，専門医に紹介というのが一般的な対応と思います．

　よって，検尿異常，特に血尿でひかかった場合は，経過を観察し，検尿を繰り返して，経過をみるというのが重要ではないかと考えます．

徳田：杉本先生のように紹介を受ける場合，エンドステージ患者を診る立場としてのバイアスがかかっている．症状がない時点からスクリーニングをして早期発見を見のがさないという心掛けは医師として納得できることだと思います．ひどくなってから来る患者さんばかりを診ていればなおさらです．しかし，一方で検査には限界があるのです．検査をやればやるほど患者さんを増やし，予備軍としてラベリングをしてしまうことにもなりかねないのです．病気を作り出していることにもなりかねません．

健康と病気の境界線はあるのか

徳田：PSAを例としてみると，高齢者の剖検例で，その多くに前立腺がんが見つかる．こうしたことは大規模なスタディーがないことが問題の背景にあります．日本のがん検診などではRCT（ランダム化比較試験）がありません．欧米のガイドラインをそのまま輸入して日本に当てはめているのが現状です．ほとんどエキスパートオピニオンで決められています．ですから本当にこれらがポピュレーションレベルでのスクリーニングとして妥当なのかはまだまだ検証する必要があるのです．そして5年，10年ごとに病気のキャンペーンが行われます．例としてメタボ検診を挙げましょう．最近はあまり話題にならなくなりましたね．これも始めるときに巨額の費用が投入されたと聞きます．有効なエビデンスがないままにスタートし今はどうなっているのかわかりませんね．

フロアB：やはりそうした政策に携わっている人たちのどのあたりにアプローチをかけ

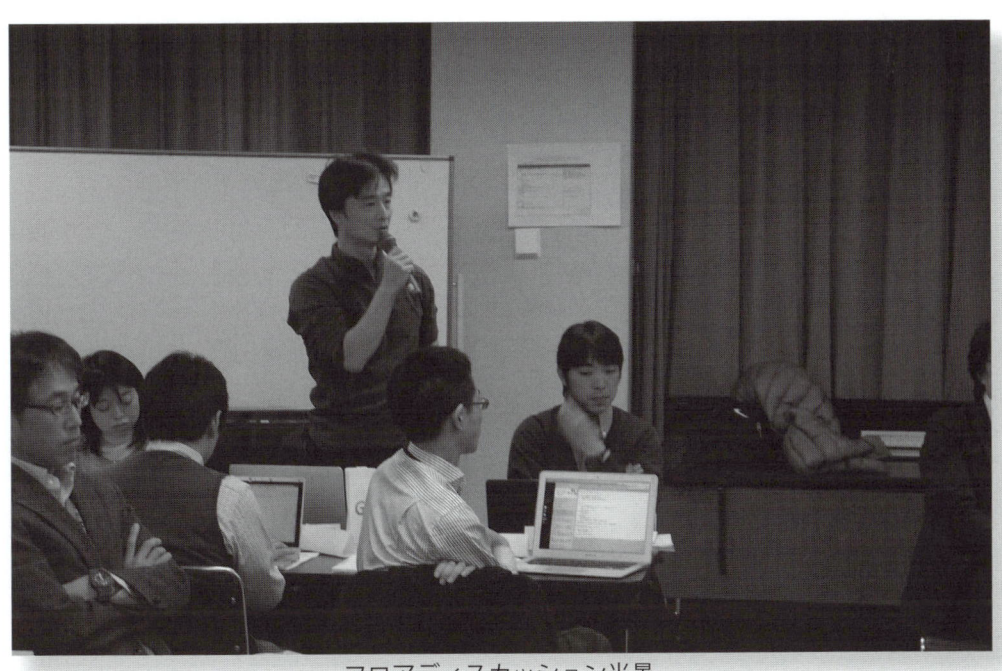

フロアディスカッション光景

ていくかが重要だと思います．問題なのは人間ドックですが，これはある意味個人がそれぞれ自由に行えるものです．国策といえる健診（検診）というものが障壁だと考えています．2003年から総合診療系学会のワークショップでエビデンスのない予防医療をやめようとずっと訴えてきました．しかし現状は全く変わりませんでした．2005年に厚生省から根拠のない検診項目はやめようという指針が打ち出されました．やっとこういったものが出たかと喜んだのもつかの間，2008年にメタボ健診が始まってしまいました．しかしこう言っている私も現実は診療所で健診（検診）をせざるを得ません．診療所が赤字になるからです．もし検診をやらなければ患者はよそへ行って検診を受け，患者さんが減るだけなのです．結局，フォローアップに力を入れ自分の中で整理させている現状があります．私の訴えている学会での発言と，実際に行っているプラクティスの矛盾には，根本的に厚生省の方針をどう，打破するかが今後の課題とも考えます．本コンソーシアムの活動などがもっと公に広まるべきなのです．

徳田：ありがとうございます．少し政治的な話題になったかもしれません．しかし，問題は国に何かを訴えて，事が変わったことがあるのか，という教訓があります．先ほどの米国の活動例の中で学会が主導になって活動をしている．しかし，日本にこれだけの学会がありながらどこも過剰診療に対して何も出していないというのは医療者としてどうなのでしょうか．そろそろ国民に対して医療アドバイスとして打ち出していかなくてはいけない時期に差し掛かっているのではないでしょうか．

フロアC：私は脳神経内科医ですが，患者さんは自覚症状があって診察に訪れる方がほとんどです．スクリーニング云々の前に，すでに症状に関して困り心配されている方々です．診察の上，検査は必要ないと判断しても納得しない方もいらっしゃいます．

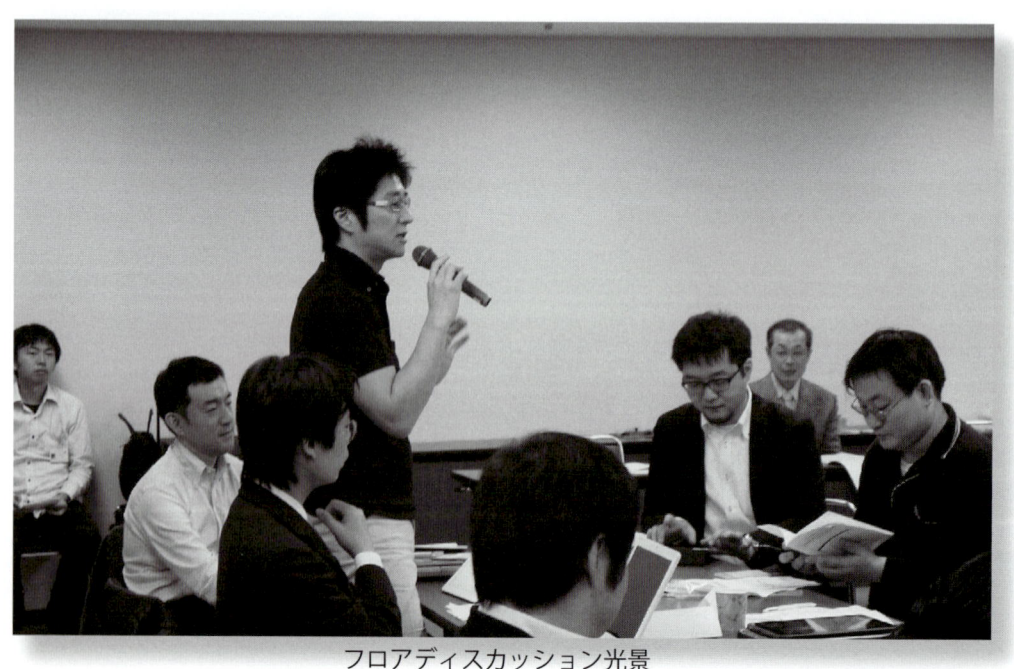

フロアディスカッション光景

検査しなければ，実は他院で検査を受けに受診される方もいます．検査をしなければ収益が下がり，使えないドクターだといわれるわ，患者さんからは評判が下がるわ，で悪循環になってしまいます．しかしそうかといって我々が患者さんを教育して，正しい方向に導かなければ，誰がそれを行うのでしょうか．私たちにはそうした責任もあると思います．

　もう一つ，学会や論文などでうまくいった例は発表されやすい訳ですが，最近では失敗例，うまくいかなかった事例もシェアして学んでいこうという動きも出てきました．これらとは別に，大学病院の診療などで，これは検査のやり過ぎだ！とか，コストが悪い！というような事例もシェアしてゆけば Choosing wisely の役に立つのではないかとも考えています．

フロアD： やりすぎた診療ではないですが困るのは，頸動脈エコーでついでに甲状腺みたいなものですね．1センチくらいでどうかなと．ただ紹介された限りFNA（穿刺吸引細胞診）するかなとか悩んだり，さすがに手術せずに返すのはつらいなというケースは施行します．たとえがんでも手術するのか，または手術はしないのに検査はするのかという問題と，あとは一応検査はするけれども手術するにしても，高齢者だった場合，しなくてもいいと医師が判断しても患者さんがすっきりしたいと訴えてくる．様々なバイアスがかかってほとんどが手術になりますね．きれいなデータを出したいと思っても患者の希望が絡んで来たりするとそうしたデータも正確なものがなかなか出せません．

徳田： ではブレインストーミング的にどんどん進めていきましょう．ガイドラインに従うことに無理があるのではないか，ACP対ASNの戦いの構図が見えてきました．スクリーニングビジネスも問題ですし，病院を越えた力学もありました．国民にもっとアピールしたほうがいい．メディアを活用する．民報に提案してもスポンサーのCOI（利益相反）があって難しいときが多いです．これまでもポリファーマシーを問題に取り上げましたが，取材に来たメディアの各社は無反応でした．ポリファーマシーが問題なのはわかっているのですがやはり難しいようです．

フロアE： 救急診療をやっております．先日，こんなことがありました．循環器内科医がカンファレンスの際に内視鏡を施行する患者に対しては，入院時に全例心電図をとって下さいと言うのです．理由は内視鏡目的で入院した患者が一定の確率で急性冠症候群を起こすから内視鏡は急性冠症候群のリスクだとのこと．でもこれは明らかにバイアスですよね．内視鏡が急性冠症候群のリスクならクリニックや検診の内視鏡の際も心電図が必要ですね．それらの患者群を循環器内科医は診ていないから勘違いしてしまう．私はこれを"影のトリアージ"と呼んでいます．先ほどの三次医療機関の腎疾患の患者もすでにセレクションバイアスがかかっているのです．そもそもジェネラリストとスペシャリストは診ているポピュレーションが違いますので，ガイドラインはそれぞれ別とする必要があるのかもしれません．

フロアF： 日本はスペシャリストで一番下流をやっている人もいれば，ジェネラリストでやる人もいる．患者さんの流れのどこにいるのかを見定めて診療を行う，ターゲットポピュレーションを見極める必要がある

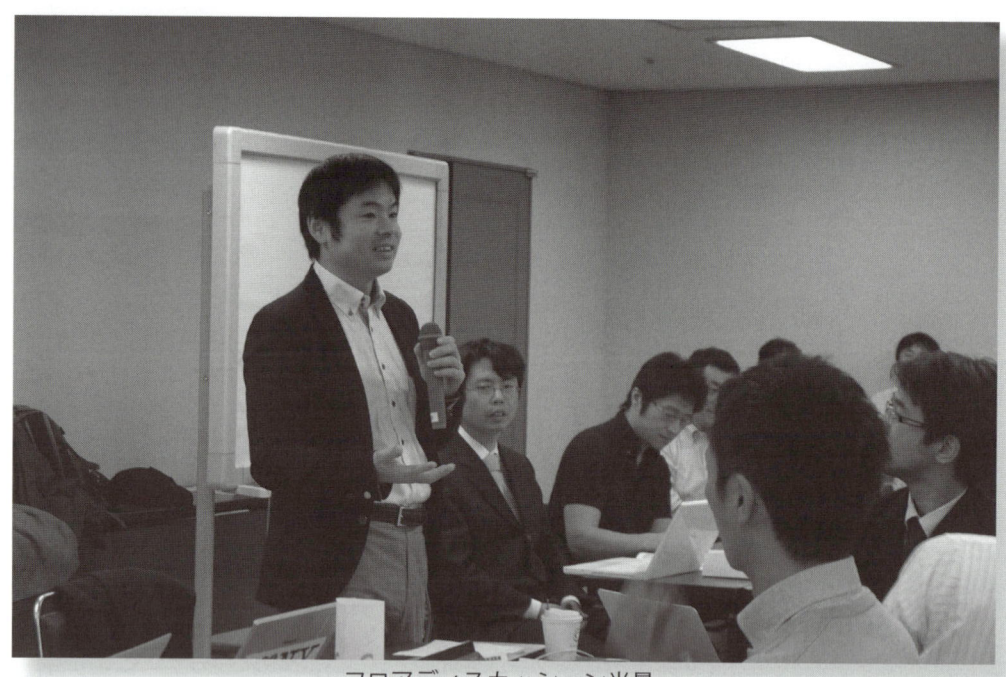

フロアディスカッション光景

かと思います．自分自身が学生のころこのような診療の流れを意識することはありませんでした．教育される機会もありませんでした．このことも教育に落とし込んでいく必要があると思います．

徳田：最近のカンファレンスの風景を見てもあの検査をやりましたかというような場面が多いですよね．しかし，私が研修医時代には検査を出すだけで怒られました．今とは真逆です．今は検査を出した人が勝ちのような風潮があります．学会のガイドラインをみても自分たちの仕事を増やそうというような働きがあります．むろん，悪意を持ってそうなっているのではありません．そうせざるを得ない力学が働いていることが問題なのです．診療報酬で食べて行く人たちがいる以上，別の方策を提案しなければいけません．「肺がんをなくす会」というものがありましたが，これは肺がんを検査してより肺がんを見つけるという活動で，肺がんが減るどころか逆に多くの肺がんを見つける結果になってしまいました．

フロアG：先日，嘔吐できた患者さんがいました．研修医がエコーをあてたら，キーボードサイン（腸閉塞の際，拡張した小腸のkerckring皺襞が鍵盤状に観察される所見をいう）が出たのでイレウスと思い造影CTまでやりましたという．その後大したことないというので帰しましたが，翌日たまたま私のところに来たのです．すると下痢もある．急性胃腸炎だなとなりました．症状のある，痛い，苦しい，何とかしてくれというのは患者さんが来ます．これは検査をなにもしないで大丈夫といってもやってあげないと納得されないことがある反面，痛くない，苦しくないなどの自覚症状がないものでまずいものもある．なんとかしなければいけないほどの陽性反応が出ていても，自覚症状がないから来ない人も多い．

徳田：もう一つご指摘の背景にあることとし

て，defensive medicine(防衛医療)ということが挙げられます．一方でLancetなどでは，日本はCTの被曝線量が国際的にみて突出していると記述しています．被曝線量では福島原発被害どころではない．

　診療にきて問題のある人，比較的問題の少ない人といった，ポピュレーション全体にアプローチできる方法が求められています．

ポピュレーション全体にアプローチできる方法は

フロアH：実は，わたくし，厚労省の地方厚生局における臨床研修審査専門官という職を併任させていただいています．ここ数年は，平成27年度の臨床研修制度の見直し作業が行われており，立場上，その作業を見させていただきました．厚労省はどのように制度を作り動かしてゆくのか興味深く見させてもらってきました．その経験からのあくまで個人的意見ですが，行政（厚労省）に現場から働きかけて，何らかの動きを引き出してゆくには，「この方法が，こちらよりもいいですよ」と言って働きかけるよりも，「この方法は，よくない」と言って働きかけた方が行政としても対応しやすい．つまり，行政としての動きを引き出しやすいのではないかと感じています．ある事例に関して，行政の方とお話していた時に聞いたことですが，「やはり，「国民の声として，このような害があった」という形で事実が確認されたときには，それに対しては，何らかの動きをしないといけないという方向に動きやすい」とおっしゃっていました．確かにそうだなと私も感じました．そんなことを参考に，現場からの働きかけの方法も検討してみるといいのかもしれません．

それと，医療費という点では，いわゆる公的医療保険ということですけれども，今後は，国はもちろんですが，市町村主体から都道府県の役割が大きくなるようなシフトを起こすことが予測されます．ただし，都道府県も財政的な点では，これに限らず厳しいので，検診などの有効性等に関しては，都道府県単位での働きかけ等も今後考えてゆくとよいと思っています．

フロアI：ガイドラインは現場にそぐわなくて大変なこともあります．たとえばCKDでは（あてはまる患者が多すぎて）診療所や病院に患者さんが多数来て手に負えなくなってしまう可能性があります．こうした患者さんをどのように診療するかの地域の中でのガバナンスが求められていて，病院の中では誰かのリーダーシップでシステムをつくることが比較的やりやすいと思うのですが，地域全体でそれをやることは，誰が音頭をとってやるのか，どのような仕組みをつくるかといった問題もあり，かなり困難です．しかし初期研修で地域医療研修ができて，組織をこえた地域での連携ができるようになってきたことなど，その土壌が少しずつですができはじめているように思います．

名郷：本日，午後から【がん検診のOver diagnosis】のレクチャーさせていただきます．今日お集まりいただいた先生方はOver diagnosisやめよう，過剰診療なくそうという考えの方たちがほとんどだと思います．しかし実はそのこと自体が大きな落とし穴かもしれないことがわかってきました．そのことについて私の考えを午後のLectureでお伝えできればと考えております．よろしくお願いします．

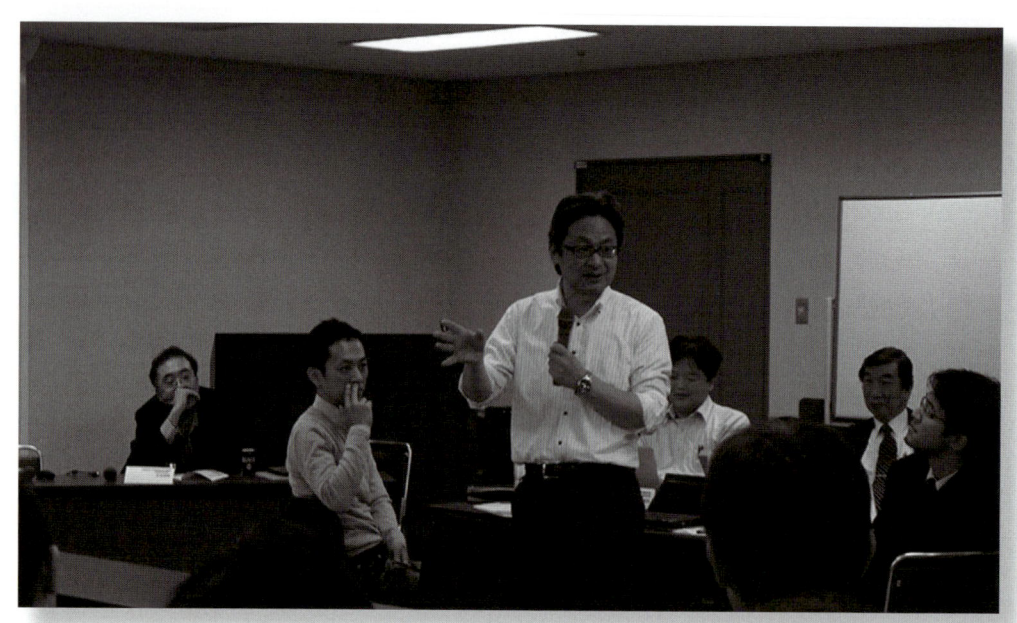

本書【がん検診のOver diagnosis】のレクチャーを担当の名郷直樹氏

その他，本コンソーシアムで取り上げるべきテーマ

フロアB：専門医の現場の話はバイアスの話が多くありました．バイアスは臨床推論のカテゴリーで出てくることが多いのでそれについて，本コンソーシアムでテーマにして取り上げてもいいと思いました．Disease mongering（病気の売り歩き；たいした病気でもないもの，誰にでもあるかすかな症状を重病だといって高価な治療をする）についても取り上げてもいいと思います．

検診以外の雇用面では，介護の方も診療点数を上げていければいいと思います．

フロアC：教育面では**医学教育**，それから医療経済に関する教育を小学，中学のころからやってみてはどうでしょうか？．また，**カルテ管理をクラウド化し，医療機関がアクセス出来るようにする**ことで無駄をなくしていけるのではないでしょうか．

横林：フロアから，コモンディジーズとガイドライン，カルテのクラウド化についての

ご意見がありましたのでコメントします．第3回の「**提言―日本のコモンディジーズ**」*でも話題になったのですが，いわゆる一般的な頻度が多いという意味のコモンディジーズと，自分が多く目にする疾患としてのコモンディジーズ（場や専門によって異なる）が混同して使われているという問題がありました．ガイドラインについてですが，ガイドラインはあくまで「目標・理想」を書いているもので，必ずしも自分たちの置かれている状況にマッチするものではないということでした．自分たちの場に合わせたガイドライン，Our guidelineを設ける必要性につき以前議論されました．

カルテのクラウド化ですが，マイカルテ構想として我が国において計画が進行しているという話を厚労省の方に聞いたことがあります．ただ，諸外国ではハッキングの危険性があるために行わないという国のほうが多く，先行きは不透明なようですが．

フロアH：行政の仕事に関わらせていただく

---

*ジェネラリスト教育コンソーシアム第3巻，
提言―日本のコモンディジーズ．株式会社尾島医学教育研究所；B5版 (2013/5/2)
ISBN-10: 490684202X

中で，医療全体も含めて行政の方たち（厚労省）は，「いい形にしたい」と思いながら仕事をしているなと感じていますし，また，そのために必要な財源はしっかりと確保したいと考えて動かれているなとも感じています．ただ，一方で，医療のみでなく，財源も含めて国全体のこともあるので，その点でのバランスということにも配慮しているとも感じています．何か必要だと思われるものがある時に，他との兼ね合いの中で，本当に必要かつ妥当なものなのかという議論は，常に行われています．行政としての難しさがあるなと感じています．

藤沼：今後このコンソーシアムで取り上げたいものとしては**ローン・レンジャー**という言葉がありますが，いわゆる「**孤高の医師**」というものです．医者がすべてをやるというモデルがプライマリ・ケア領域にはまだまだ文化として根強く残っています．今後は，たとえばナースプラクティショナーを養成したり，ペイシェントパネルをつくり，患者のレベルに応じた層別の細かな割り当てを明確化して，だれがそこに担当していくのかをきちんと対応させていくことを行っていく必要があると感じています．これらにはチームで取り組んでいくことが重要です．

徳田：まだまだ議論は尽きませんがこれでこのセッションを終わりにしたいと思います．

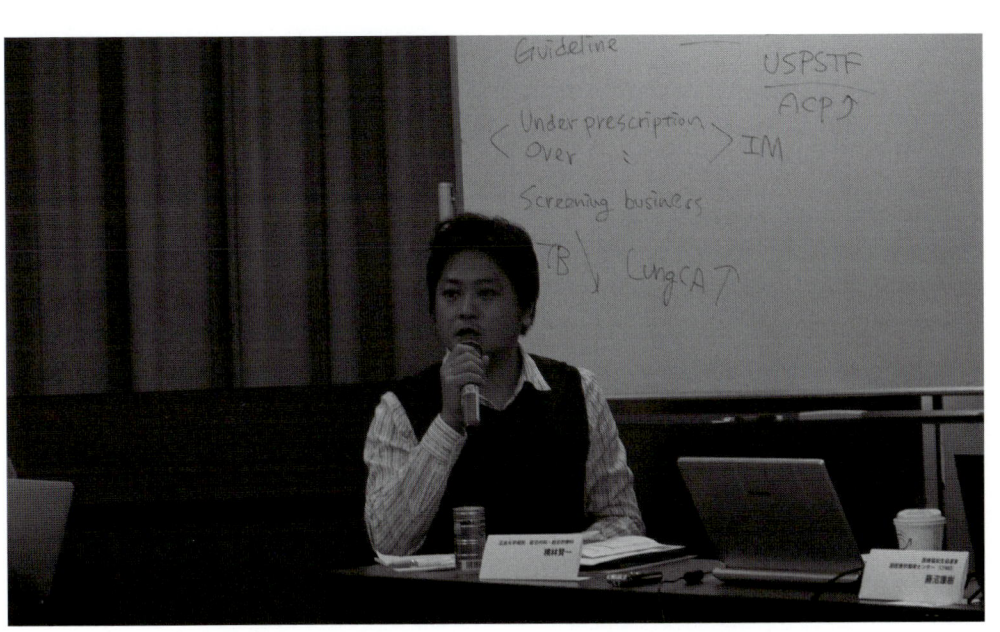

ジェネラリスト教育コンソーシアム副会長　横林賢一氏

Lecture & Workshop

Lecture
 1. 過剰診療：何が問題か，どう解決するか
 2. がん検診での overdiagnosis

Workshop
 「Choosing wisely」ってどういうこと？

3.

Lecture 1
過剰診療：何が問題か，どう解決するか

演者｜**小泉 俊三** *Shunzo Koizumi*
一般財団法人東光会 七条診療所 所長

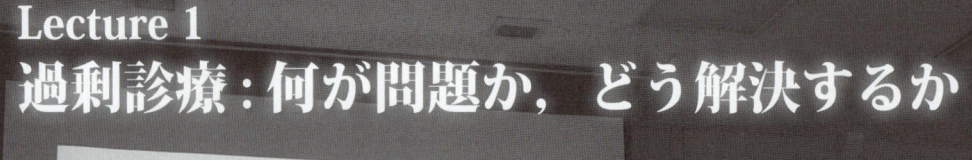

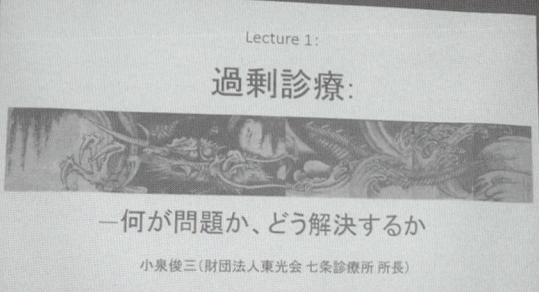

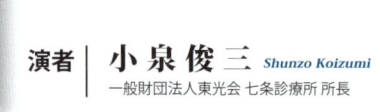

　私は，30年以上昔にアメリカに渡って外科医の資格を得，天理よろづ相談所病院腹部一般外科・総合診療教育部での13余年を経て，佐賀大学で約16年間，総合診療部教授として診療・教育と臨床研究の指導に携わりました．3年近く前からは，地元に戻って京都市内で下町の開業医生活をしています．地域医療の現場にいると，独居高齢者が抱えるいろいろな状況が見えてきて，理念的に語っていたことが目の前に現れてくるという非常にexcitingな毎日を送っています．

　過剰診療をめぐるさまざまの視点については，本日午前中の座談会でほとんど出尽くしていると思いますが，ここでは，歴史的なことも含め，私見を述べたいと思います．

小泉俊三氏ご略歴
1971年　京都大学医学部を卒業
1975年　渡米．Ohio 州 Youngstown 病院で外科系1年目研修，
1976～80年　Connecticut 州 Bridgeport 市 St. Vincent's Medical Center（Yale 大学関連教育病院）で General Surgery のレジデント及びチーフ・レジデントを修了．帰国後，天理よろづ相談所病院腹部一般外科に勤務，総合診療教育部副部長として研修医教育にも携わった．
1994年　佐賀医科大学（現・佐賀大学医学部）附属病院総合診療部教授に就任し，2008年から2年間は病院長特別補佐および学長補佐を兼任．平成23年4月から現職．米国外科専門医，米国総合内科学会（SGIM）会員（前 J. of General Internal Medicine 国際編集委員），日本プライマリ・ケア連合学会顧問，日本医学教育学会名誉会員，医療の質・安全学会理事（「医療の質・安全学会誌」編集委員長）．
2008～2010年　病院長特別補佐および学長補佐を兼任．
2011年　4月から現職．米国外科専門医，米国総合内科学会（SGIM）会員（前 J. of General Internal Medicine 国際編集委員），日本プライマリ・ケア連合学会顧問，日本医学教育学会名誉会員，医療の質・安全学会理事（「医療の質・安全学会誌」編集委員長）．

Box 1

```
技術と社会：私達はどんな時代に生きているのか？
```

科学技術の進歩	進歩の代価	少子(超)高齢社会
・蒸気機関	・大気汚染	・乳幼児死亡率↓
・電力	・地球温暖化	・感染症↓？
・重化学工業	・原発・核廃棄物	・戦争
・電気通信	・サイバー犯罪	・災害・事故
・原子力		・がん
・情報技術(IT)	市場システム/国家	・「罹病の圧縮」
	・経済格差	
	・健康格差	

技術と社会：私達はどんな時代に生きているのか？（Box 1）

　私たちは，今，医療の現状に対して何とかしなければいけないと思っているのですが，では，この過剰診療の問題がなぜ起こってきたのか，2,3歩下がってよく見ると見え方も違ってきます．技術と社会について語るとき，世の中には楽観主義者と悲観主義者がいると思いますが，ここ150年くらいで科学技術が私たちの生活に大きなインパクトを与えてきた中で，科学技術がここまで進歩したという夢を語る楽観主義と，一方では大気汚染，温暖化など負の側面を見る悲観主義が交錯しています．しかし，いずれの立場からも私達の生活が科学技術の大きな影響を受けている事実は認めなければなりません．また，社会システムの面からは，個人レベルでも国家間レベルでも格差が目立ちます．健康問題については，わが国を先頭とする少子(超)高齢社会の出現が時代の特徴と言えるでしょう．

Box 2

Change in the number of centenarians in Europe vs Japan

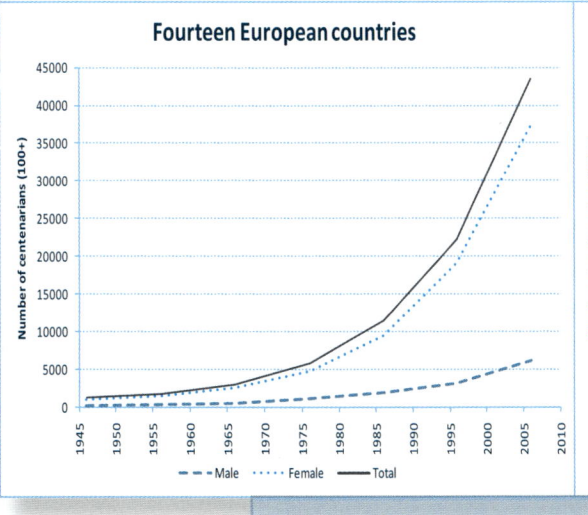

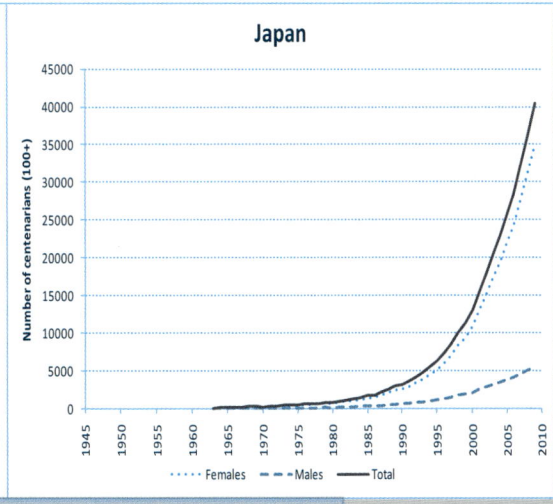

Jean-Marie Robine
INSERM, Paris & Montpellier, France

では，なぜ，このような少子(超)高齢社会が出現するに至ったのでしょうか？

平均余命とは0歳の人が平均して何年生きるかを示します．乳幼児死亡率が高い発展途上国では平均余命は20何歳となりますが，そのような国ではみな二十歳代で死ぬのかというとそれは違います．感染症などで多くの乳幼児が亡くなってしまうので平均すると数

Box 3

Change over time in the distribution of the ages at death in France since 1827, female - for 100.000 newborn

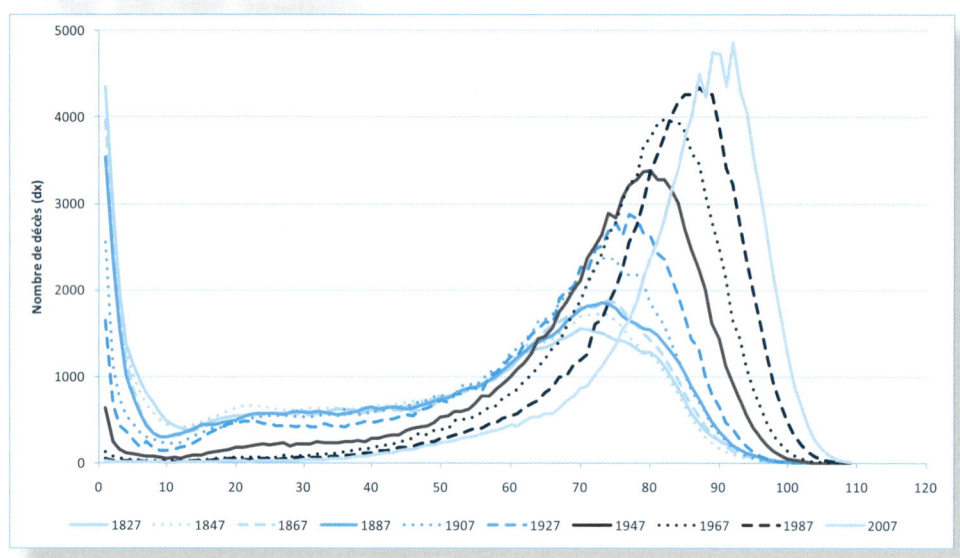

字が小さくなりますが，どの社会にも長老はいます．19世紀から20世紀にかけて乳幼児死亡率も古典的な感染症も減少し，大量の死者を出した2度の世界大戦も過去のこととなり，今日では戦争や大規模災害が人口の変動に及ぼす影響も比較的小さくなりつつあります．

死亡年齢の高齢化(「罹病の圧縮」(Compression of morbidity))

Box 2は，フランスの人口学者のデータで，ヨーロッパ14か国と日本の100歳以上の人数の推移を比較したものです．100歳以上の人の数が，ヨーロッパでは1975年頃から増え始めていますが，日本では1995年ころから急速に増え始めます．

Box 3は，人が何歳で亡くなるかを時代ごとに示したフランスの統計です．このグラフは，19世紀の前半から現代にいたるまで，100年以上にわたって女性が何歳の時に死ぬかを示しています．昔は，0歳の時に多くの人が亡くなり，人生の途中にいろいろなことがあって各年齢層で一定程度の人々が亡くなり，高齢になってから亡くなる人が比較的少なかった．黒の実線が第二次世界大戦終結時ですが，この時，既に若年・壮年期の死亡がかなり減って60歳代の死亡が多くなっている．一番新しい2007年では，若年・壮年期

Box 4

Change in the distribution of ages at death for women in Japan from 1950-54 to 2000-2004

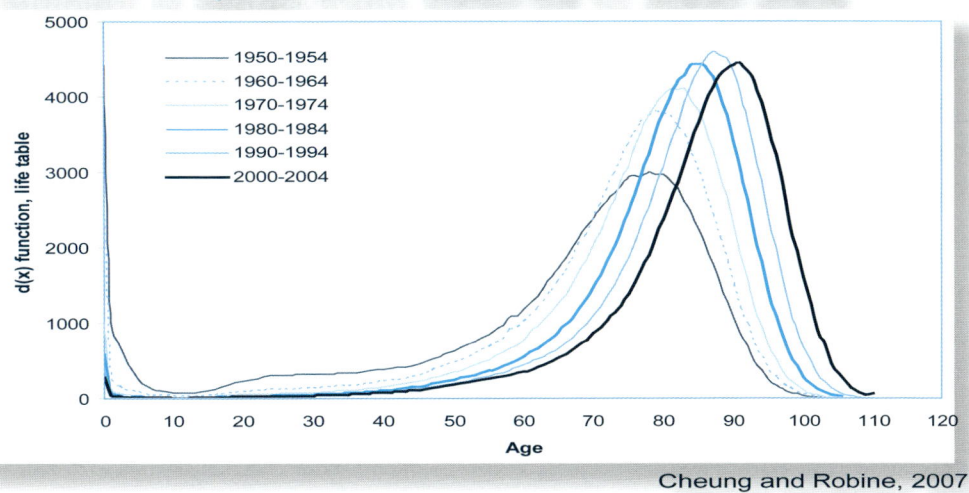

Cheung and Robine, 2007

Box 5

THE NEW ENGLAND JOURNAL OF MEDICINE

SPECIAL ARTICLE

AGING, NATURAL DEATH, AND THE COMPRESSION OF MORBIDITY

James F. Fries, M.D.

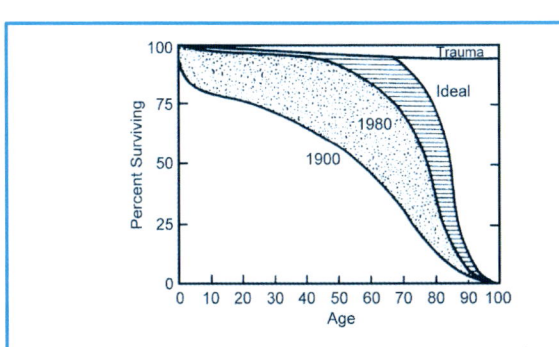

FIGURE 5. Ideal Survivorship Curve. Trauma plays a large and potentially reversible role. Chronic disease accounts for almost all of the approximately ten-year-wide area of premature death remaining over ages 60–90. Reprinted with permission from J.F. Fries and L.M. Crapo, *Vitality and Aging* (San Francisco: W.H. Freeman, 1981).

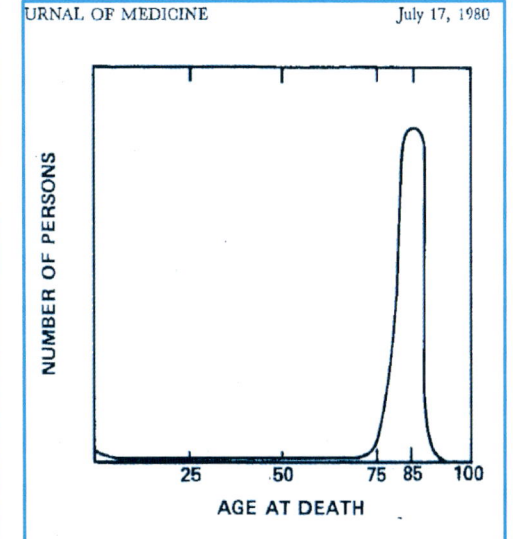

Figure 5. Mortality According to Age, in the Absence of Premature Death.
The morbidity curve is made rectangular, and the period of morbidity compressed between the point of the end of adult vigor and the point of natural death.

はフラットになっています．要するに，若い元気な時に死ぬことがどんどん減って，人が亡くなるのはかなり高齢の時であるという分布に変化しています．つまり平均が変わっただけでなく分布も変わったということです．日本女性の統計が **Box 4** です．1950～54年と2000-2004までを比較すると，フランスで200年近くかかって起こったことが，日本では高々50～60年で起こっていることがわかります．1950年の戦後高度成長に入るか入らないかという時代には，日本の女性は二十歳代，三十歳代，四十歳代にいろいろな病気で亡くなっていますが，近年になると死亡はほとんどゼロになっています．亡くなり始めるのは五十歳を超えてからです．

このような事象を，1980年のN Engl J

Box 6

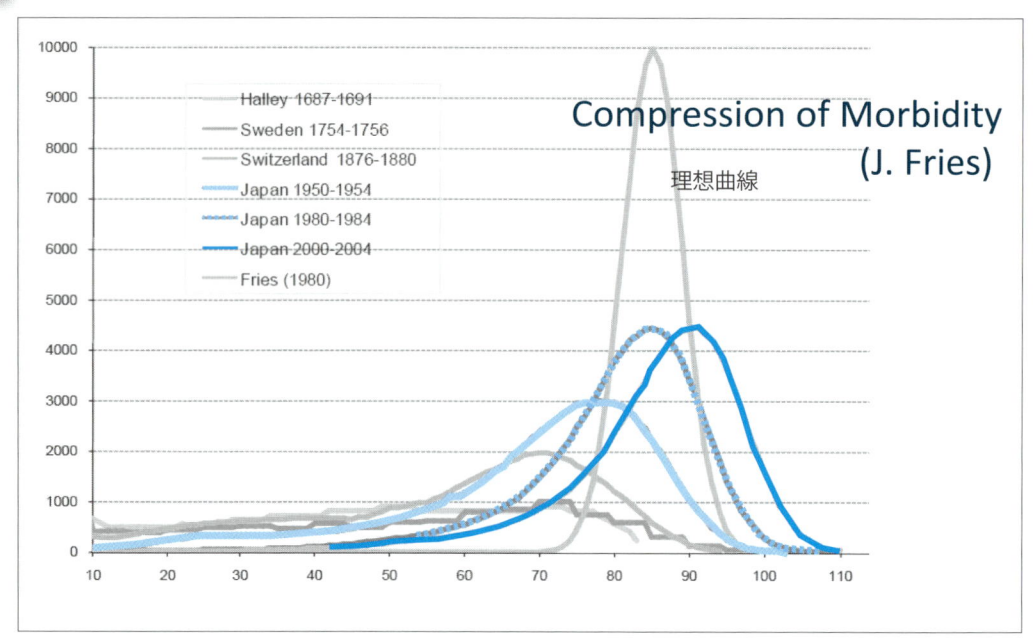

Compression of Morbidity (J. Fries)

理想曲線

of Med で，Fries JF が「Compression of Morbidity」(直訳すると「罹病の圧縮」(?))と名付けました（**Box 5**）．人間が病気や事故で亡くなることが少なくなれば，左下図中の理想の曲線に近づく．時代の進歩とともに，左から右に曲線が移行し，理論的には85歳くらいで人間という種族の寿命が来ると想定して，Morbidityの幅は狭くなり，右図のようなカーブになると提言しました．**Box 6** の薄紫の曲線が理想曲線ですが，日本の2000年以降の女性は理想に近づいているばかりか，Fries JFが予測した数値を超えてしまっています．

これは，科学技術が人間社会を変えた結果，人々が人生の途中にいろいろな病気で斃れることが少なくなり，長寿を全うするということですから，良いことだと言えます．これと似たことですが，英国の公衆衛生学者 McKeown T（1912－1988）が1979年に「The Role of Medicine」という本を書いています．この書物は当時の医療者に衝撃を与えました．医学が病気を治したのではないということを

Box 7

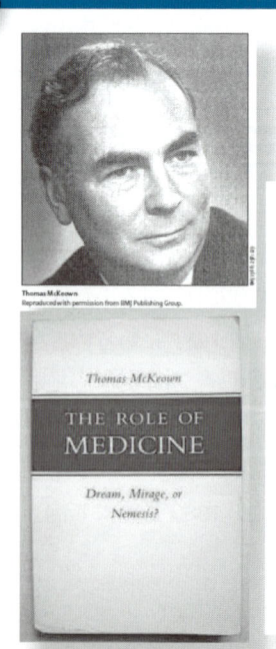

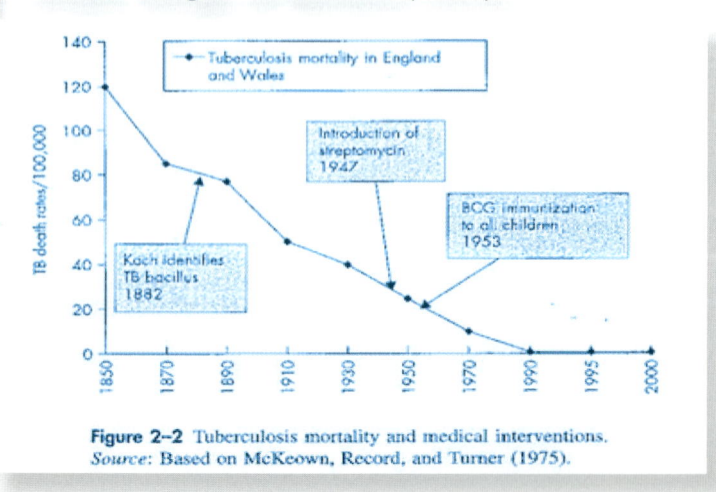

T. マキューン(Thomas McKeown):
The Role of Medicine
Dream, Mirage, Or Nemesis? (1979)

Figure 2-2 Tuberculosis mortality and medical interventions.
Source: Based on McKeown, Record, and Turner (1975).

Box 8

Determinant of health

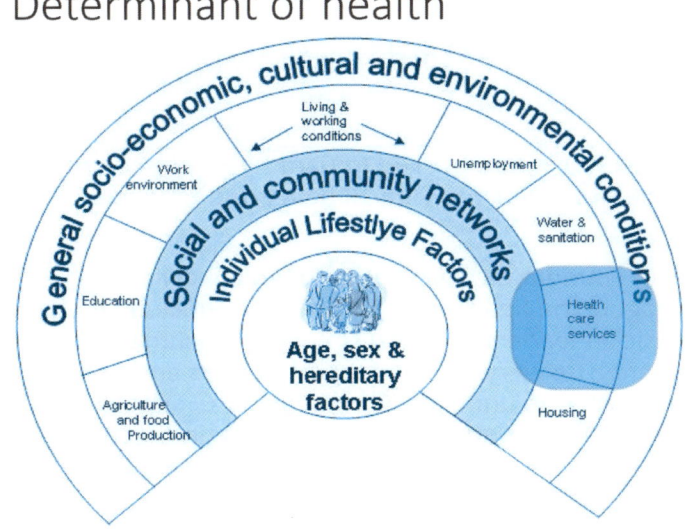

Social Model of Health (Dahlgren & Whitehead, 1991)

英国の産業革命以降の人口統計データを詳しく調べて実証的に証明したのです．

Box 7 の図は，結核による死亡数が既に下がり始めたころに，初めて Koch が結核菌を見つけ，ストレプトマイシンが導入されたのは結核が大幅に減ってからであること，即ち，結核の治療法が確立する前に結核は減少していたことを示しています．人類が長寿を享受し，高齢社会が実現したことに科学技術の進歩が大きく寄与したことは間違いありませんが，その中で医学の果たした役割が比較的小さかったということはここで確認しておいたほうがよさそうです．

Box 8 は WHO で定式化されている健康の決定要因です．その人が本来持っている素因に，社会的環境，即ち身近な環境から世界レベルの文化的環境にいたるまでの決定要因が関与しますが，医療はその一部にしかすぎないということです．このようなことを前提にして，Choosing Wisely などの取り組みと「過剰診療」がはらむ問題を考えていきたいと思います．

Box 9

Choosing wisely: 賢明な選択を

Box 9 に Choosing wisely キャンペーンの目的が書いてあります．私が感心するのは，医療者と患者の会話を促進するためにこのような運動を行っていると明言している点です．その4つのポイントは，ケアの選択に当たって，①エビデンスに裏付けられているか，②すでに実施された検査や手術の繰り返しはないか，③害がないか，④本当に必要か，を考えること，即ち，正しいケアを正しいタイミングで行うこと

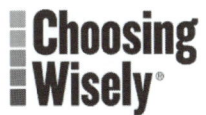

Choosing Wisely
An initiative of the ABIM Foundation

目的:
to promote conversations between physicians and patients by helping patients choose care that is:

- Supported by evidence
- Not duplicative of other tests or procedures already received
- Free from harm
- Truly necessary

the right care is delivered at the right time
正しいケアを正しいタイミングで

Lecture 1 過剰診療：—何が問題か，どう解決するか

Box 10

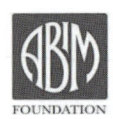

ABIM Foundation 米国内科認証機構財団

- Since **1999**, it has worked toward its mission of advancing **medical professionalism** into clinical policy and practice.

- ABIM Foundation's work is an ongoing, collaborative process, engaging the health care community—including physicians and physician leaders, medical trainees, consumer organizations and patients, delivery system leaders, payers and policy makers—to build a shared understanding of **professionalism** and actively advance the tenets of **professionalism** in practice.

です．
Box 10 は，Choosing Wisely の活動を推進している米国の内科認証機構財団（ABIM Foundation）のミッションを述べた文章です．2002 年発表の「新千年紀 Professionalism 憲章」を作ったのもこの財団ですが，この財団のミッションが，Professionalism の推進であることが強調されています．

Box 11

"lists of five"
[Things Physicians and Patients Should Question]

- To spark these conversations, leading specialty societies have created evidence-based recommendations that should be discussed to help make wise decisions about the most appropriate care based on a patients' individual situation.

Choosing wisely では各専門学会に，それぞれ考え直したほうが良いと考える 5 項目の診療行為をリストアップすることを求めていますが，(Top Five List)〔**Box 11**〕その目的を示しています．また，このことによって 50 億ドル（約 5200 億円）の医療費が削減できると推測されています．HP に掲載されているこの「5 項目リスト」は，ガイドライン，エビデンス，専門家の意見をベースにしていますが，すでに全米の 50 学会が呼応し，更に 30 学会以上が 2013 年〜2014 年には対応するという状況です．大事なのは，患者サイドにもこのような情報が伝わることを目指して，キャンペーン活動に医療の受け手である消費者団体も加わっていることです．

Box 12

【参考】 SGIM's "Top five list"

- 1. Don't recommend daily home finger glucose testing in patients with Type 2 diabetes mellitus not using insulin.
- 2. Don't perform routine general health checks for asymptomatic adults.
- 3. Don't perform routine pre-operative testing before low-risk surgical procedures.
- 4. Don't recommend cancer screening in adults with life expectancy of less than 10 years.
- 5. Don't place, or leave in place, peripherally inserted central catheters for patient or provider convenience.

Box 12 に，例として，米国の総合内科学会（SGIM）の「5 項目リスト」を示します．

Box 13

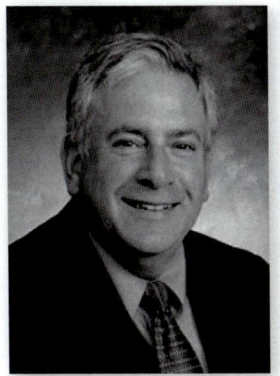

History of "TOP FIVE LIST"

- 2002: Medical professionalism in the new millennium: a Physician Charter (ABIM-F)
  - Responsibility: to promote health equity when some health resources are scarce
- 2010: Howard Brody
  - recommended that medical specialty societies, being stewards of a field, ought to publish a list of five things which they would like changed in their field and publicize it to their members
- 2011: National Physicians Alliance
  - tested a project in which it organized the creation of some "top 5 lists"

Howard Brody, M.D., Ph.D.
Director, Institute for the Medical Humanities
Professor, Family Medicine
The University of Texas Medical Branch at Galveston

TOP FIVE LIST" 提案の経緯（Box 13）

　各学会に，考え直すべき 5 項目を挙げて貰おう，とのアイディアを出したのは，Howard Brody 氏です．彼は臨床倫理の専門家で，実は 20 年くらい前に私が佐賀大学にいたころ，佐賀にお呼びして講義をしていただいた方です．その人だと気が付いて，Brody 氏が継続して活動されていることに改めて感銘を受けました．このような経緯もありますが，Choosing Wisely キャンペーンは，現在，急速に全米の専門学会に普及しつつあります．

　2013 年 9 月に，Preventing Overdiagnosis 国際カンファレンスが米国 New Hampshire 州 Hanover にある Dartmouth 大学で初めて開催さ

Lecture 1 過剰診療:――何が問題か,どう解決するか

Box 14 a

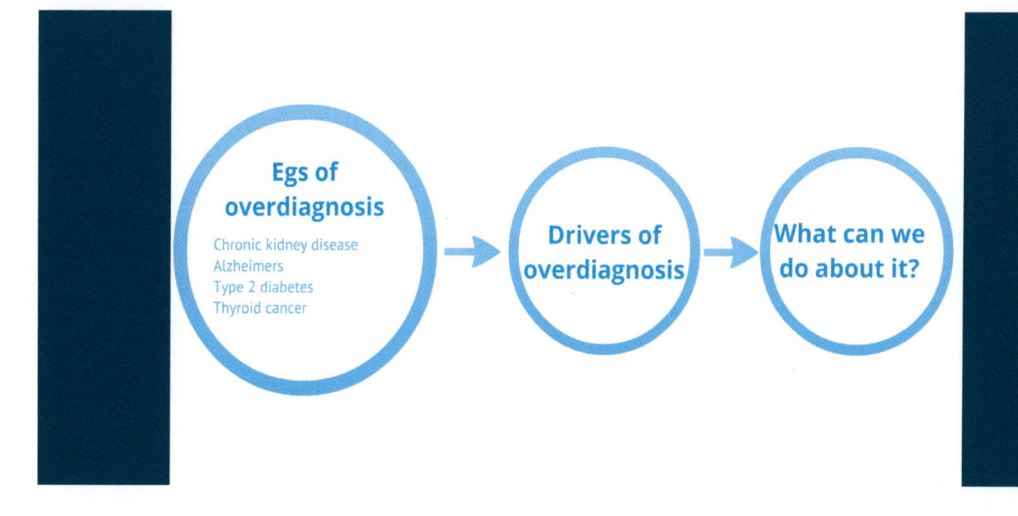

- **Egs of overdiagnosis**
  - Chronic kidney disease
  - Alzheimers
  - Type 2 diabetes
  - Thyroid cancer
- → **Drivers of overdiagnosis**
- → **What can we do about it?**

Box 14 b

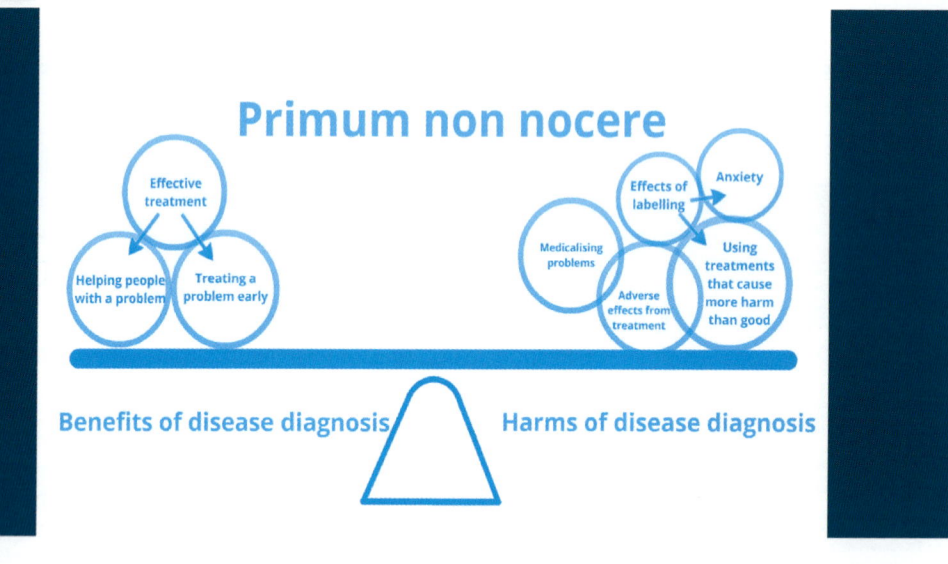

Primum non nocere

Benefits of disease diagnosis:
- Effective treatment
- Helping people with a problem
- Treating a problem early

Harms of disease diagnosis:
- Effects of labelling
- Anxiety
- Medicalising problems
- Adverse effects from treatment
- Using treatments that cause more harm than good

Box 14 c

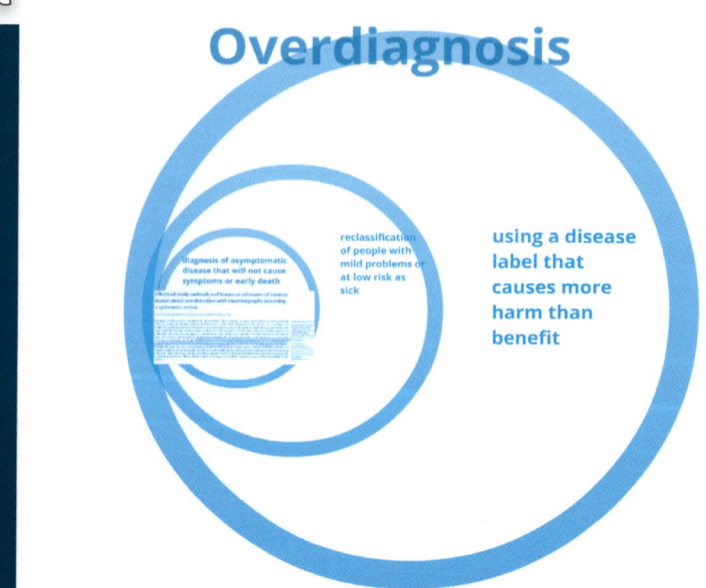

Overdiagnosis

- diagnosis of asymptomatic disease that will not cause symptoms or early death
- reclassification of people with mild problems or at low risk as sick
- using a disease label that causes more harm than benefit

Box 15

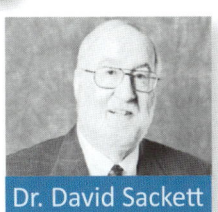

D. サケット：臨床疫学/EBM

Dr. David Sackett

- 実験医学と疫学研究のドッキング
- 患者中心の診療"姿勢"
- "研究"のパラダイムシフト

- 臨床判断の要素：
  - （1）臨床研究から得られた"根拠"（「文献」）
  - （2）患者/家族の思い（価値観）、社会的規範、法
  - （3）臨床現場の個別状況
    - （3-1）診療の場（施設、機器、マンパワー）
    - （3-2）医療提供者の臨床能力（経験/専門性）

れました．2014年はOxford大学で9月15-17日に開催されます．カンファレンスの内容はHPで全て閲覧できますので，是非，一度アクセスしてください．

次いで，J. Doust教授（Bond大学，オーストラリア）が，今年10月，聖ルカ臨床教育研究セミナーでOverdiagnosisについて講演されたことを紹介します．CKD，Alzheimer型認知症，2型糖尿病，甲状腺がんが例として挙げられました．なぜoverdiagnosisに拍車がかかるのか．それに対してどうすればいいのか（Box 14a,b,c），本来，医師は患者に害を与えないのが基本原則であるが，過剰な診断によって，患者に益をもたらすよりは，不安や余計な治療による害をもたらしている．その領域が重要であればあるほど，学会主導で診断基準が広めにとられてしまう傾向があることなどが指摘されました．

1970年代に始まった医療革命：EBM（根拠に基づく医療）：臨床医の実践と「疫学」とのドッキング

ここでEBM登場の背景について振り返ってみます．Box 15にあるように，D.Sackettは

Box 16

Sackett DL, Haynes RB, Guyatt GH, Tugwell P:
Clinical Epidemiology (Second Edition, 1991)
------A Basic Science for Clinical Medicine

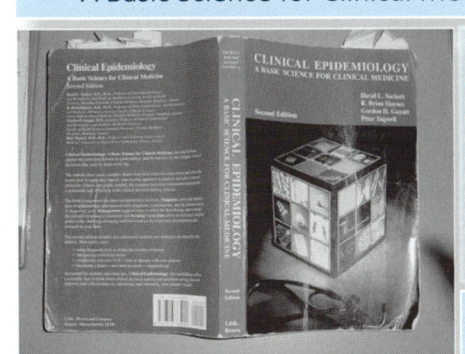

*In view of the onslaught of new diagnostic tests and the barrages of unsolicited laboratory results that assault the front-line clinician, the analogy to the art of self-defense is particularly appropriate!

Footnote for Chapter 4: The Interpretation of Diagnostic Data (page 69)

onslaught 猛攻撃　　barrage 弾幕、掩護射撃

臨床医学と疫学を結び付け，臨床医に新しい臨床判断の道筋を指し示しました．

Box 16 は有名な著書，「Clinical Epidemiology (Second Edition, 1991)」の表紙ですがこのスライドに写っているのは名郷先生が徹底的に読み込まれ，少し痛んでしまった本です．その第4章の脚注に，「第一線の臨床医は新しい診断テストや検査データの猛攻にさらされている．こういう状況に立ち向かわなければならない臨床家の姿を示すには自己防衛のための武術の比喩を使うのが適切である．」とあります．この章は，EBMで勉強してほしいことを柔道の帯の色を使って解説しています．

　黄帯：模式図を用いて，

緑帯：単純な表（2X2表，または4分割表）を用いて，

青帯：複雑な表（2x2表の組み合わせ→ROC曲線）を用いて，

茶帯：頭の中で数学(オッズ，尤度比の計算など)をしながら，

黒帯：簡単な計算機を用いて(臨床決断分析など)

この章は，判断に迷う検査データといかに太刀打ちするかがテーマです．当時からたくさんの検査データに臨床家が振り回されている現実があり，それに対抗して臨床疫学，EBMという考え方が登場したのです．

Too Much Medicine キャンペーン

次にBritish Medical JournalのToo Much Medicineキャンペーンを紹介します．BMJのHPを見るとToo Much Medicineのロゴマークが記載されています．ロゴマークをクリックするとこの10年間でこの課題を扱った40編くらいのBMJ論文が出て来ますが，ロゴマークの下にあるキャンペーンの目的を記した文章の中に，Ivan Illich (1926～2002) のことが紹介されています．Illichは，「Medical Nemesis (1975)」（邦訳：[脱病院化社会]）と題された著書で，現代社会の過剰な「医療化 Medicalization」を批判しました．Iatrogenesis (医原病) ということばで，現代医療は病気を治そうとしているように見えるが，結果として現代医療によって病気が作られている，と批判したのです．

BMJはChoosing Wiselyの運動と連携して，学術雑誌の立場からToo Much Medicineキャンペーンを展開しています．是非，BMJのHPにもアクセスしてみてください．

「過剰医療」批判が直面する諸課題

Choosing WiselyのHPには，この活動にとっての困難な点も挙げられています．

・患者が賢い選択を出来るようになるためには，患者教育が必要である．

・患者は，医師の言うことをおとなしく聞いてしまう．

・米国は，（日本と同様に）出来高払い制であり，診療行為を実施したほうが収入につながる．

・医師も患者の要求に従って余計な検査をしてしまい，防衛的な医療になる．

同様に，先ほど紹介したJ. Doust先生も，overdiagnosisに至る原因として，

・法律的な問題（訴訟リスク）

・診断つけられないのは嫌だ（という医師の気持ち）

・お金の問題（出来高払い制）

・病気をできるだけ早期に診断したほうがよいという信念

を挙げておられます．ではどうすればよいのでしょうか？ EBMの原点に戻って，

・患者を層別して検査の有用性をより一層，

綿密に研究する．
- 治療(介入)には良い面もあるが悪い面もあことを知る．

の2点を挙げておられます．

Overdiagnosis をめぐる論点

さらに次のような論点についても考えてみる必要がありそうです．

- 診療ガイドラインの信憑性は？特に，作成にあたってCOI（利益相反）は十分開示されているか？
- 医療者の個人的経験と確率的思考との乖離．(確率的にほとんど不要と考えられる検査であっても実際に役に立つ結果がでることがある．
- 原理主義的な自然回帰主義や現代医療不要論と区別できるか？
- 患者は，エビデンスに基づいて検査・治療法を選択することに同意してくれるか？
- データがないことと，効果がないこととは同義でない．

Box 17

解決への道筋

政府の「公」(governmental)・福祉国家の観点から：
《行政サービス・社会保険制度など》

規制：医療機器、医療機関（病院等）

医療保険支払上のインセンティブ：
・包括払い(DRG(米), DPC(日)など)
・P4P，　・pay-for-value,

私的領域(私有財産・営利活動/市場経済)の観点から《効率的な経営手法・競争原理など》

効率化でムダを減らす
　　過剰診療を制御することは困難？

互酬的領域　・伝統的共同体(因習)
伝統的医療への回帰(近代医学の否定)

「民の公共」協働(association)主義の観点から
《community基盤の相互扶助/自由人の自発的参加》

医療提供者：Professionalism
・日々の診療：診療行為、療養/生活指導
・診療ガイドラインの見直し：AGREEなど
・憲章・綱領・宣言・広報(マスメディア)
・医療職者の啓発
・自発的『認証制度』
・質向上のための「臨床指標」
・パブリックレポーティング
医療の受け手：
・Civilityの向上(『賢い患者』)
・医療への市民参加、市民の発言

解決への道筋（Box 17）

最後になりますが，解決への道筋を1枚の図にしてみました．

- 政府の「公」(governmental)・福祉国家の観点から

行政(政府)の立場からできることの一つは何らかの規制をすることです．MRIなどがあるから検査をするわけで，器械の台数を制限することが考えられます．1970年代，米国ではCTを何台置くかを州毎に決めていました．もう一つは医療保険支払上のインセンティブです．出来高払いが諸悪の根源になっていますが，もっといろいろな形の包括払い方式はないか工夫の余地があると思います．また，施設ごとの(手術などの)手技件数に何らかの上限を設けることはできないか，検討の余地があるのではないかと考えています．

- 私的領域(私有財産・営利活動/市場経済)の観点から

効率的な経営手法・競争原理などを通じてムダをなくすことが病院に推奨されています．医療費の面ではよいことかもしれませんが，この手法だけで過剰診療を制御することは困難なような感じがします．一方，

- 伝統的医療への回帰(近代医学の否定)

は，極論で現実的ではないと思います．

- 「民の公共」協働(association)主義の観点から

この側面が医療の現場では大事であると私は考えます．政府の介入や市場経済原理ではなく，現場の人々の自発的な参加を通じて何かを実現しようとする考え方です．即ち，医療提供者はProfessionalismを通して，医療の受け手は賢い患者になることで，医療への市民参加を実現するのです．Professionalismの中身としては，日々の診療行為を省察的に振り返る，ガイドラインを見直し，憲章・綱領・宣言・広報(マスメディア)を通して社会に対して発信していく，さらに医療者集団自体を啓発する，などがあります．また，医療者自身が作る自発的な『認証制度』の制定，質向上のための「臨床指標」の設定などを通じて，無駄な医療をやめる方向に持っていけるのではないでしょうか．

これらは，部分的には，すでにいろいろなところで行われていますが，本コンソーシアムでもアイディアを出していただいて，社会へ向けて情報発信をしてほしいと思います．まずできることから始めるということで，幾つかの例を挙げると，1990年代にEBMというキーワードで始まった合理的臨床判断を推奨するキャンペーンを，改めて「過剰診療」をキーワードとして発信・展開することや，臨床指標の作成を通じて過剰診療に歯止めをかけるような活動が期待できます．そして，医学教育の観点からは，過剰診療／過剰医療の問題を積極的にProfessionalism教育の中で取り上げていただきたいと思っています．

徳田：たいへんわかりやすいLectureをありがとうございます．小泉先生に世界の潮流のお話をお聞きし，世界でどんなkey personがおられて，どのような活動をされているのか，そして哲学的な背景も含めてお話いただきました．そこで私が感じたのは，今なぜこの活動がこの時代背景のなかで出てきたかというと，Professionalismに関心の高い人たちが原動力として動いていたと思います．こういうことを言ったらたいへんな抵抗にあうのを承知の上であえて行っている．われわれここに集まっている先生たちもこれでビジネスを考えているわけではないでしょう．逆にすごい抵抗に遭うと思います．それにもかかわらず参加しているということはそれだけの原動力があるからだと思います．その原動力はProfessionalismではないでしょうか．今日はこの問題に詳しい大生定義先生がお見えですのでご意見をお願いします．

大生：いろいろな判断を患者さんと一緒に話し合うのが大事です．患者さんの全てを知っているわけではありませんので，どういう形で情報を提供し，良い方向に導く手助けをするかが大切です．これはマニュアルのような一定の正解があるわけではありません．私が大学でprofessionalismに関して学生に教えているのは，「その場その場でどちらの意見にも一理ある．両方を理解して判断してほしい．」その判断の裏には，「自分自身も偏っていて，自分も間違っているかもしれない．」医師というのは，そのような，

一種不安な気持ちを持ちながら，非常に難しい仕事をしているのだということを言っています．お金儲けのために医師になるのは，やめてほしい．非常に難しい仕事なので，もしかしたら間違うかもしれないが，大事なのは患者さんの気持ちを理解すること，そして社会のことも考えてほしい．自分のプロとしての矜持もあるだろう．そのへんを上手に按配して，その場その場で判断をしてほしい．そういう仕事を選んだのだということを言っています．

今日，小泉先生のお話で，医療の力はそれほどないということを改めて知らされました．移植医療の劇的な成果などをみると医療の強い力を思い知らされますが，総体として考えると，そうでもないのだというところをわからせていただきました．医療は結局どちらもありだよ，evidenceもありだがnarrativeもありだとか，いろいろな要素を考慮していかなければならないということを改めて考えさせられました．

Professionalismは簡単にまとめると専門職のあり様，姿勢と思いますが，そういう難しい仕事を担っているのだという気概をもちながら毎日の仕事をしていくことが一番大事であると思います．

徳田：大生先生は，日本のProfessionalismの先人ですので，今後の活動に期待します．

大生：本テーマは大事なことですが，抵抗も大きいです．言い続けていくことと，視点を明確にしておくのは重要です．本テーマを地域医療という観点から言うと，population全体の視点から考えていかなければなりません．このことは目の前の患者さんに対して考えることもあるけど，populationの視点の両方の視点を持たなければなりません．このことは，私の所属す

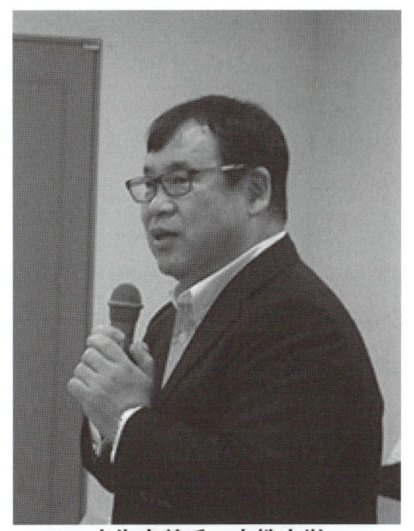

大生定義氏　立教大学

る日本内科学会も今後大きく取り上げられると考えています．また日本医学教育学会の倫理・Professionalism委員会にも関わっていますが，そこでもこのテーマは取り上げていきたいと思います．すぐに結果は出ないかもしれませんが．私たちは公的資源の配分を決める立場、例えば処方箋を書くという公的な立場なのだということを承知していかなければならないと思います．

徳田：小泉先生，Choosing Wiselyキャンペーンは10年前に始まったのですね．

小泉：大生先生たちが翻訳された「新ミレニアムの医療プロフェショリズム憲章」は2002年に刊行されています．Choosing Wiselyキャンペーンはそこから始まりました．感銘を受けるのは，憲章を書いて終わるのではなく，いかにその理念を普及させるか，粘り強く仕事を継続してきたこと，そして，お題目を唱えるだけではなく，何か活動をしようということで，各専門学会に日常診療で行う必要のないことを5項目挙げてください，と提案したところであり，またその呼びかけに，米国の場合，多くの専門学会が呼応してくれたことです．

徳田：何か新しいことをやろうとしたら，最初は数人の集団がいて，それが innovator となって，その後 early adapter が出てきて，その後 early majority が生まれる．そのほかに具体的なアイディアがありましたらお願いします．

小泉：ACP 日本支部の会合が 2013 年 5 月京都で開催されました．これに参加された先生たちは同様の問題意識をお持ちなので私達の呼び掛けには呼応していただけると思います．

大生：ACP 日本支部は，以前は日本内科学会の中の専門医部会のメンバーに手助けをしていましたが、今は自立してたくましく発展しています．

徳田：日本プライマリ・ケア連合学会，日本内科学会，ACP 日本支部など関連学会のなかでこの問題のうねりがあるということで，この Lecture を終了します．

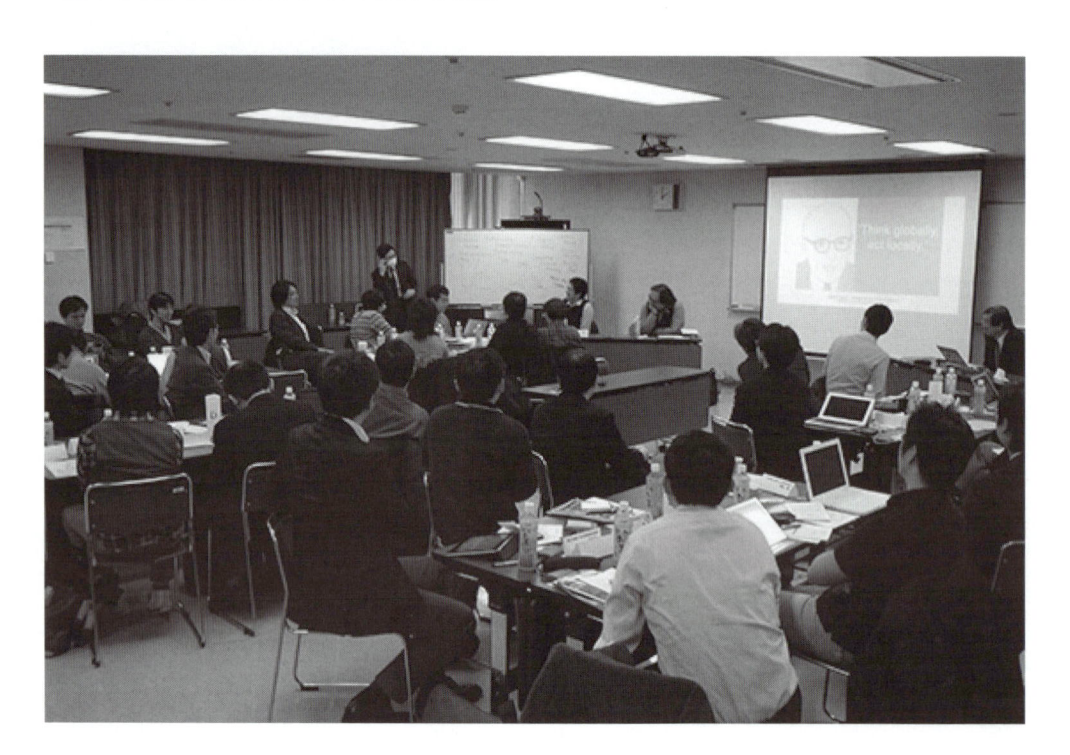

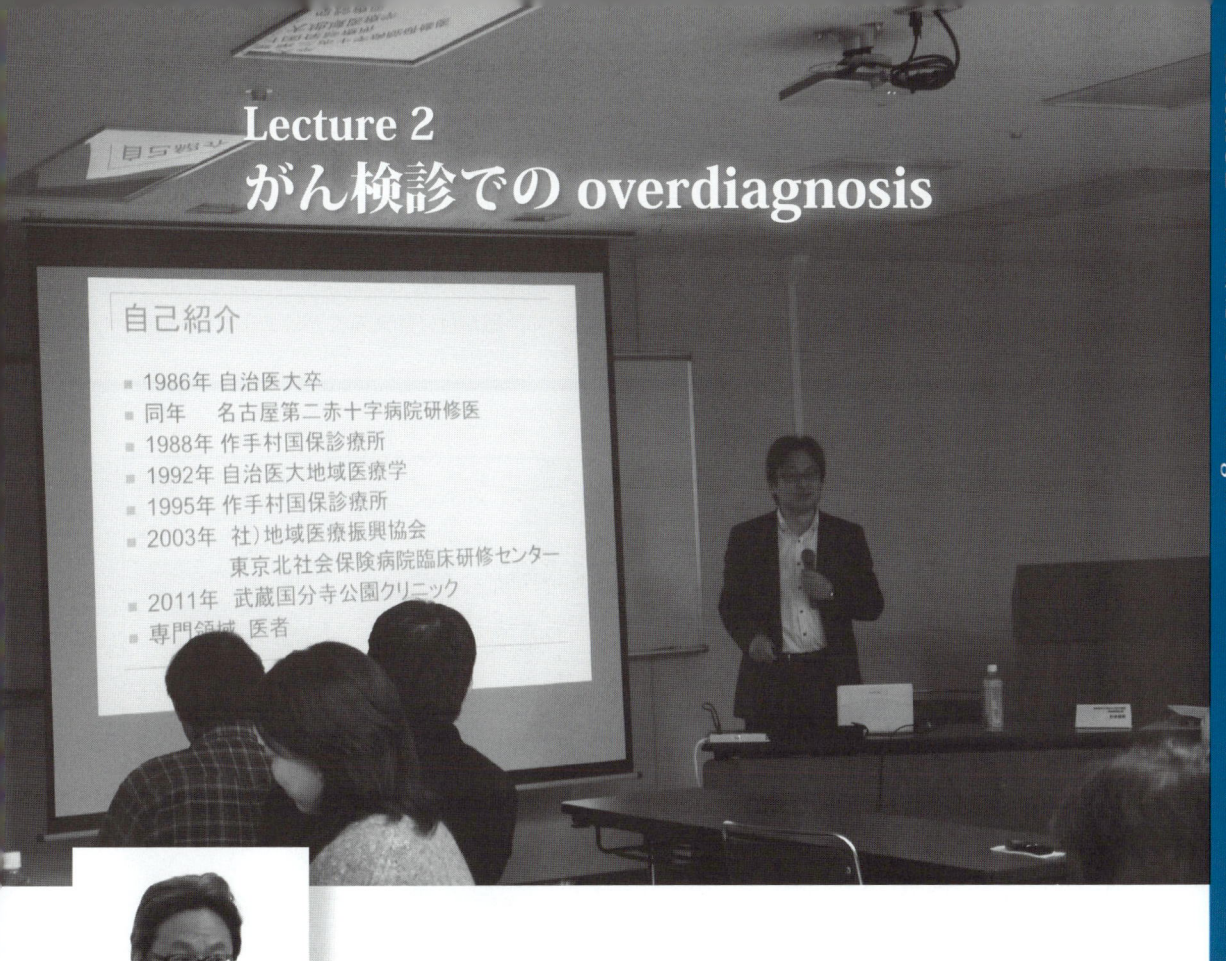

Lecture 2
がん検診での overdiagnosis

演者 　名 郷 直 樹　*Naoki Nago*
　　　武蔵国分寺公園クリニック

　今，月1500人くらいの外来患者さん，50人の在宅患者さんを，常勤医師3名，非常勤医師5名で診ています．外来患者の半分は小児で，その8割は乳幼児です．多くの患者さんは私を小児科医と思っています．中には情報収集して，「先生，内科医なんですか？」と言ったりします．私は内科医でもないので，答えに困ってしまいます．「一応医師免許は持っています」と言ったりしていますが，あまり受けません．

　さて，過剰診断はわれわれ医療者にとって触れにくいテーマです．われわれ自身がやりすぎているんじゃないかと考えたとき，開業医である私はどうなるかというと，収入が減る．こういう厳然たる構造の中でわれわれは診療を行っているわけです．

　今日の話題は，次の通りです．

名郷直樹氏ご略歴
　1986年　自治医大卒
　　　　　同年　名古屋第二赤十字病院研修医
　1988年　作手村国保診療所
　1992年　自治医大地域医療学
　1995年　作手村国保診療所
　2003年　社）地域医療振興協会
　　　　　東京北社会保険病院臨床研修センター
　2011年　武蔵国分寺公園クリニック

本日の題目
- 乳がん検診についてのエビデンス
- よい部分
- 負の部分
- よい悪いではなくて私が何を大事にしているか

実は最近国立がんセンター東病院に呼ばれて，講演をしました．がんの専門家に対して過剰診断を話したら反論があるのかと思いきや多くの専門家が「よくわかる」と言われて肩透かしを食いました．今日は，午前中の座談会でおおよその問題点は取り扱われていて，私が付け加えることはあまりないのです．

Box 1

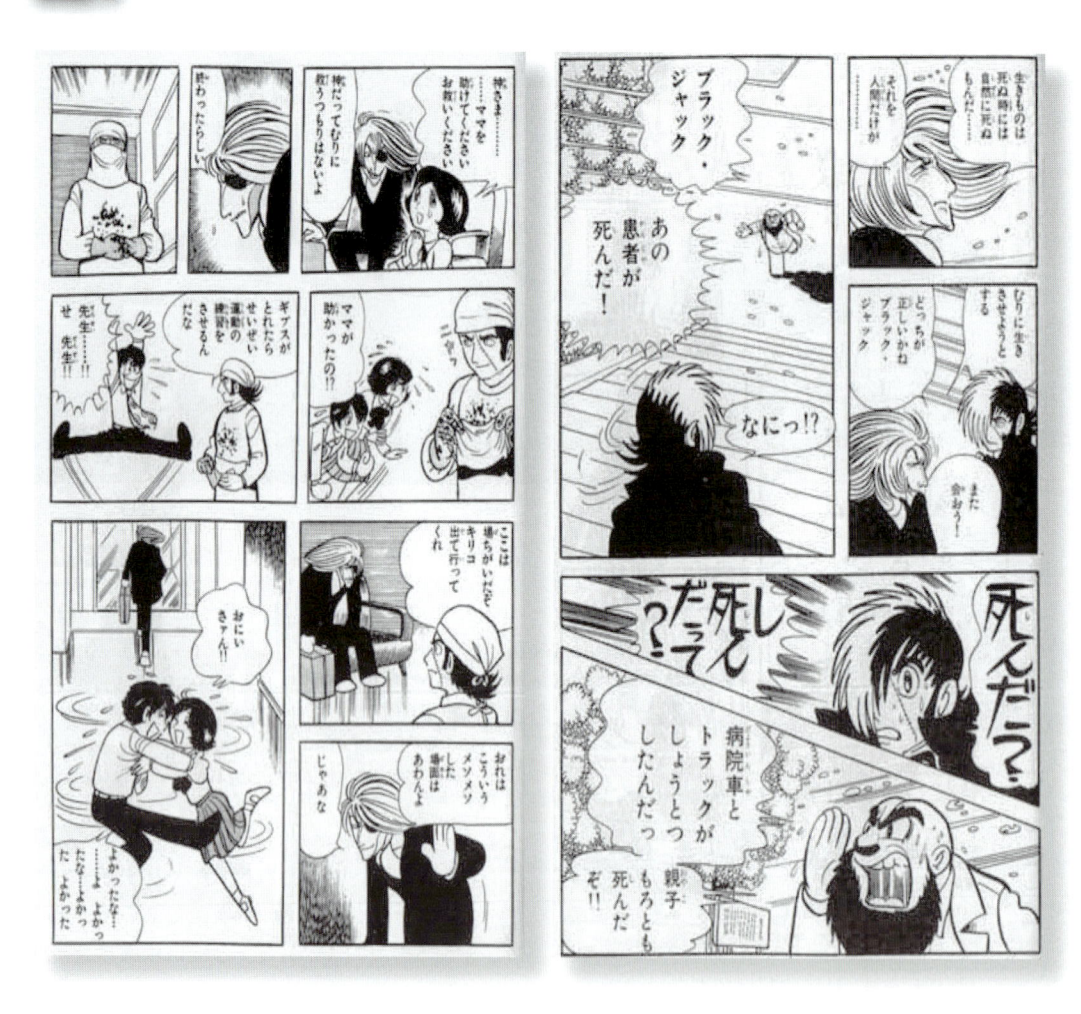

●ブラックジャックに学ぶ過剰診療

私はブラックジャック（**Box 1**）が好きなのですが，引っ越しを重ねる間に家の中のどこかにあるのですが今は見当たりません．切除不能の脊髄腫瘍で寝たきりのお母さんがいます．どこからも見放されて痛みのコントロールもできず，ドクターキリコが安楽死しかないと安楽死の準備を始めます．そこへブラックジャックが登場します．手術で取りきって，子どもは「お母さん万歳！」と喜びます．そのあと患者を乗せた移送車がトラックと衝突して患者は亡くなってしまいます．これ，ブラックジャックの定番です．ギャングのボスがブラックジャックに手術してもらって病院から出た瞬間に打ち抜かれる．この話を聞いてお隣同士で話し合ってください（フロアで討論）．

> ブラックジャックの手術によって救われた患者が交通事故で死ぬという話は，乳がん検診を受けた人が乳がん以外の病気で死ぬというような状況と重なるところがある．ブラックジャックの手術でさえ患者の行く末を左右するわけではないという話は，効果がきわめて小さい乳がん検診が患者の行く末を左右するということはほとんどないかもしれないということを示している．そうした医療の限界について考えるうえで，この話はきわめて示唆的である．

Box 2

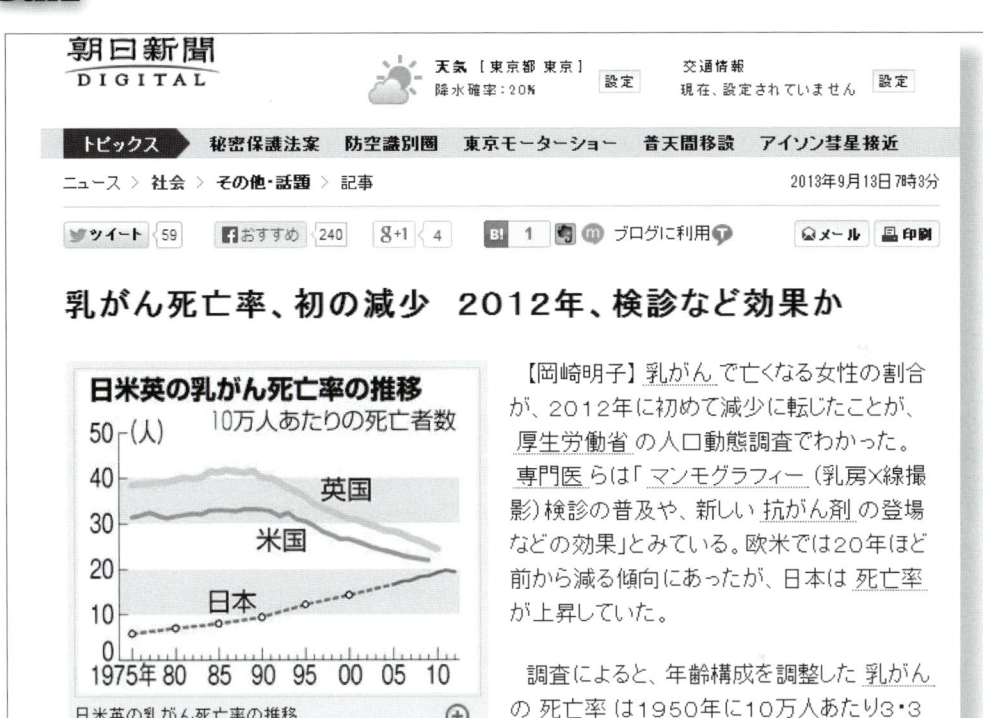

朝日新聞DIGITAL

乳がん死亡率、初の減少　2012年、検診など効果か

【岡崎明子】乳がんで亡くなる女性の割合が、2012年に初めて減少に転じたことが、厚生労働省の人口動態調査でわかった。専門医らは「マンモグラフィー（乳房X線撮影）検診の普及や、新しい抗がん剤の登場などの効果」とみている。欧米では20年ほど前から減る傾向にあったが、日本は死亡率が上昇していた。

調査によると、年齢構成を調整した乳がんの死亡率は1950年に10万人あたり3・3

● 2人の患者さん

・35歳女性．5歳の子供あり，32歳時乳がん検診で早期がんを発見，治療し，現在健康．
・70歳女性．全身倦怠にて病院を受診．乳がんで全身骨転移，肝転移．1か月後死亡．

上は，「がん検診を受けてよかった！」

下は，「なぜ早くわからなかったんだ！」

という症例を紹介して話を進めます．

Box 2 は 2013 年の 9 月 13 日の朝日新聞の記事です．この記事の中で，「2000 年にマンモ検診が導入され，視触診を併用して，50 歳以上で原則 2 年に 1 回行うとする指針が作られた．2004 年には 40 歳以上にも対象が広がった．マンモの受診率はまだ 30％台と低いが，受診率が上がれば，さらに死亡率は下がりそうだ」と書いてあります．

Box 3

Box 3 日本の乳がんガイドライン

- 40歳代　　推奨度B
  - RR　　0.85（0.73〜0.98）
- 50歳以上　推奨度A
  - RR　　0.78（0.70〜0.85）
  - 年齢の上限は設けられていない
- 50歳-69歳については、世界的にほぼ同様な推奨を示している

Box 4

Box 4 乳がん検診についてのエビデンス

- Gøtzsche PC, Nielsen M. Screening for breast cancer with mammography.
- Cochrane Database Syst Rev. 2011 Jan 19;1:CD001877.
- PubMed PMID: 21249649.

Box 3 は日本乳がん学会の乳がんガイドラインです．40歳代は推奨度Bでよい．この中のエビデンスをまとめると，RR(相対危険度）は0.85で，100の乳がん死亡が85に減る．多く見積もれば100が73に減る．少なく見積もっても100が98に減る．少なく見積もっても減るのだから乳がん死亡は減るだろう．50歳代は推奨度Aで，受診すべきである．RRは0.78で，少なく見積もっても100から85に乳がんによる死亡が減る．40代は意見が分かれますが，50〜60歳代は世界的にほぼ同様の推奨を示しています．

Box 4 は，そのガイドラインのもとになっている乳がん検診についてのエビデンスです．

Box 5 は論文のPECO〔patient（患者），exposure（曝露），comparison（比較），outcome（アウトカム）の四つの要素〕を示します．

結果を Box 6 に示します．13年追跡での乳がん死亡です．39〜69歳では100の乳がん死亡を81に減らす．少なく見積もっても100から87まで乳がん死亡を減らすだろう．50歳未満でもあまり変わらない．50歳以上でRRは0.77で少なく見積もっても100から86まで減らす．

では全体として乳がんによる死亡が10〜20％減るというシステマティックレビューによる明確なエビデンスがあるという状況で，過剰診断が何％あろうが進めたほうがよいのではないか，むしろ過剰診断の部分をどう取り扱うか考えたほうがよいというのが普通の論点です．

過剰診断にかかわらずマンモグラフィーを勧めたほうがよいという方はどのくらいおられますか？（挙手あり）案外今日はホームではないようです．新聞記事，ガイドラインは妥当に思える．進めるという意見にあまり反論はしにくい．もう少し踏み込んで見ましょう．

●結果を実数でみる

- 558/297812　VS　747/318515
- 乳がん死亡が0.23％から0.19％に減少

Box 5

Box 5　論文のPECO

- P: 39〜69歳の女性
- E: マンモグラフィによる乳がん検診
  - 毎年　3試験、18-24カ月ごと　1試験
- C: 検診なし
- O: 乳がんによる死亡（13年間）

- ランダム化比較試験(RCT)のメタ分析
- 質の高いRCTは4つ

Box 6

Box 6 結果1：13年追跡での乳がん死亡

- **質が低いものも含む9つのRCT**
- **39〜69歳**
  - RR　0.81（0.74〜0.87）
- **50歳未満**
  - RR　0.84（0.73〜0.96）
- **50歳以上**
  - RR　0.77（0.69〜0.86）
- **日本のガイドラインと矛盾しない**

> **Box 7**
>
> 結果を実数でみる
>
> - 558/297812 VS 747/318515
> - 乳がん死亡が0.23％から0.19％に減少
> - 絶対リスク減少： 0.04％
>   - 「統計学的に少ない」ということでいいのか？

> **Box 8**
>
> また別の角度で：相対利益
>
> - イベントを起こしていないもので比較してみる
>   - 297254/297812 vs 317768/318515
>   - 乳がん死亡なしが，99.77％から99.81％に増加
> - Relative Benefit
>   - 1.0005 (1.0002-1.0007)
> - 乳がんで死亡しない確率が1.0005倍になります

・絶対リスク減少：0.04％

・「統計学的に少ない」ということでいいのか？
これを患者さんにどう説明したらよいでしょうか？

●結果2：適切なRCTに限ると

Box 7のようになります．39～69歳では，100から79に減らすかもしれないが，100から102に増やすかもしれない．50歳未満だと，あまり変わらない．50歳以上でも質の高い研究では，よくわからないという結論です．質の高いものを集めた研究と低いものを混ぜた研究とどちらを信用するか？

●また別の角度で

相対利益をBox 8に示します．

ここまで押さえておきたいのは，乳がん検診は，RCTで乳がん死亡を減らすという明確なエビデンスがあると言われますが，そうとは言えないということです．これまでRR（相対危険）で言いましたが，イベントを起こしていない相対利益で検討しました．イベントを起こしていないもので比較してみます．

乳がん死亡なしが，99.77％から99.81％に増加し，Relative Benefit は1.0005（1.0002～1.0007）になる．乳がんで死亡しない確率が1.0005倍になります．こういう指標はこれまで使われていません．なぜ使われていないと言うと，効果があるということを示そうという基盤があるからです．効果を示したい人が研究をしているのです．エビデンスにはそのような背景があるのです．

●さらに別の角度

全乳がん患者で考えます．

絶対数相対利益：として助かる乳がん患者は，

・乳がん死亡率 10人/10万（1年）
・1000万人の女性がいると1000人が乳がん死
・10％の乳がん死亡の減少
・1000万人の女性で100人の乳がん死亡が減少
・1億人の女性で毎年1000人の乳がん死亡が減少

● 結果のまとめ：Box 9

・乳がん検診の効果はあるとしても小さい（患者さんにはわかりやすい説明）
・質の高い研究ほど小さな効果
・13年間に乳がんで死ぬ人は対照群でも0.2％（対照群は健康に関心のある人で，検診に全く関心のない人はあてはまらないかもしれません）
・13年では乳がん死亡は少ない
　検診でなくとも早期発見が可能で，もともと予後がよい乳がんの検診効果は小さ

> **Box 9**
>
> 結果のまとめ
>
> - 乳がん検診の効果はあるとしても小さい
>   - 質の高い研究ほど小さな効果
> - 13年で乳がんで死ぬ人は対照群でも0.2％
>   - 13年では乳がん死亡は少ない
>
> - 検診でなくとも早期発見が可能で，もともと予後がよい乳がんの検診効果は小さい
>   - 検診をやる前からそれは自明

Box 10 総死亡で

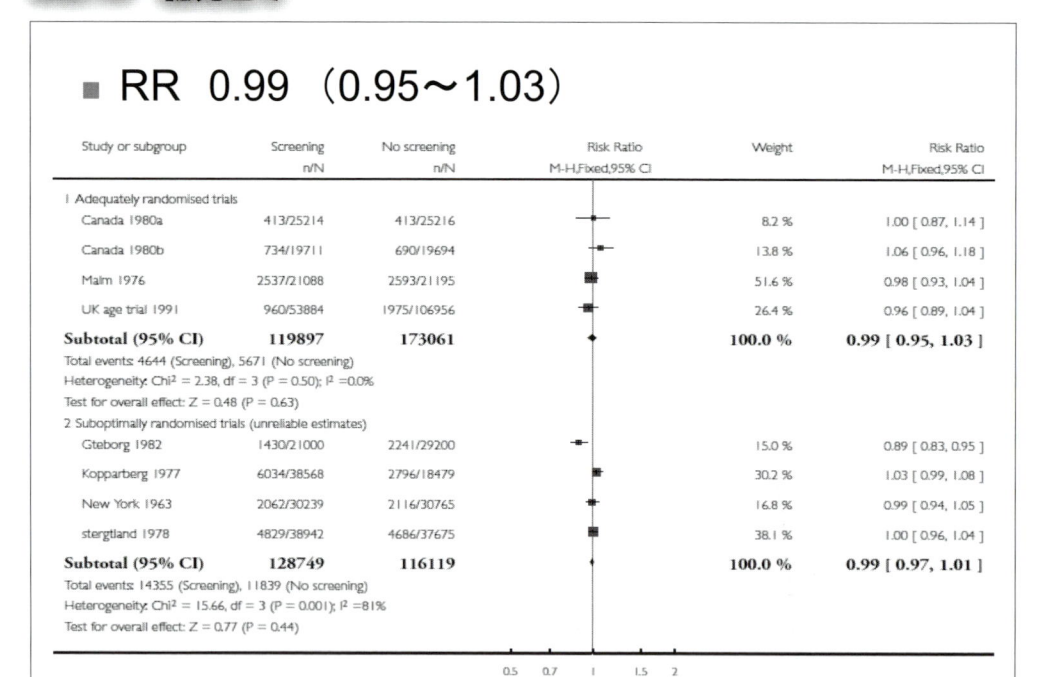

RR 0.99 （0.95〜1.03）

Study or subgroup	Screening n/N	No screening n/N	Risk Ratio M-H,Fixed,95% CI	Weight	Risk Ratio M-H,Fixed,95% CI
1 Adequately randomised trials					
Canada 1980a	413/25214	413/25216		8.2 %	1.00 [0.87, 1.14]
Canada 1980b	734/19711	690/19694		13.8 %	1.06 [0.96, 1.18]
Malm 1976	2537/21088	2593/21195		51.6 %	0.98 [0.93, 1.04]
UK age trial 1991	960/53884	1975/106956		26.4 %	0.96 [0.89, 1.04]
Subtotal (95% CI)	**119897**	**173061**		**100.0 %**	**0.99 [0.95, 1.03]**
Total events: 4644 (Screening), 5671 (No screening)					
Heterogeneity: Chi² = 2.38, df = 3 (P = 0.50); I² =0.0%					
Test for overall effect: Z = 0.48 (P = 0.63)					
2 Suboptimally randomised trials (unreliable estimates)					
Gteborg 1982	1430/21000	2241/29200		15.0 %	0.89 [0.83, 0.95]
Kopparberg 1977	6034/38568	2796/18479		30.2 %	1.03 [0.99, 1.08]
New York 1963	2062/30239	2116/30765		16.8 %	0.99 [0.94, 1.05]
stergtland 1978	4829/38942	4686/37675		38.1 %	1.00 [0.96, 1.04]
Subtotal (95% CI)	**128749**	**116119**		**100.0 %**	**0.99 [0.97, 1.01]**
Total events: 14355 (Screening), 11839 (No screening)					
Heterogeneity: Chi² = 15.66, df = 3 (P = 0.001); I² =81%					
Test for overall effect: Z = 0.77 (P = 0.44)					

0.5 0.7 1 1.5 2
Favours screening   Favours no screening

Box 11 がんの罹患

RR 1.25 （1.18〜1.34）

Study or subgroup	Screening n/N	No screening n/N	Risk Ratio M-H,Fixed,95% CI	Weight	Risk Ratio M-H,Fixed,95% CI
1 Adequately randomised trials (after 7-9 years)					
Canada 1980a	426/25214	327/25216		11.3 %	1.30 [1.13, 1.50]
Canada 1980b	460/19711	365/19694		12.6 %	1.26 [1.10, 1.44]
Malm 1976	588/21088	447/21195		15.4 %	1.32 [1.17, 1.49]
UK age trial 1991	482/53890	821/106971		19.0 %	1.17 [1.04, 1.30]
Subtotal (95% CI)	**119903**	**173076**		**58.4 %**	**1.25 [1.18, 1.34]**
Total events: 1956 (Screening), 1960 (No screening)					
Heterogeneity: Chi² = 2.65, df = 3 (P = 0.45); I² =0.0%					
Test for overall effect: Z = 7.01 (P < 0.00001)					
2 Suboptimally randomised trials (before control group screen)					
Gteborg 1982a	144/11724	155/14217		4.8 %	1.13 [0.90, 1.41]
Stockholm 1981	428/40318	142/19943		6.6 %	1.49 [1.23, 1.80]
Two-County 1977	1378/77080	752/55985		30.2 %	1.33 [1.22, 1.45]
Subtotal (95% CI)	**129122**	**90145**		**41.6 %**	**1.33 [1.24, 1.44]**
Total events: 1950 (Screening), 1049 (No screening)					
Heterogeneity: Chi² = 3.48, df = 2 (P = 0.18); I² =43%					
Test for overall effect: Z = 7.47 (P < 0.00001)					
Total (95% CI)	**249025**	**263221**		**100.0 %**	**1.29 [1.23, 1.35]**
Total events: 3906 (Screening), 3009 (No screening)					
Heterogeneity: Chi² = 7.55, df = 6 (P = 0.27); I² =21%					
Test for overall effect: Z = 10.20 (P < 0.00001)					

0.5 0.7 1 1.5 2
No screening   Screening

い．

　検診をやる前からこれは自明でした．乳がんはもともと予後が良いのです．あらゆるがんの中で，体表でみつかるがんですから，早期発見が最も簡単です．検診を受けなくても見つかるがんに，検診を行って効果を見出そうという，ある意味無謀なことをやっているのです．

●がん検診の負の側面－ Overdiagnosis を含んで

　次にがん検診の負の側面に触れます．

・乳がんによる死亡

・寿命

Box 12　乳房切除

■ RR　1.20　（1.08〜1.32）

Study or subgroup	Screening n/N	No screening n/N	Risk Ratio M-H,Fixed,95% CI	Weight	Risk Ratio M-H,Fixed,95% CI
1 Adequately randomised trials					
Canada 1980a	183/25214	157/25216		14.7 %	1.17 [0.94, 1.44]
Canada 1980b	197/19711	176/19694		16.4 %	1.12 [0.91, 1.37]
Malm 1976	424/21242	339/21244		31.6 %	1.25 [1.09, 1.44]
Subtotal (95% CI)	**66167**	**66154**		**62.7 %**	**1.20 [1.08, 1.32]**
Total events: 804 (Screening), 672 (No screening)					
Heterogeneity: Chi² = 0.86, df = 2 (P = 0.65); I² =0.0%					
Test for overall effect: Z = 3.45 (P = 0.00056)					
2 Suboptimally randomised trials					
Kopparberg 1977	475/39051	196/18846		24.7 %	1.17 [0.99, 1.38]
Stockholm 1981	263/40318	101/19943		12.6 %	1.29 [1.02, 1.62]
Subtotal (95% CI)	**79369**	**38789**		**37.3 %**	**1.21 [1.06, 1.38]**
Total events: 738 (Screening), 297 (No screening)					
Heterogeneity: Chi² = 0.45, df = 1 (P = 0.50); I² =0.0%					
Test for overall effect: Z = 2.78 (P = 0.0054)					
Total (95% CI)	**145536**	**104943**		**100.0 %**	**1.20 [1.11, 1.30]**
Total events: 1542 (Screening), 969 (No screening)					
Heterogeneity: Chi² = 1.33, df = 4 (P = 0.86); I² =0.0%					
Test for overall effect: Z = 4.43 (P < 0.00001)					

0.5　0.7　1　1.5　2
Favours screening　Favours no screening

Box 13　放射線治療

■ RR　1.24　（1.04〜1.49）

Study or subgroup	Screening n/N	No screening n/N	Risk Ratio M-H,Fixed,95% CI	Weight	Risk Ratio M-H,Fixed,95% CI
1 Adequately randomised trials					
Malm 1976	260/21242	209/21244		51.0 %	1.24 [1.04, 1.49]
Subtotal (95% CI)	**21242**	**21244**		**51.0 %**	**1.24 [1.04, 1.49]**
Total events: 260 (Screening), 209 (No screening)					
Heterogeneity: not applicable					
Test for overall effect: Z = 2.36 (P = 0.018)					
2 Suboptimally randomised trials					
Kopparberg 1977	433/39051	149/18846		49.0 %	1.40 [1.17, 1.69]
Subtotal (95% CI)	**39051**	**18846**		**49.0 %**	**1.40 [1.17, 1.69]**
Total events: 433 (Screening), 149 (No screening)					
Heterogeneity: not applicable					
Test for overall effect: Z = 3.58 (P = 0.00035)					
Total (95% CI)	**60293**	**40090**		**100.0 %**	**1.32 [1.16, 1.50]**
Total events: 693 (Screening), 358 (No screening)					
Heterogeneity: Chi² = 0.82, df = 1 (P = 0.36); I² =0.0%					
Test for overall effect: Z = 4.22 (P = 0.000024)					

0.2　0.5　1　2　5
Favours screening　Favours no screening

Box 14　乳がんと診断された患者での乳がん以外のがん死亡

RR 2.42 （1.00〜5.85）

Study or subgroup	Treatment n/N	Control n/N	Risk Ratio M-H,Fixed,95% CI	Weight	Risk Ratio M-H,Fixed,95% CI
1 Mortality from cancers other than breast cancer					
Kopparberg 1977	13/674	3/304		54.6 %	1.95 [0.56, 6.81]
stergtland 1978	12/621	3/464		45.4 %	2.99 [0.85, 10.53]
Subtotal (95% CI)	1295	768		100.0 %	2.42 [1.00, 5.85]
Total events: 25 (Treatment), 6 (Control)					
Heterogeneity: Chi² = 0.22, df = 1 (P = 0.64); I² =0.0%					
Test for overall effect: Z = 1.97 (P = 0.049)					
2 Mortality from causes other than breast cancer					
Kopparberg 1977	47/674	15/304		48.7 %	1.41 [0.80, 2.49]
stergtland 1978	34/621	19/464		51.3 %	1.34 [0.77, 2.31]
Subtotal (95% CI)	1295	768		100.0 %	1.37 [0.93, 2.04]
Total events: 81 (Treatment), 34 (Control)					
Heterogeneity: Chi² = 0.02, df = 1 (P = 0.89); I² =0.0%					
Test for overall effect: Z = 1.58 (P = 0.11)					

- 不安，憂うつ
- 幸せ
- コストと害

1) 総死亡で（Box 10）：RR 0.99（0.95〜1.03）で変わりません．寿命そのものに大きなインパクトを与える効果はありません．
2) がんの罹患（Box 11）：RR 1.25（1.18〜1.34）です．定期的にスクリーニングされますから別のがんが見つかったりします．より早期に発見されるから，かえって予後を改善しているのかもしれません．しかし総死亡が変わらないので，そうともいえません．この1.25もoverdiagnosisかもしれません．
3) 乳房切除（Box 12）：RR 1.20（1.08〜1.32）です．マンモグラフィーを受ける時点で，その人は乳房切除が20%多くなるのです．
4) 放射線治療（Box 13）：RR 1.24（1.04〜1.49）．24%放射線治療を行うリスクが増します．
5) 乳がんと診断された患者での乳がん以外のがん死亡（Box 14）：RR 2.42（1.00〜5.85）．放射線治療，抗がん剤による副作用でがん死亡するかもしれないというデータです．
6) これらの結果のまとめをBox 15に示します．ほかに良いことはありません．せめてこのように患者さんには示されるべきでしょう．恩恵を受けている人にも，このようなdemeritがあるのです．
7) 偽陽性とbiopsyが行われる率をBox 16に示します．日本はもう少し良いデータで，検診自体の日本の精度管理はきちんととられています．

以上の研究は英語のCochrane libraryですが，日本語で情報を得たいときはBox 17を利用してください．私が作っているデータベースです．

Box 15　その他の結果のまとめ

- 死亡　　　　　0.99　（0.97〜1.01）
- 乳房切除　　　1.20　（1.08〜1.32）
- 放射線治療　　1.24　（1.04〜1.49）
- がんの罹患　　1.25　（1.18〜1.34）
- 乳がん以外のがん死亡
　　　　　　　　2.42　（1.00〜5.85）

Box 16　偽陽性とbiopsyが行われる率

- 40代
  - 97.8/1000検診が偽陽性
  - 9.3/1000検診にbiopsy
- 60台
  - 79.0/1000検診が偽陽性
  - 11.6/1000検診にbiopsy
- 80代
  - 64.0/1000検診が偽陽性
  - 12.2/1000検診にbiopsy

Ann Intern Med 2009; 151: 727

Box 17 CMEC ジャーナルクラブ

CMECジャーナルクラブ

乳がん検診は受けたほうがよいのでしょうか？

マンモグラフィーによる乳がん検診を受けた場合には、乳がんによる死亡が少ない傾向にあるが、乳がんと診断された患者で乳がん以外のがんによる死亡が多い傾向にある

【メタ分析】 2009年発表

Gøtzsche PC, Nielsen M. Screening for breast cancer with mammography. Cochrane Database Syst Rev. 2009 Oct 7;(4):CD001877. PubMed PMID: 19821284.

研究デザイン：メタ分析
☑真のアウトカムか　　　　☑一次アウトカムが明確か
☑ランダム化比較試験のメタ分析か
統合した研究数：11※　　　　　　　　　　　　　※準ランダム化比較試験を7研究含む

P どんな人に？
11のランダム化比較試験に参加した女性（616327人、40〜74歳）

E どんな方法を？

Box 18 早期がんの数が増えるだけ

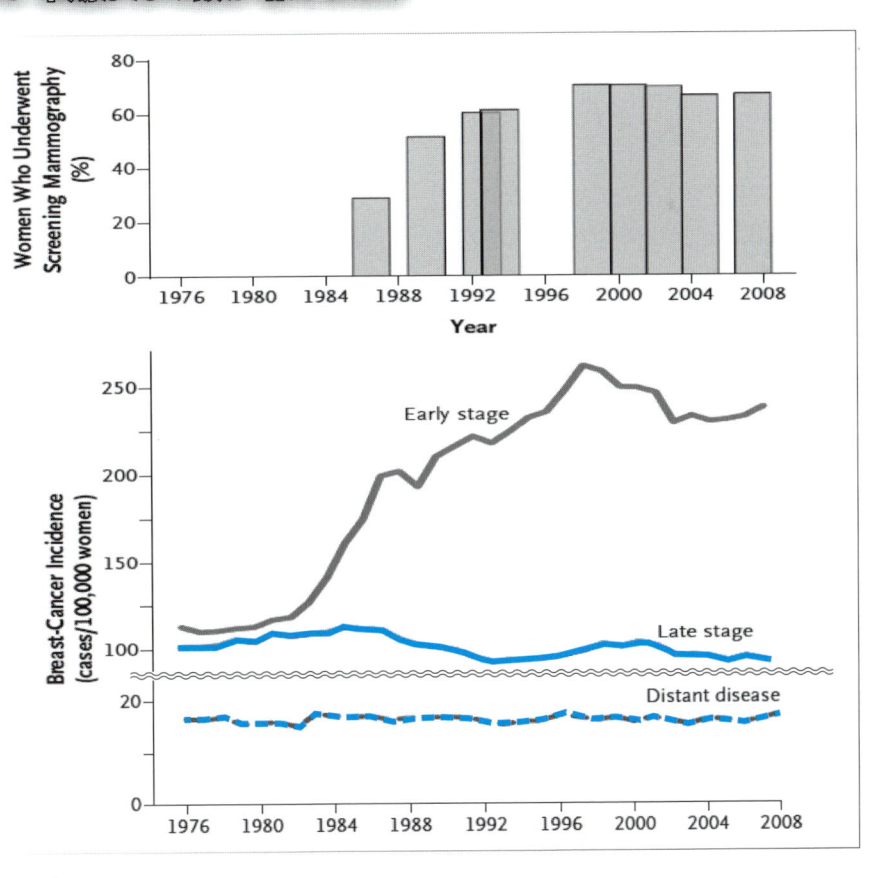

Box 19 早期がんの数が増えるだけ

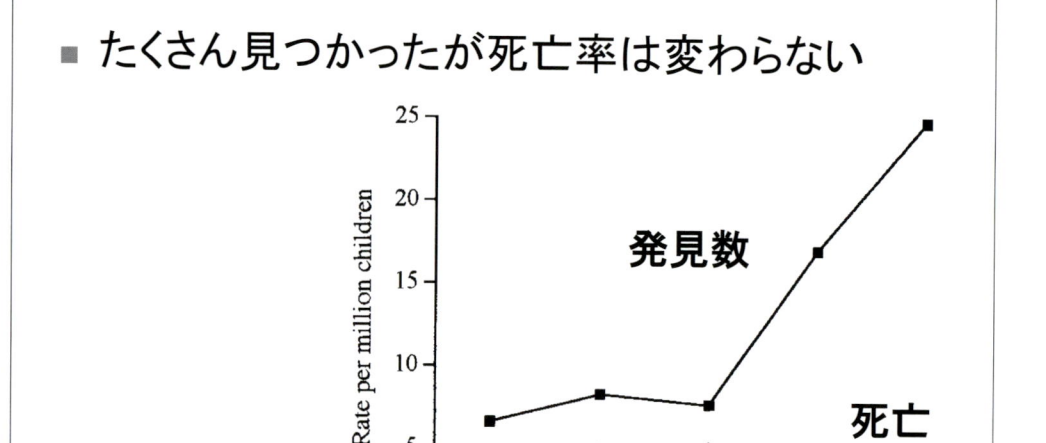

■ たくさん見つかったが死亡率は変わらない

Cancer Causes and Control, 1998, 9, pp. 631

大事なポイントが2行で読めます.

●検診診断乳がんの 30％が過剰診断？

早期がんの概念を考えてみましょう.

1) がんとがんでないものの境目：

がん細胞1個はがんか？1mmのがんはがんか？

病理解剖で発見される死因に関係のないがんはがんか？細胞異型が強いので1個でもがんであると病理医が言ったとする.それはがんでしょうか？ここをお隣同士で話し合ってください（フロアで討論）.

細胞1個はがんではないと病理医は結論を出せるかもしれませんが,私は結論を出せずに,がんかがんでないかは,生物学的に決めることはできないと考えます.たとえば前立腺がんで病理解剖すると20％でがんであるとされますが,死亡しているので,その人にとってはがんでないと言えます.われわれ臨床家にとっては,生物学的に定義したがんをそのまま当てはめていくと,わけがわからないことになるので,がんは生物学的に定義できないし,生物学的に定義しないほうがよいのです.

2) 早期がんの数が増えるだけ（Box 18）：
1980年代からマンモグラフィーをやり始めました.それに呼応して早期乳がんが膨大に増加します.10年,20年後には進行がんが減少すると思われたのですが,進行がんも末期がんがまったく減らない.これも患者さんには示されるべきデータでしょう.前立腺がんもこれと同様のことが起きていて,さらに前立腺がん死を減らすというエビデンスもありません.もう10年経てば乳がん死は減少するから心配ないという意見もありますが,未だ示されていません.

結局のところ,がんと言っても,その人の人生を左右しているかどうかは,わかりません.「どんながんであっても過剰診断であるかもしれない」と,ブラックジャックは言っているのかもしれません.

3) 神経芽細胞種でも似たようなことが起きています（Box 19）.たくさん見つかったが死亡率は変わらない.もともと神経芽細胞種が自然退縮するということはよく知られていました.自然退縮するのを見つけていただけ

Box 20 古い RCT が多いという批判

- 今と昔とどちらが検診の効果が大きいだろうか
- 進行がんの治療が進歩すると、検診の効果は大きくなるか小さくなるか
  - 昔の方が検診効果が大きかったかもしれない

Box 21 過剰診断の内訳

- 本当はがんでないもの
- 可逆的ながん
- がんだったけれど、結局別の病気で死んだ
- 自然死よりも乳がんの自然経過の方が長い
  - どれを過剰診断とみるか
  - すべて過剰診断と考えたほうがいい
- 本当は、「本当のがん」なんて存在しない
- 事後的に判断できるだけ

ではないか.

　私は診療所勤務医時代，地域の中核病院で論文の抄読会で，粘膜内（m）にとどまる胃がんの切除標本を全割したら，別の箇所に50％がんが見つかったという論文を「胃と腸」誌か何かで読んだことがあります．これは，通常進行がんでの二重癌の率は多くても20％です．mがんに限って全割して50％にあったということは，粘膜癌は可逆的で自然退縮がありうるということです．潰瘍ができて剥離してしまうかもしれないのです．

4）なぜ進行がんが減らないのか：

・乳がん全体が増えている？→年率0.5％で増加していると仮定しても説明できない

・早期で見つかっても治療していない？
→そうであれば現実の検診そのものが無効

・early から late まで20年以上？
→そうだとすると早期発見の意味はますます少ない

・バイアスだけで説明できるとは思えない

5）古い RCT が多いという批判（Box 20）：

　マンモグラフィーの精度は現在のほうがよいです．しかし治療は非常に進歩していますから，進行乳がんの予後は改善しています．つまり早期で発見する意義は昔より現在のほうが小さいということです．

6）過剰診断の内訳（Box 21）：

　どれを過剰診断とみるかを考えるときに，生物学的に考えるということが大きな落とし穴です．これまで生物学的にみてもおかしいことは述べてきましたが，生物学的に考えても訳が分からないのです．脊髄腫瘍を取り切れても，交通事故で死んでしまうのですから．「本当のがん」「正しい診断」も存在しません．患者さんを内視鏡検査をしたら胃がんがあるとわれわれは診断します．しかし患者が「自

分はがんではない」と内視鏡検査を拒む限り，その主張は妥当であると考えるのも一つの考え方です．

ここで医学会での2つの出来事を紹介します．乳がん検診に対して負の部分を発表した後「検診を邪魔するやつは許さん！」と言われました．2013年の乳がん学会では，発表後のディスカッションで，発言の機会がありませんでした．検診で食べている人も生きていかなくてはいけない．これが現実ですのでここから議論をしなければならないと思います．

● 過剰診断をもっとざっくりとらえる
1) がん検診の負の側面 1
・早期がんと進行がんとで比べてがんと付き合う月日はどちらが長いか．
・早期がんで，その後 10 年の通院
・進行がんで，発見から 1 ヶ月の入院で死亡
・がん検診でがんが見つかると，長期間にわたってがんと付き合わないといけない！

多くの研修医が後者のような患者をみると，「こういう患者さんになんとか検診を受けるように勧めてみます」と言います．「患者自身はどうだった」と研修医に聞くと，「いや結構幸せそうでした」ということがあります．「入院のぎりぎりまで普通に働いていて，すこし具合が悪いといって入院してすぐ亡くなって，患者さん自身はいいような生き方をしたように思います」というような側面があります．早期がんで見つかって助かったと喜んでいますが，特に乳がんなど 20 年通院している人がいます．もしかしたら 10 年くらいの通院で済んだかもしれません．人によっては 1 か月の入院で済んだかもしれません．

2) がん検診の負の側面 2
あまり早期だと，自分の寿命に全然関係ないがんかもしれません．
100 歳の早期がんの場合，がんの進行より寿命のほうが早いのです．それなのに，「がん」だと余計なことを言われる．「余計なお世話がん」です．高齢になるほど，「余計なお世話がん」が増加します．

現在の日本人の寿命の分布は 1980 年代に考えられた理想的な死に方の分布よりさらに右に寄ってしまっているわけです．それがこのような不幸を招いているのではないでしょうか．早期発見できるがために，不幸を呼んでいるのです．このような圧倒的な負の側面があるのにもかかわらず，多くの人は負と考えない．医療的な介入をしたほうがいいと思わせるような世の中に生きているのです．

3) そこで最初の二人の患者さんを再録します．
① 35 歳女性．5 歳の子供あり，32 歳時乳がん検診で早期がんを発見，治療し，現在健康．長くがんと付き合わなければなかっただけ？
② 70 歳女性．全身倦怠にて病院を受診．乳がんの全身骨転移，肝転移．1 か月後死亡．がんと長く戦わず幸せ？

患者さんは，20 年間こどもを連れて通院しなければならなかった．検診受けなければ，子どもが成人したあとに手術して終わりだったかもしれません．②の患者さんは，がんと長く戦わず幸せだったかもしれないのです．乳がん検診が最も意味があると思える局面においても実はこのような面があることを認識するのが重要だと思います．

● 以下のうち最も幸せなのはどれか
① がん検診をたくさん受けて，がんで死なず，長生きした
② がん検診を受けず，がんで早死にした

どちらを選びますかと言われると，②を避け，①で行きたいとなります．ところがこれは，選択肢が間違っているのです．実は，人生は 4 択です．
① がん検診をたくさん受けて，がんで死なず，長生きした
② がん検診を受けず，がんで早死にした

③がん検診をたくさん受けて，がんで早死にした
④がん検診を受けず，がんにならず，長生きした

　私としては4番目か，2番目かで，3番目は最悪です．どちらにしても，最悪を避けるためにはがん検診を受けない．これがある面合理的な考えです．

●よく考えることが大事
・結論をだれかが教えてくれるわけじゃない
・よい悪いという問題でもない
・見逃しを重視するか，過剰診断を重視するか・何に重きを置くか
・そもそも検診は重要なのか
・どうでもいいのではないか
・よく考えた挙句，何も考えないというのは重要ではないか

　見逃しも過剰診断も少ないほうがいいが，どちらを取ることができないから，よく考えましょう．両方をとろうと考えても解決はしません．どちらかに重きを置いて行動するわけです．検診が負とか正でなく検診自体を考えない，という視点が付加されないとうまくいかないのではないか．二項対立はうまくいきません．自分は何を大事にするか．医療従事者は助けること，見逃しを減らすことを重視するから検診を勧めるが，しかしそれは自分の置かれた立場から勧めることを選びやすいから選んでいるにすぎません．一度はどうでもいいと思ってみないと考えが始まりません．

●私の私見
　検診を受けたらいいかどうかはわかりません．私は自分の妻には勧めていません．まあ勧めても受けませんけど，患者さんには，勧める場合もあると思います．ただ個別の話をよく聞いた上で，絶対リスク，害，コストについても必ず説明したい．検診について無関心な人は放っておいてあげたい．検診より重要なことがたくさんある．健康より重要なことはたくさんあるのです．

　われわれは，何がよいか意見を求められる立場にあります．検診を受けたらよいかはわかりません，とは言えません．本日はもうひとつ私の答を持ってきました．

●医療は最善の選択肢を示せるか？
　示すことは不可能です．ただ確率を示すことはできる．検診を受けるか受けないかは賭けである．賭けである以上，勝つこともあれば，負けることもある．確率が高いほうに賭ければいいとは限らない．確率が低いほうに賭ける場合だってある．確率的には，マンモグラフィーを受けたほうが乳がん死亡は減りますが，マンモグラフィーを受けずに乳がんで死なないというほうに賭けてもいいのですよ．人生が賭けであるように，医療も賭けなのです！患者にこう言いたい．

●賢く選ぼう！
・宝くじを買うようにがん検診を受ける
・宝くじを買わないようにがん検診を受けない
・そもそも宝くじに関心を持たない
・宝くじを買わなければはずれることもない

　過剰診断は医療を提供しなければ起こりません．医療を提供しないという選択肢の提供こそ重要です．「あなたがもし健康への関心を少しでも下げることができたら，あなたが健康になりたいという欲望をもっとコントロールできたら，もっと幸せになれます．そこまでお酒を飲みたい，お菓子を食べたいという欲望をコントロールできるなら，健康になりたいという欲望だってコントロールできるはずです！」と言いたいのです．

●参考までに
1) ステップアップ EBM 実践ワークブック，南江堂
2) 臨床研究の ABC，メディカルサイエンス社
3) 臨床研究と論文作成のコツ：読む・研究する・書く，東京医学社
4) 後悔したくないなら「医者のいいなり」はやめなさい，日本文芸社

以上です．

徳田：ありがとうございます．今の名郷先生のご講演のあとで，それでも乳がん検診を強く勧めるという方は挙手を願います．（挙手なし）いませんね．名郷先生，アウェイがホームに変わりました！ではフロアからご質問をお願いします．

A：根本には情報があるから，情報にしたがって見る人は見る．興味のない人は見ない．情報があるから起こる現象です．情報を見ないということはどうしたら可能ですか？

名郷：これぐらい勉強すると見ないという選択肢が見えてきます．ですから徹底的に情報を勉強したら，どうでもいいということがわかります．全然見ないから，ちょっと見ておろおろするのです．全部見ていくと，どの人の言っていることも正しいし，それなりに一理ある．どうでもいい！となります．一部しか提供できないなら情報は知らさないほうがいいのではないでしょうか．

徳田：名郷先生は，悟りの境地に入っています．二つの学会での批判は地獄だと思いますが，いかがですか？

名郷：抵抗されるところに行きたい．猛反対を受けながら少し快感があるのです．個人的にダメージを受けるというよりは，これまたネタにできることもあります．ただ現在がどういう社会かを冷静に考えると，ひどい社会だなとは思います．社会はひどいけど，案外こういうことを言わせてくれる場はあるのだなとも思います．

徳田：EBM を日本に導入した第一人者の名郷先生が，最近の言動からすると，それを超えた哲学の領域に入っている．先生にとって EBM とは何ですか？

名郷：私にとって一番大きな契機は EBM です．たぶん EBM と出逢わなければ，こういうことには絶対になっていません．EBM の優れたところは，やっている間に，全部

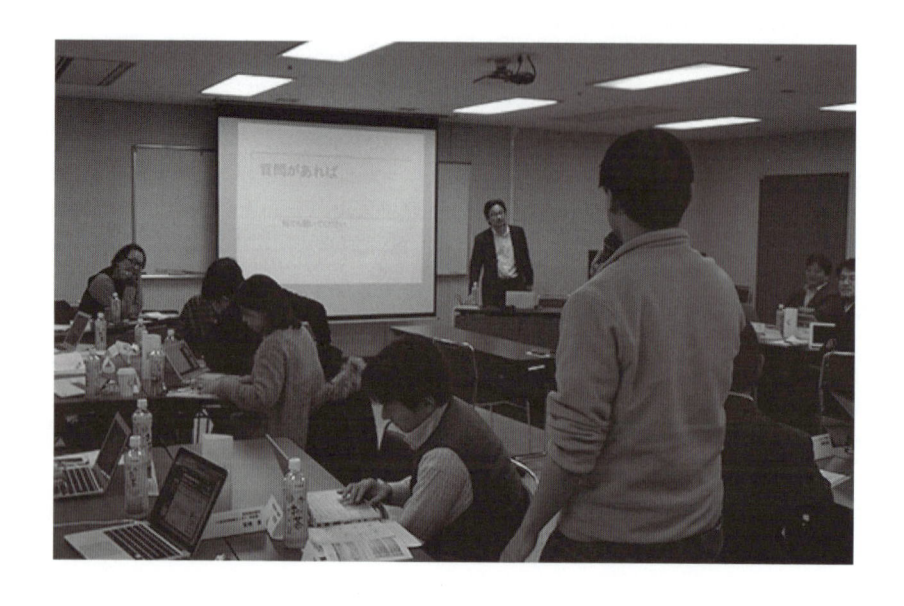

が相対化されていくのです．反論があったり異なる意見があったり，まとめると訳が分からないとかなります．正しいということはないのだ，そういうことこそがEBMから学んだことです．こういうやり方が正しいとか，こういう正しいエビデンスの提示がほしいとか，EBMに関心の強い人は言いますが，最近私はこういう意見を非常に不快に思うようになりました．

徳田：EBMを深く追求すればするほど，悟りに入る．地獄へのパスポートでしょうか．名郷先生は，Sackettの本が人生を変えたとおっしゃっていました．

小泉：さきほど，私のLectureのスライドで，表紙がボロボロになったClinical Epidemiology第2版をお示ししましたが，あれが，名郷先生が実際に使われた本です．今の議論を聞いていて，私も感想を述べたくなりました．一言で言って，世の中が変わりました．100年前と違って，現在はめったなことで人が死ななくなりました．僕らのおじいさん，おばあさんの時代には，人生には，病気，けが，貧困，飢餓，身分や家を巡るさまざまの葛藤，戦争，災害など，今では考えられない，とんでもない出来事がたくさんありました．70歳を超える人生を全う出来た人は少なかったのです．私たちは，今，超高齢社会という状況になっているのに，そういう時代のイマジネーションをネガティブに引きずっているのだと思います．病気は怖い，病気は大変だ，ということが強調されますが，私たちの日々の生活の中で生死の問題に直面することは，実際，本当に少なくなりました．

昔の人は，生死にかかわる災厄の中でも，地域での役割とか家柄や先祖など別の価値観との葛藤に悩んだり，仕事が命よりも大事であるとして自分の健康を顧みなかったり，など，様々な人生があったと思います．それが今はない．それに代わる関心事として，より健康に生きたい，がんを早く見つけてもっと健康に生きたい，という既成の願望をそのまま求め続けているのではないかと思います．世の中全体として，その辺の考え方が変わらないと，毎日，目の前に現れる患者さんと延々と話を続けることになります．

徳田：ありがとうございます．これで名郷先生のレクチャーを終了します．

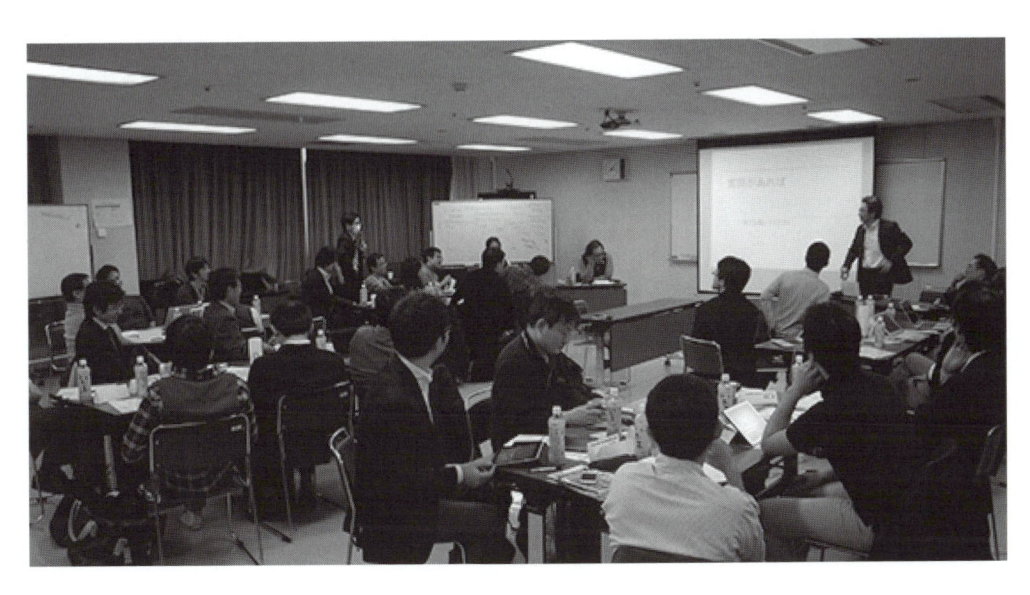

Workshop
「Choosing wisely」ってどういうこと？

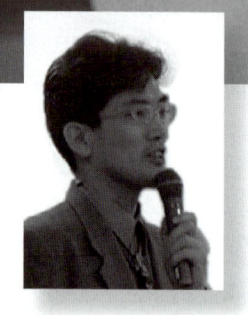

演者 ｜ **川尻宏昭** *Hiroaki Kawashiri*
高山市役所市民保健部参事（地域医療統括担当）兼国保高根診療所長

川尻：それではWSを始めたいと思います．こんな人が来ました．どうしたらいいでしょうか？
①みなさんなら，この方への次のアプローチをどうされますか？
個人で（5分），その後，各グループでお考えください（15分）その理由もお願いします．
皆さんにお願いしたいのは，私が外来研修をしている後期研修医だと想定して，その後期研修医が，「こんな人が来ました」とみなさんに質問に行きます．そのとき皆さんがディスカッションしたことをもとに，私にこうアドバイスするという設定でディスカッションしてください．まずは自分ならこうする，そのうえで質問に来た後期研修医に，choosing wiselyを念頭に，このようにアドバイスする

川尻宏昭氏ご略歴
平成 6 年	徳島大学医学部卒業
	野県厚生連佐久総合病院　臨床研修医
平成 14 年 4 月	長野県厚生連佐久総合病院　総合診療科
平成 15 年 10 月	長野県厚生連佐久総合病院　総合診療科・内科　医長
平成 18 年 11 月	名古屋大学医学部付属病院　地域医療センター・在宅管理医療部　講師
平成 20 年 4 月	組合立諏訪中央病院　総合診療部　部長
平成 22 年 10 月	国立病院機構名古屋医療センター　総合内科　医長
平成 22 年 12 月	同上　卒後教育研修センター　副センター長
平成 24 年 4 月	厚生労働省東海北陸厚生局医事課　臨床研修審査専門官併任
平成 24 年 6 月	国立病院機構名古屋医療センター　卒後教育研修センター長
平成 26 年 4 月	高山市役所市民保健部参事（地域医療統括担当）兼国保高根診療所長

Box1 ケース❶　60代　女性

ケース①　60代　女性
主訴：左胸部痛（他院よりの紹介）
現病歴：通院中や加療中の疾患の特にない60代女性．

　　　平成25年8月に，なんとなく左を下にして寝ころびながら，テレビを見ていた時に，左側胸部の痛みを自覚．症状の変化もなく様子を見ていた．その後，10月に入り，深呼吸をするときに痛みが強くなるようになった．じっとしていると痛みはない．深呼吸やくしゃみで痛みの誘発はある．体を動かしたときには，痛みは感じないが，突っ張るような感覚がある．痰や咳なし．腹痛，下痢，おう吐などの消化器症状なし．発熱なし．寒気なし．咽頭痛などの上気道症状もなし．

　　　近医を受診．胸部X線，心電図，血液検査を施行．特に問題なく，「肋間神経痛でしょう」ということで，痛み止めの処方がされて帰宅となった．しかし，症状が継続するので，10月中旬に紹介されて受診となった．

簡易システムレビュー
　　排便：便秘傾向で市販の薬を使用中，排尿：変わりなしで順調
　　体重変化：なし，食欲：良好，睡眠：良好
　　閉経：50歳時
　　嗜好等：タバコ；吸わない，アルコール；飲まない
　　既往歴：特になし．ピリンアレルギーあり．
　　　　　　ロキソニンでも軽度の体のむくみの経験あり．
　　　　　　花粉症あり（定期的な治療等は行っていない）
　　家族歴：父（胃がん，肺がん），母・兄・妹（高血圧）
　　解釈モデル：「乳がんや肺がんが心配」

身体診察
血圧146/79mmHg，脈拍99/分，体温36.4℃，意識清明
　　頭頸部：貧血なし．黄疸なし．
　　　　　　頸部リンパ節および甲状腺を含めて特に有意な所見なし．
　　胸部：心音整，呼吸音清，心雑音なし
　　　　　左肋骨に圧痛点あり．皮膚の変化なし．乳房：特に所見なし．
　　　　　左腋窩に大豆大のリンパ節触知1つ．可動性良好，表面平滑，
　　　　　楕円形，圧痛なし．
　　腹部：平坦，軟．圧痛なし．BS：亢進・減弱なし．
　　背部：CVATなし．棘突起の圧痛なし．
　　PTE：認めず
　　四肢・関節：特に所見なし．

Workshop「Choosing wisely」ってどういうこと？

という想定です．では各グループでご討議をお願いします（20分）．その後外来研修中のわたくしにアドバイスをしてください（発表3分）．

●グループ1の発表

1）まずどうするか

この患者さんがどのように心配してきているのか，解釈モデルをしっかり聴く．

・検査をしたいのか
・痛みを取りたいのか
・診断を知りたいのか

　鑑別を挙げていく時点でoverdiagnosisになってしまうのではないか．胸膜炎の可能性があるので，痛みがとれず原因がわからないのであれば，CTを撮って診断をつめていく．

　セッティングで説明する内容は変わる．

・診療所→シップでも貼って様子を見ますか？
・紹介先の病院→もう1回検査
・救急車→血液検査をする研修医

　左腋窩リンパ節は問題にしない．

2）研修医へのアドバイス

　本人の解釈モデル（乳がん，肺がん）は今回の症状とは関係がない．CTを撮った場合，がんが見つかることも考えられる．すべてを踏まえてうえで，検査をすることは賭けである．患者にとってもわれわれにとっても，賭けをどうするかを研修医に指導する．

●グループ2の発表

1）まずどうするか

　鑑別を挙げて次に何をするかを話し合った．

・乳がん，肺がん，骨転移，骨腫瘍，ミエローマ，胸膜炎，中皮腫，肋間神経痛，THD，肋軟骨炎，モンドール病

　過剰な検査はしてはならないが，X線を撮っていないのであればまずX線検査を行う．

　胸部X線（正，側），肋骨X線が見たい．そのうえで，採血など検査をする．

2）研修医へのアドバイス

　もう少し身体所見をとってみたらどうか．今日診断をしなければならないか．通院のうえで，時間をおいて患者さんと相談してもいいのではないか．

●グループ3の発表

1）まずどうするか

　患者が心配している．解釈モデルを確認することが大事．時間をかけて不安を解消するのか今日1日で解消するのか，で大きく分かれる．

・通院で良い→検査をしないで前医のデータを取り寄せる．
・今日何とかしてほしい→X線，血液検査

2）研修医へのアドバイス

　患者がどれくらい困っているか，何を求めて受診しているのかを確認する．待てるか，待てないかの判断が大事である．希望が強ければCTまで行うケースもある．過剰診断でも研修医にとっては，検査しても見つからないということを，検査して初めて知るという教育上の現状でのメリットもあるかもしれない．

●グループ4の発表

1）まずどうするか

・情報収集（可能なら検査取り寄せ）
・なぜがんが心配か聞く
・時間が経っていれば再検査
・検診を勧める（MMG含む）
・時間をあけて再診
・CTを撮るか否か？（セッティング，患者の心配の程度にもよる）
・緊急性のないことを説明

2）研修医へのアドバイス

・医学的適応と患者希望との折り合い（賢い選択をする）
・予測される経過は説明する

●グループ5の発表

1）まずどうするか

・深く問診，診察，相談
・X線は撮る
・整形外科，ほかへのコンサルト
・何を疑う→1か月以上続く痛み→骨メタ？（もう遅すぎる？）

・肋骨にピンポイントの痛み→肋骨骨折，打撲
・病院医と診療所医で考え所が2分→セッティングによって何をするかがかなり決まってくる

2）研修医へのアドバイス

指導医も悩むのだ！Wiselyになりきれない．

川尻：私の選択（Wisely?）は下記のとおりです．

①考え

#1 左胸壁の痛み

安静時の痛みなし．呼吸時の痛みあり．圧痛点あり．腫瘤や線状のしこりもなし．
発熱等の全身症状なし．

#2 左腋下LN触知

圧痛なし．可動性良好．孤立性状況からは，胸壁特に筋骨格系に関連する症状でよいだろう．
胸膜や胸壁の腫瘤の可能性は低い．ただし，#2があり，要フォロー

②選択

血液検査，胸部X線，肋骨X線，胸部単純CT

③思い

「前医で，検査されており，かつ，それから日にちもまだ数日しか経過していない．おそらく筋骨格系由来のもので，重大な疾患はないだろう．少し様子見てもらえばいいと思うが，紹介患者さんだし，ご本人の心配もあるので….それでも，CTは必要かな？血液検査もどうかな….ただ，紹介患者さんだしな．」

胸部X線，肋骨，CT所見を示します．骨転移を認めます（**Box 2**）．

最終診断は，

肺癌肋骨転移 Lung ca(Ad,T1bN0M1b) です．

これは結果オーライでいいでしょうか？皆さんのご意見をお願いします．これは賢い選択でしょうか？

A：やはり賭けだなと思います．これはX線が写りにくいところで，撮っておいてよかったと鮮明に来るものですから，撮っておいて何もなかったスルーしてしまいます．学習スタイルに関わってくるところだと思います．

B：CTを撮るかどうか意見が分かれましたが，患者が乳がん，肺がん心配して受診したら，

Box 2　胸部X線，肋骨，CT所見
肺癌肋骨転移 Lung ca(Ad,T1bN0M1b)

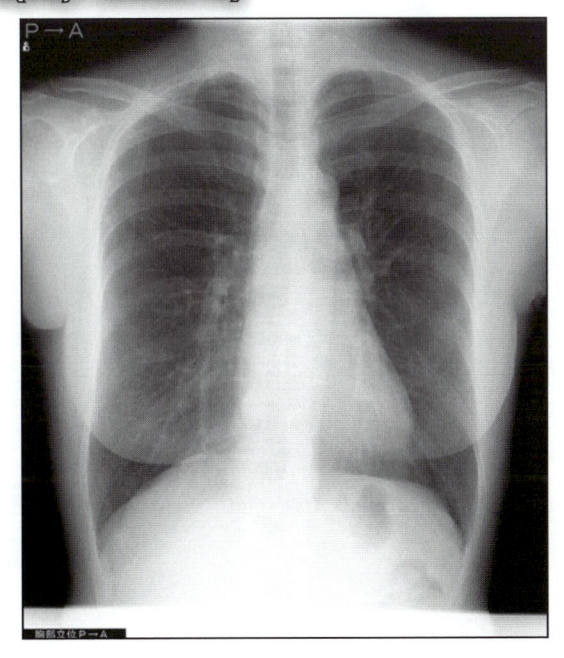

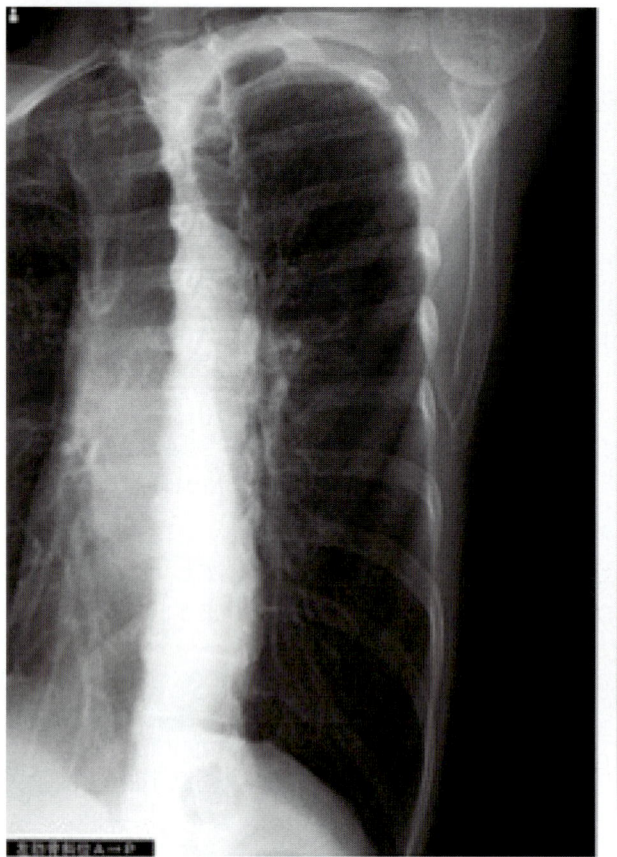

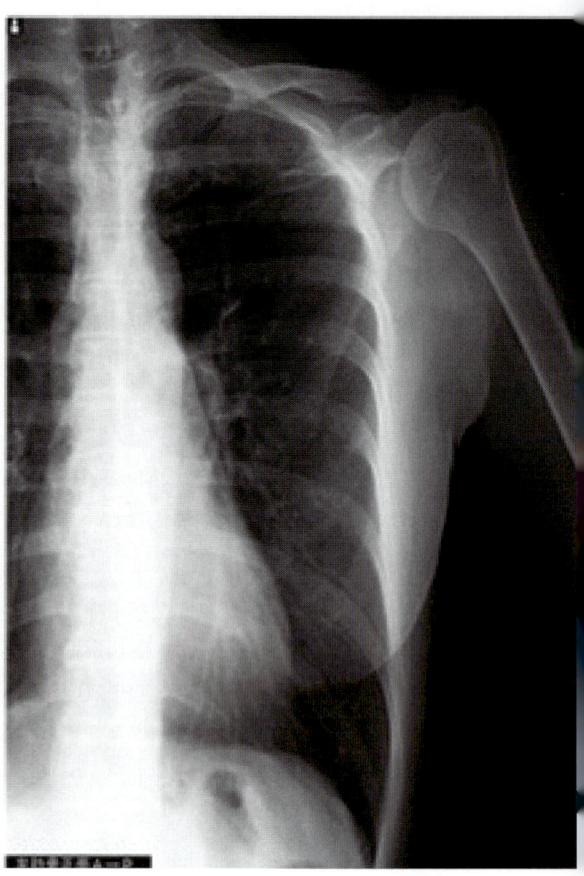

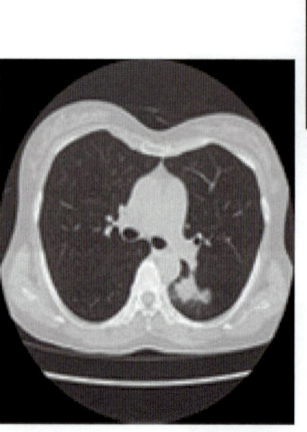

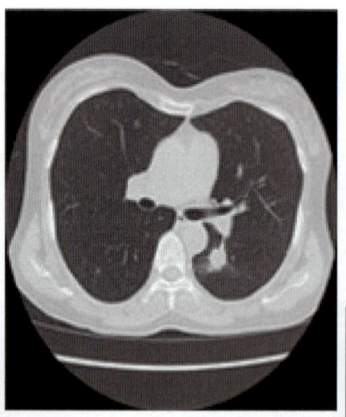

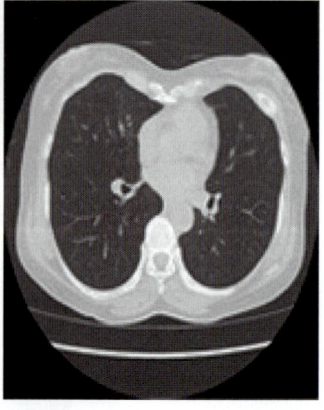

Workshop 「Choosing wisely」ってどういうこと？

解釈モデルにしたがって撮っておいて，たまたま結果オーライで見つかったのですが，CTで肺がんがなくて，後で胃がんや大腸がんのメタだと気が付いても，この時点で患者が心配してきた病気を検査するのは行ってもいいのではないでしょうか？

C：自分がその病院に何年いたかにもよると思います．早く検査しないで，なぜ遅く見つかったのではつらいし，ある程度病院にいて信頼があれば検査をゆっくりして後で紹介できます．

D：僕は検査をしないという意見を述べました．もしまったく同じような患者が来られたら，次どうされますか？

川尻：今悩んでいて，1回目の受診でCTまで撮るか．この段階ではやり過ぎだと思って検査を出しました．患者はがんが心配だと言っていて，病歴では2か月続く痛みで，いわゆる心理社会的な問題はないと思ったのですが，重大なものがある可能性はないので，1回目でCTをとるかといったらたぶん撮らないだろうと思いながらオーダーした．次に1回目でCTまで行くかどうかというと，たぶん行かない．フォローするだろう．その次の段階で検査をするだろうと今思っています．

藤沼：まったく同じ経験をしていまして，逆のもありますが，論点は2つあります．一つは，事前確率をどのくらい見積もるか．患者さんが診療所にふだんからかかっていなくて有症状できたら，相当事前確率があると思います．パールがあって，「**久しぶりに来た中年の男性はがんを考えろ**」．もう一つ，長く医師をやっていると，長く診ている患者に進行がんが見つかる経験は必ずあります．今年3人いました．昔は，がんが見つかると，慢性疾患患者全員に内視鏡をオーダーしました．それ何度もやると何も出ないのでやらなくなるのです．医師のバイアス効果もあります．事前確率をどのくらい見積もったかもう少しディスカッションしたいです．

D：総合病院では事前確率は少し高めに見積もらないといけないですが，このようなケースは必ず経験しているのですが，たぶん僕らの記憶に残るのは，目の前の患者に検査して，予想外の結果が出るものだから検査をやる，名郷先生が言われたような検査を受けて不幸に

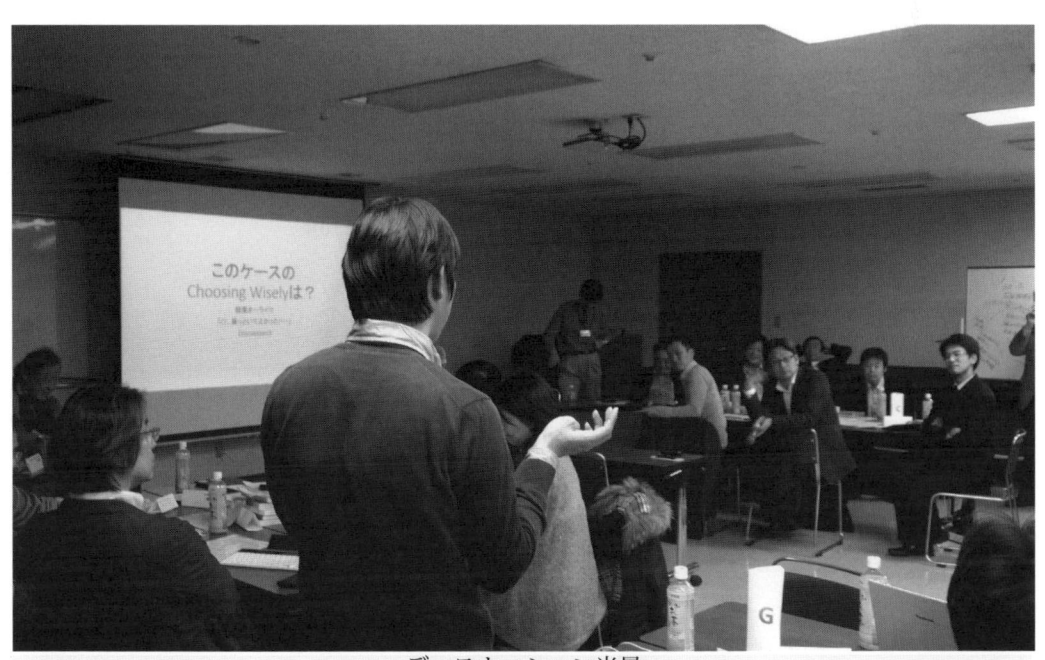

ディスカッション光景

なった人は我々の目の前から消え去っていくので，可視化されない．バランスよく判断しようと思ったら，可視化される患者と見えない患者をバランスを取るのはかなり難しい．名郷先生くらい強い医師であれば言えるのだなと思います．Choosing Wiselyは，可視化されていない患者も含めて皆で考えましょう．一人の医師が失敗しても，われわれ医師集団全体の問題なのだというのがこのキャンペーンの意味合いなのかなとこの症例を見て考えました．僕も昨日までだったらへこんでCTやらないと，と振り返っていたんじゃないか，この症例をみてそのような考え方もあるのだと思いました．

名郷：この患者の行く末を考えると，検索している間に具合が悪くなって亡くなってしまうという最後の貴重な1か月を，ここでCTを撮ったことで失うみたいなことになる．これスルーしておけば何ともないままいって最後の1か月がうまく使えていたかもしれない．これを見つかってよかったとするわれわれの価値観が実は問われなければいけない．

G：この人がとてもがんを心配してきている．この時点で診断がつかないで1か月有意義な時間が過ごせて，最終的な結果が同じだったとすると，1か月に何を思うかと言うと，きっと後悔や怒りのパワーが出ると思います．そこで医師とトラブルが起こることで医師側としても防衛的にCTを撮るということにつながっていくと考えます．予後が変わらないからいいのではないかと言うのは医師の論理で，医師はわかるからそういうが，1か月前にわかったら治療ができたんではないか．Choosing Wiselyでは「やるな」というが，やったときに何か見つかった人が出てきます．医師‐患者関係としてどうすべきか考えるべきではないでしょうか？

名郷：その時に2回目の医師が，もう1回スルーするというのがあり得ます．その方が患者さんにとってはいいかもしれない．病院に通えるくらい元気で2，3か月，検査をしなかったがためにうまく生きられたという道を，2回目に検査をした医師が閉ざしている．そういう面があるのです．

G：最高の時間が過ごせたというのが最高の経過ですが，逆に診断がつかないでがん性疼痛

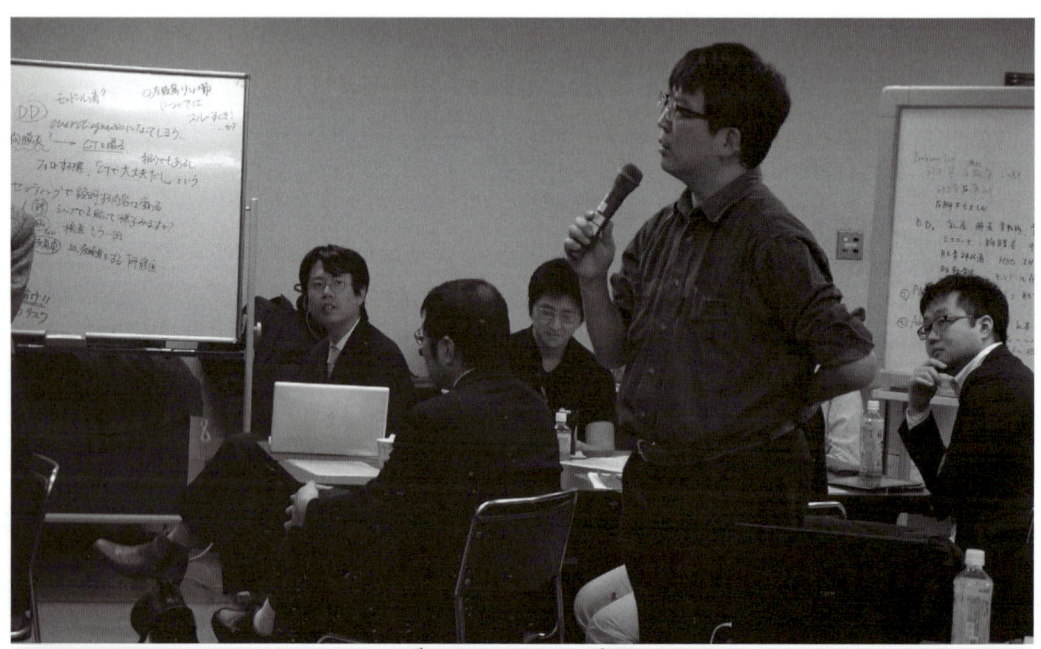

ディスカッション光景

が進行して，痛い思いをして，うつになり，動けなくなり，最後見つかりこの2カ月は何だったんだということもある．

名郷：合理的に考えたら，最高を狙ったら，検査をしないというのはいい賭けですよと言ってあげられる．

G：救急専門科医の立場からすると，これは急性疾患ではありません．つまり，いろいろ低コスト，低侵襲の診察や検査をやってみたか？，診断がつかないので，「そろそろ更なる検査をする」タイミングを今日この時点でとるかどうかが議論のポイントです．もし，がんが今日絶対に診断をしなければならないような疾患なら精査だけでなく，手術も今日やれいうことになります．手術のときは術前待たせるのに，診断だけ早くやれというのはおかしい．がんの診断は1日でやらなくていい．前医がよく診てくれていて，CTしか次の検査として残っていないなら，ここでCTになりますが，他にも低コスト低侵襲で介入方法があれば他の方法を先に選んで，最終的にCTかなと思います．この症例は緊急CTでも，当日CTでもない．「そのうちCT」だと思います．

H：紹介してきた前医がどのような先生かが大きいと思います．その先生がよく検査をしてそのうえで紹介した場合と，とりあえず検査をやるだけやって送ってきた場合とでは違います．地域で長く診療をしていればこの医師はどのような診療をするかわかります．それによってどこまで検査をするかもわかると思います．

川尻：この症例は紹介状1枚でしたので，それが事前確率に関連してくるのかもしれません．

H：僕ならこの患者さんの場合メタ検索は行ないますが，CTまで撮らずに初診で見落とします．おそらくフォローで見つけることになると思います．患者さんが残りの人生をがんと戦いながら生きるのを望むような人なのか，みつかるまでの期間を知らずに生きた方がよいのか初診で見極めることは不可能だと思います．また，見落としと思われることは患者にとっても不幸なことです．医師との信頼関係が患者さんの最期の人生に大きく影響することだけは確かだと思います．

I：最終的にWiselyかどうかに関して，患者さ

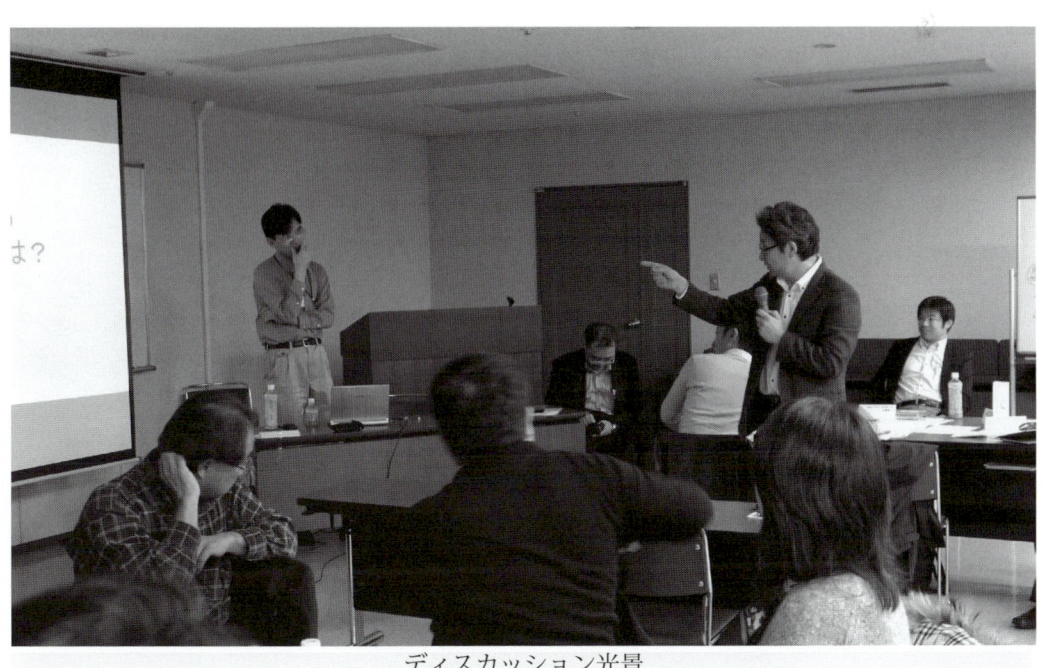

ディスカッション光景

んが幸せに死ねるか，幸せな時間が持てるかだと私も思います．いま紹介された側ばかりのお話でしたが，紙1枚で紹介されると家族状況など全然わかりません．紹介する医師は，そのような内容も正しく伝える責任があります．紹介状1枚だけでなく，このような前提があり，どのような結果を望んでいるかも伝えるのが診療所医師の役割だと思いました．

徳田：先ほど私がお出ししたChoosing Wiselyのリストには，6週間以上続く骨格痛は転移を検索しなければいけないとあります．この症例はChoosing Wiselyのキャンペーンの推奨内容と矛盾しません．通常であれば転移を疑うと思います．病的な骨格痛を疑う場合，単純X線写真の次の検査としては，ESRがよいです．腰痛のガイドラインにも6週間続く原因不明の腰痛の場合は単純X線写真＋ESRが推奨されています．

　検査の適応を考える場合，症状がある人とない人とは分けて考えたほうがよいでしょう．名郷先生のお話は症状がない人のスクリーニングの話で，症状がある人に対しては個別のclinical practiceでの適応の話となります．症状がある人で，がんであるかどうかを早期診断するというのは重要です．その辺の議論も今後深めていきたいと思います．

川尻：医学的には転移があることが確認できて，そのうえでどのようにアプローチして，何が本当によいのかは，その人がどういうことを望んで，どういう選択をするかが大事で，それは立場，場所，ロケーションによってちがうのではないかというご意見がありました．うちの外来は結構時間が取れるのですが，お話を聞くのは15分でしたが，お父さんが肺がんで亡くなっていることで本人はがんを気にしているということが背景にありました．もしかしたらそれがあって一挙にCTまで行ってしまったのかもしれません．

横林：ピンポイントで痛いという人にはエコーを行います．肋骨骨折でもエコーを当てたりしますので，たぶんこの人にエコーをすると思います．ただ私は，骨メタのエコー所見は知らないので，帰したかもしれません．

ケース②　80代　女性
　主訴：血圧が高い，頭が重い
　現病歴：もともと高血圧指摘をされたこと

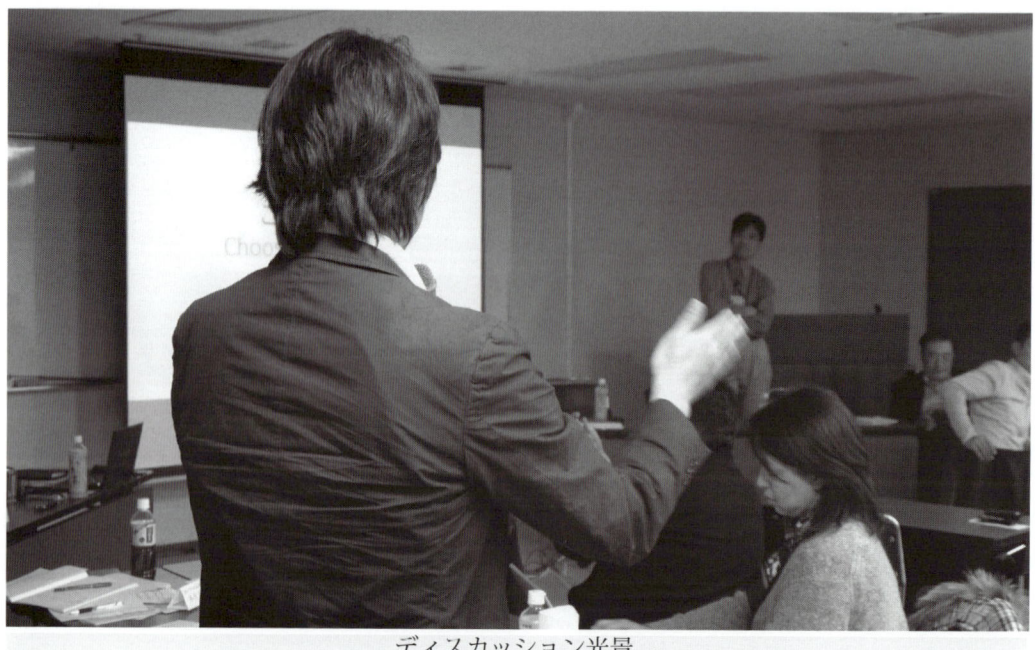

ディスカッション光景

はない．2012年に，めまい（診断名は不明，体位変換時におこり，回転性だった様子）で，N病院に数日入院した．その時に，時々血圧を測るようにと言われて，時々測るようにしていた．血圧は，だいたい朝140/，夕

Box 1 ケース②　80代　女性

130/位だった．
　2013年12月に入ってから，頭重感と血圧が高くなることがあり，昨日，近医を受診．ノルバスク（2.5）1T分1（夕）とSG顆粒が処方された．
飲み始めたが，血圧は変わらず，のども乾く気がするし，頭重感も変わらないので本日受診した．
頭重感は，前頭部押さえつけられるようなお釜をかぶせられたような感じ．
そのほかの症状としては，体のだるさは感じることがある．

簡易システムレビュー
　四肢の感覚障害，動きの訴えなし．胸痛・腹痛なし．食欲低下なし．
　排便変化なし．排尿変化なし．不眠なし（レンドルミン内服時々あり）

検　診
2013年10月に施行→コレステロールと心電図で少し言われたが詳細不明
　　既往歴：脳梗塞？（隠れ脳梗塞とN病院で言われている），GERD，緑内障
　家族・生活歴：夫と二人暮らし．ADL自立．息子は癲癇があるが，治療をしつつ，社会生活は

送れている．
他院での投薬：
N病院
　①ニセルゴリン（5）3T分3 ②ブロチゾラム（0.25）1T分1 ③フェルビナク外用
　④強力ポステリザン軟膏

Aクリニック
　①ランソプラゾールOD（15）1T分1 ②モサプリド（5）3T分3
　③AM酸3g分3 ④セラピエース（200）3T分3 ⑤メリロートエキス（25）3T分3
　⑥ヘモナーゼ3T分3

Y内科
①ノルバスク（2.5）1T分1（夕）②SG顆粒1p頓（来院2日前に処方された）

身体所見　身長149cm，体重45.8kg　ADL自立
意識清明，血圧187/109→157/90，脈拍＝85/整，体温＝36.6度
貧血なし．黄疸なし．
　頸部：特に問題なし．
　胸部：心音整，呼吸音清，心雑音なし．過剰心音なし．
　腹部：平坦，軟．圧痛なし．腹部血管雑音なし．
　背部：CVATなし．棘突起の圧痛なし．
四肢・関節：膝関節の変形はあるが，腫脹な熱感なし．
神経学的所見：特に問題なし．
川尻：次のケースです．みなさんなら，この方への次のアプローチをどうされますか？
　個人で（5分），その後，各グループでお考えください（15分）．その理由もお願いします．また「こんな人が来ました．どうしたらいいでしょうか？」外来研修中のわたくしにアドバイスをしてください（発表3分）．

●グループ1の発表
1）次のアプローチ
・ここにやってきたのは自分の判断でやってきた．月1回しかやらない外来のセッティングである．
・何を疑う？→特に問題ない？SG顆粒で口渇，血圧を気にしすぎ．
・何をする？→安心感をもたらす，もし次を受診するとしたら，N病院へ受診のアドバイス．血圧はこまめに測らなくていいよ．眼底検査．
・何か見つかるとしたら→未破裂動脈瘤（何ができるか？）

2）研修医へのアドバイス
・受診動機を聞く（なぜN病院ではないのか）あまり大きな病態はないだろう．それよりもいろいろな病院を受診していることを本人はどう思っているかを配慮しながらプランを立てる．

●グループ2の発表
1）次のアプローチ
・ポリファーマシーの問題→腎機能は？薬の整理

・緑内障の状態は
・解釈モデルの確認
・他院での検査歴
・薬の副作用チェック
・薬の中止→経過見て画像も検討
・本日は採血のみ，次回は家族も．

2）研修医へのアドバイス
・まずは薬剤性を疑え．

●グループ3の発表
1）次のアプローチ
・ADL，IADLを把握
・認知機能の評価，CGA
・神経学的所見
・本人がどうしてほしいか？
・薬を整理したい．薬剤の副作用
・緑内障の鑑別
・本人の解釈モデルを確認したうえで頭部CTを撮る．重篤感があれば．
・歩けるならCT撮らない．
・硬膜下血腫
・時間経過が短いのが気になる．

2）研修医へのアドバイス
- 本人の解釈モデルを確認したうえで頭部CTを撮る．採血も検討する．

●グループ4の発表

1）次のアプローチ
- 病歴から鑑別→人生観，解釈モデル，環境，不眠の実態は？薬は飲めているか？
- 口渇の原因，緑内障の影響は？

2）研修医へのアドバイス
- CTを撮るか否か→情報が足りない．
- 採血→これまでいろいろな病院にかかっているのでデータを取り寄せて比較する．

●グループ5の発表

1）次のアプローチ
- 少し院内で様子をみる
- 薬が多い，何をしてほしいかわからない→CTやMRIを撮りたいのかもしれない
- 高齢者なので，病歴，診察があてにならない
- 「かかっているDrに行きなさい」または「紹介状をもらってきてください」
- セッティングが一発勝負（＝月1回）なので，検査するしかない．フォローが難しい．
- Drが月1回で老老家族

2）研修医へのアドバイス
- 立場が逆で，紹介する側であれば紹介しにくい事例である．

川尻：medicalな面ではおそらく疾患としては何もないだろうと皆さん思っていらっしゃると思います．あるとしたら薬の影響とか背景の認知症があっていろいろな訴えが出ているのかもしれません．あるいは，逆に高齢者なので何があるかわからないという医師としての不安感もあって，高齢発症の高血圧，treatable dementiaも考えてはという意見もあり，その検査をやるか，やらないか．共通していたのが，この患者は，ある意味で現在の日本の典型的高齢者で，いろいろなところに行っていろいろな薬を処方されていて，どこがどういう形でこの患者にある程度主体的に（主治医として）把握をしながら，生活を含めて高齢者のケアをしていくかが不明確な状況です．そこを何とかしないといけないのではないか．そのような皆さんのご意見だったとお聞きしました．

私の選択（Wisely?）は下記のとおりです．

①考え

#1血圧上昇 #2頭重感 #3口渇
#4脳梗塞の既往（？） #5 GERD #6痔核
#7緑内障

#4から7の既存疾患のある高齢でADL自立の女性の数日前からの血圧上昇と頭重感．
高齢発症の高血圧？

②選択

頭部CT，胸部X線，心電図，
血液検査（血算，生化学，血糖，甲状腺，レニン，アルドステロン，血中CA3分画）

③思い

「そもそも，もともとの背景がよくわからん．元気そうだし，特別に何かが起こっている印象は少ない．薬が多い．聞いたことのない名前のものもある．でも確かに，血圧は高そう．これが今回初めてなのか？高齢発症の高血圧なら2次性は除外が必要．ただし，そんな症状や所見には乏しいけど．えーい，やっちまえ．」

結果は次のとおりです．

頭部CT：前頭側頭葉で萎縮あり．皮質下にLDA散在．
胸部X線：心拡大なく，肺野も問題なし．
心電図：異常なし（WNL）
採血結果：ホルモン結果未（甲状腺は問題なし）．そのほかは，特記すべき異常は認めず

みなさんならこの後どうされますか？私の行ったことは次のようです．
① 血圧の薬は継続してください．（Y内科からの処方のノルバスク）
② 2週間後に再度来院してください．（結果説明もあるし，なんとなく心配なので）
③ 患者さんから，「痛み止めがほしい」→ロキソニン処方した….
④ 思い
「これって，どう？やりすぎ？問題先送り？」
このケースのChoosing Wiselyは？何を行って何を行わないほうがいいのか？
Too much medicine?

川尻：まず，少し言い訳ですが，月に一度のみ外来診療（初診）を行う病院で診察した患者さんで，結局，安全策というか無難なところを目指して，かつ，翌週に来る医師にフォローをお願いしてしまいました．医学的に，あるいはChoosing wisely的には，これはいかがなものか？と思いつつも．

Choosing wiselyの実践とその教育は？必要か？必要ではないか？なぜ？どう実践してゆく？どう伝えてゆく？

Choosing wiselyに代表される今回のようなテーマは，今の医療にとってとても大切なことで，本当に「患者さんのための，あるいは目的や目標を見極めた」良い医療を展開してゆく上で，今後私たちがしっかりと意識しなければいけないことであることはおそらくみなさん理解できる，あるいはできたと感じています．一方で，それを自らが実践して，かつ，それを伝えてゆくこと（教育に組み入れること）は，とても難しいとも感じられたのではないでしょうか？これは，今後の大きな課題になるような気がしています．

以上で私の発表を終わります．

徳田：ご自身の症例をこのメンバーの前でご発表をされたのは大変勇気がいったと思います．これでワークショップを終了します．

藤沼：本日は大変楽しい時間をありがとうございました．徳田先生にChoosing Wiselyをご紹介いただいて勉強させていただきました．いろいろなpopulationレベルでのchoosing wiselyがあるし，個々のpracticeの中でのものもあるという広範なものであると思います．今日の討論も書籍化します．徳田先生とお話ししたのですが，今日のコンソーシアムでList of Fiveを出そうということになりました．まだわが国ではどこも出していませんので，この集団として世界に提起していこうと思います．

徳田：Choosing Wiselyのfoundationに申し込みたいと思います．たたき台は私が作成しますのでご検討をお願いします．

藤沼：次回の本コンソーシアムは，**2014年6月21日（土）の関東労災病院で「入院適応を考えると日本の医療が見えてくる」**をテーマに開催されます．どうぞよろしくお願いします．

Choosing Wisely: List of Five

Japanese Consortium for General Medicine Teachers

Don't recommend PET-CT cancer screening for asymptomatic adults.
Don't recommend tumor marker screening for asymptomatic adults.

Don't recommend MRI brain lesion screening for asymptomatic adults.
Don't perform routine abdominal CT for non-specific abdominal pain.
Don't place urinary catheters for provider convenience.

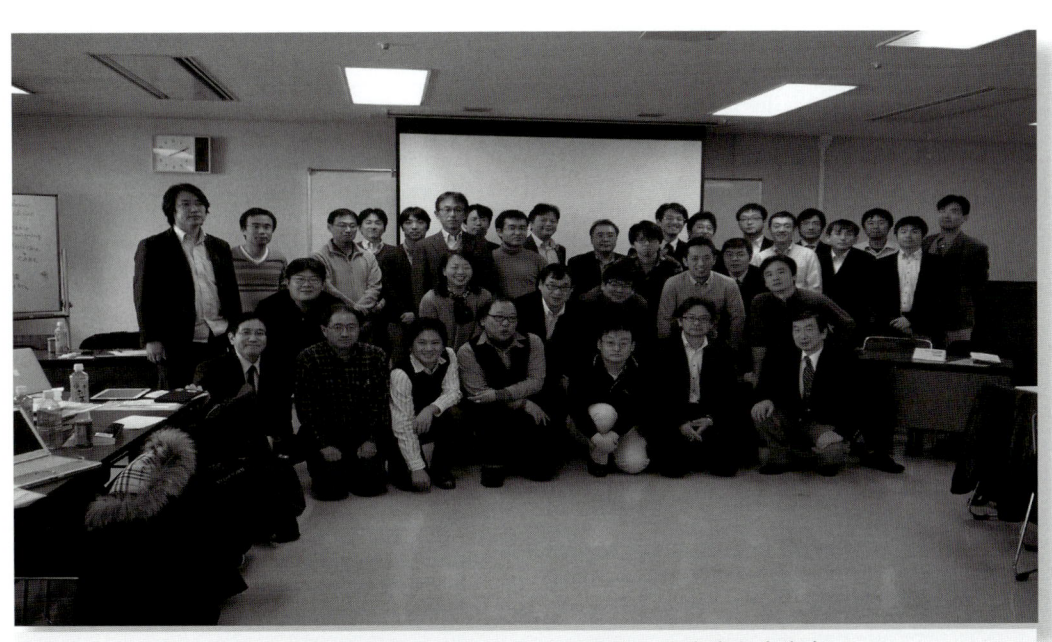

Choosing wisely in Japan —Less is More ご出席の先生方
2013 年 12 月 7 日 名古屋医療センターにて

Special Articles

1. American Academy of Allergy, Asthma & Immunology
 米国アレルギー・喘息・免疫学会 .... 杉田周一，金城 光代
2. American Academy of Family Physicians
 米国家庭医療学会 .... 宮崎　景
3. American Academy of Hospice and Palliative Medicine
 米国緩和医療学会 .... 東　光久
4. American Academy of Neurology
 米国神経学会 .... 黒川勝己
5. American Academy of Ophthalmology
 米国眼科学会 .... 黒川勝己
6. American Academy of Otolaryngology — Head and Neck Surgery Foundation
 米国耳鼻咽喉科・頭頸部外科学会 .... 杉田周一，金城 光代
7. American Academy of Pediatrics
 米国小児科学会 .... 児玉和彦
8. American College of Cardiology
 米国小児科学会 .... 宮崎　景
9. American College of Obstetricians and Gynecologists
 米国産婦人科学会 .... 本田美和子
10. American College of Physicians
 米国内科学会 .... 東　光久
11. American College of Radiology
 米国放射線学会 .... 本村和久
12. American College of Rheumatology
 米国リウマチ学会 .... 杉本俊郎
13. American Gastroenterological Association
 米国消化器病学会 .... 仲里信彦
14. American Geriatrics Society
 米国老年医学会 .... 本田美和子
15. American Society for Clinical Pathology
 米国臨床病理学会 .... 原　穂高
16. American Society of Clinical Oncology
 米国臨床腫瘍学会 .... 東　光久
17. American Society of Echocardiography
 米国心エコー図学会 .... 水野　篤
18. American Society of Nephrology
 米国腎臓学会 .... 杉本俊郎
19. American Society of Nuclear Cardiology
 米国心臓核医学会 .... 水野　篤
20. American Urological Association
 米国泌尿器科学会 .... 安藤高志
21. Society for Vascular Medicine
 血管医学協会 .... 水野　篤
22. Society of Cardiovascular Computed Tomography
 心臓CT学会 .... 水野　篤
23. Society of Hospital Medicine - Adult Hospital Medicine
 米国病院医学会―成人病院医学 .... 仲里信彦
24. Society of Hospital Medicine - Pediatric Hospital Medicine
 小児病院医療 .... 児玉和彦
25. Society of Nuclear Medicine and Molecular Imaging
 米国核医学・分子イメージング学会 .... 本村和久
26. The Society of Thoracic Surgeons
 米国胸部外科学会 .... 砂川恵伸

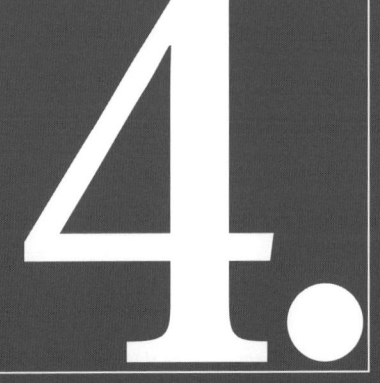

4.

賢く選択しよう　Choosing wisely in Japan—Less is More

1：米国アレルギー・喘息・免疫学会
American Academy of Allergy, Asthma&Immunology
──わが国の現状と著者の考える推奨案

杉田周一[*1)]　金城光代[*2)]

LIST OF FIVE

1. アレルギーの評価において非特異的 IgG 検査や IgE といった確立されていない診断検査を行わない．

   Don't perform unproven diagnostic tests, such as immunoglobulin G (IgG) testing or an indiscriminate battery of immunoglobulin E (IgE) tests, in the evaluation of allergy.

2. 非複雑性急性鼻副鼻腔炎に対して CT 撮影やむやみな抗菌薬の処方をしない．

   Don't obtain sinus computed tomography (CT) or indiscriminately prescribe antibiotics for uncomplicated acute rhinosinusitis.

3. 慢性蕁麻疹に対してルーチンに診断検査をしない．

   Don't routinely do diagnostic testing in patients with chronic urticarial.

4. ワクチンに対しての抗体反応が低下していると証明されるまでは繰り返す感染に対して免疫グロブリン補充療法は推奨しない．

   Don't recommend replacement immunoglobulin therapy for recurrent infections unless impaired antibody responses to vaccines are demonstrated.

5. スパイロメトリーを行わずに気管支喘息の診断と管理をしない．

   Don't diagnose or manage asthma without spirometry.

■提言の考察とわが国の現状

　たくさんの検査を提出しても，検査結果の正しい解釈をしなければそのデータ情報は患者さんに還元されることはない．

提言 1. 突発性難聴に頭部 CT をオーダーしない．

　アレルギーの適切な診断と治療には，患者の病歴に基づいた特異的 IgE テスト（皮膚や血液検査のいずれか）が必要である．アレルギーを診断するための検査や方法はまだ十分な根拠が証明されておらず，また不適切な診断と治療につながる可能性がある．[1)] 総 IgE の測定はアレルギーのスクリーニングには有用でなく総 IgE の上昇がアレルギー疾患に特異的ではないことは十分周知しておく必要がある．(Box 1)[2)] また年齢によってその正常値は大きく異なっている．同様に IgG でも特異的 IgG の検査は遅発性の食物アレルギーの判定に有用であるが IgG を即座に測ることに意義はなく，臨床症候と病歴から判断をすることが大切である．本邦での「鼻アレルギーに関するガイドライン」では，まずアレルギー性であるかの判断を行うために，症状のほか総 IgE 定量がある，と述べられているが，診断には特異的血清 IgE 抗体検査が必要であると更に言及されている．[3)]

---

* 1) 沖縄県立宮古病院・総合内科〔〒906-0013〕沖縄県宮古島市平良字下里４２７－１
* 2) 沖縄県立中部病院・総合内科〔〒904-2243〕沖縄県うるま市宮里２８１
* e-mail: sugita_shuichi@hosp.pref.okinawa.jp

Box 1. IgE 上昇の原因

IgE上昇の原因
①頻度の多いもの
アレルギー疾患(アトピー性皮膚炎/アトピー性湿疹、気管支喘息、アレルギー性鼻炎、食物アレルギー、好酸球性胃腸炎、蕁麻疹、薬剤アレルギー)
寄生虫疾患
②頻度の少ないもの
悪性腫瘍(IgE骨髄腫、Hodgkinリンパ腫)
原発性、二次性免疫不全(Hyper-IgE症候群、Wiskot-Aldrich症候群、Nezelof症候群、AIDS、GVHD)
感染症(アレルギー性気管支肺アスペルギルス症、ライ病)
炎症性疾患(Churg-Strauss症候群、川崎病)
薬剤性(Aztreonam、Penicillin G)

提言 2. 非複雑性急性鼻副鼻腔炎に対して CT 撮影やむやみな抗菌薬の処方をしない．

CT など画像診断に関しては米国耳鼻咽喉科‐頭頸部外科学会，提言 4（米国耳鼻咽喉科‐頭頸部外科学会）でも述べた通りである．急性鼻副鼻腔炎の多くはウイルス性で細菌性鼻副鼻腔炎は全体の 0.5 〜 2％とされ非常に頻度が少ないものである．実際には細菌感染を起こしていても多くが自然寛解し，未治療でも重大な合併症を来すのは稀である．7 〜 15 日間で改善が得られなかったグループに対して抗菌薬投与群とプラセボ群で比較した 5 つの試験のメタアナリシスでは抗菌薬治療群のほうが改善したというデータは出ている．したがって軽快がなかなか得られない場合には抗菌薬の投与を検討してもよい．

次に記す特徴があれば抗菌薬治療を考慮してもよい．① 10 日以上続くが症状が軽快しない場合，②発病当初から 38℃以上の発熱と膿性鼻汁もしくは顔面痛が 3 日間続く場合，③ウイルス性上気道炎が 5 〜 6 日続き軽快してきたところで再度増悪を来す場合，である．本邦での治療ガイドライン（日本鼻科学会）では，軽症の急性鼻副鼻腔炎に対して抗菌剤は投与しないのが妥当である，としている．[4] 抗菌薬の選択は，急性細菌性鼻副鼻腔炎は小児科領域ではクラブラン酸・アモキシシリン（オーグメンチン®）が強く推奨されている．成人に対して IDSA2012 のガイドラインでは同様にクラブラン酸・アモキシシリンを推奨している．呼吸器系キノロンの使用には注意を促すとともにペニシリンアレルギーがある場合や代替手段としてドキシサイクリン（ビブラマイシン®）を推奨している．近年耐性を多く獲得しているインフルエンザ桿菌にも有用であるためドキシサイクリンはよい選択である．[5),6),7]

提言 3. 慢性蕁麻疹に対してルーチンに診断検査をしない

慢性蕁麻疹は，6 週間以上ほとんど毎日続く血管浮腫の有無を問わない蕁麻疹が出現するという病歴に基づいて診断される．病歴と診察所見に基づいて診断されアレルギー物質や原因が 8 〜 9 割は不明であるとされる．[8] 多くは 2 〜 5 年のうちに自然寛解する．慢性蕁麻疹のシステマティックレビューでは潜在的な原因疾患はわずか 1.6％のみしか同定できなかったとされる．その際鑑別診断に有用であったのは血球数と血沈（ESR）と同定されている．そしてむやみに検査を行わないことを推奨している点は，本邦でのガイドラインと同様である．[9] 血球数は特に好酸球増多がないかの判断に用いる，上昇があった際はアレルギー疾患や寄

Box 2. 成人喘息の診断

成人喘息での診断の目安

1. 発作性の呼吸困難、喘鳴、咳（夜間、早朝に出現しやすい）の反復
2. 可逆性気流制限：自然に、あるいは治療により寛解する。PEF値の日内変動20%以上、β2刺激薬吸入により1秒量が12%以上かつ絶対量で200ml以上増加
3. 気道過敏性の亢進：アセチルコリン、ヒスタミン、メサコリンに対する気道収縮反応の亢進
4. アトピー素因：環境アレルゲンに対するIgE抗体の存在
5. 気道炎症の存在：喀痰、末梢血中の好酸球増加、ECP高値、クレオラ体の証明、呼気中のNO濃度上昇
6. 鑑別診断疾患の除外：症状が他の心肺疾患によらない。

生虫疾患の鑑別を行うことが重要である．[10]

提言4. ワクチンに対しての抗体反応が低下していると証明されるまでは繰り返す感染に対して免疫グロブリン補充療法は推奨しない

免疫グロブリン投与に関しての提言で，血清免疫グロブリンが低下していることを根拠に免疫グロブリン製剤を投与すべきではない．免疫グロブリンは非常に高価であり，ワクチンの予防接種や自然感染に対する抗原特異的IgG抗体反応の低下なしで免疫グロブリン投与行うことに対して効果のエビデンスは存在しない．しかし多くの研究で免疫不全がある際の免疫グロブリン投与は細菌感染の発症を減らす，抗菌薬投与を減らす，入院回数を減らす，肺機能の改善や成長およびQOLの改善，など明らかに臨床的意義が証明されている．一方，Lucas Mらの研究ではIgG値が正常もしくは高値であっても特異抗体の反応が低下していることが繰り返す感染の原因になるとし，総IgG値が判断の基準にならないことを指摘している．[11] これは抗原に特異的な抗体価が総IgG値で評価できないためである．非特異的総IgG上昇は例えば多発性骨髄腫やポリクローナルなB細胞活性化をきたすEBV（Epstein-Barr virus）によるリンパ増殖性疾患，HIV（Human Immunodeficiency Virus）感染，SLE（Systemic Lupus Erythematosus）などでも起こりうる．したがって，免疫グロブリン製剤投与の適応は，ワクチンへの反応と特異抗体の力価を測定することが有用である．抗原特異抗体価の低下がある場合，もしくは総IgG＜150mg/dlや遺伝的免疫不全疾患があるもしくは疑われる場合には免疫グロブリン製剤投与は有用であるが，そうでない場合は容易に免疫グロブリンを使用してはならない．そのため免疫低下状態を正確に判断ができることが必要であると考えられる．

提言5. スパイロメトリーを行わずに気管支喘息の診断と管理をしない．

気管支喘息の診断は，疾患定義である『喘鳴や呼吸困難が気道の可逆性 (reversibility) の狭窄によって生じる』ことを考えればそれを証明するためには呼吸機能検査が有用である．**(Box 2)** スパイロメトリーを用いることによって診断の精度は高まると考えられる．また性別，年齢，身長から1秒率の予測値を出すことができ実際の測定値と予測値の割合である対標準1秒率を出すことにより重症度の判定指標として使うことができる．『JGL2009』や『GINA2010』の両ガイドラインにおいても診断確定にはスパイロメトリーによる気流制限と可逆性を測定することを推奨している．スパイロメトリーを用いて短時間作用型β2刺激薬を用いて吸入前後での努力肺活量測定を行い1秒率の改善率が12%以上かつ200ml以上改善していれば有意な可逆性があるとしている．[12,13] NAEPP（National Asthma Education and

Prevention Program）では初回評価の際（5歳以上のすべての患者において）と治療開始後で症状とピークフローが安定した際,増悪時あるいは喘息コントロールされていない時間が長い時,少なくとも1～2年に1回のスパイロメトリーでの評価を推奨している.スパイロメトリーの意義は気道制限,狭窄の判断に有用,気管支拡張薬を用いることで可逆性を証明できる,気道制限の重症度の判定や隠れた拘束性障害を見出すことができる点にある.実際にいくつかの研究で気管支喘息は短時間作用型β2刺激薬の吸入により10％以上1秒率が改善することで慢性閉塞性肺疾患(COPD)との鑑別に有用とされる.またスパイロメトリーでの気道制限程度で重症度が分類される.[14),15)] しかし,実際の臨床現場では症状での診断で気管支拡張薬が処方されていることが多く,治療開始に伴いスパイロメトリーのデータが改善して気道可逆性を証明できないこともある.また喘息発作が夜間や朝方に起こることもありスパイロメトリーが実施されたことがないケースが非常に多いのではないだろうか.そして高齢者では実施が困難な場合がある.しかし,正確な診断と判断のためにもっとスパイロメトリーを現場に浸透させなければならないと考える.

【筆者が考える日本での推奨案】

推奨案 1 総IgG値や総IgEでアレルギーの判定は困難であり,特異的抗体を評価する.パッチテストも有用.

推奨案 2 重篤な状態でなければ急性鼻副鼻腔炎にすぐCT,抗菌薬は必要ない.

推奨案 3 慢性蕁麻疹は多くが原因不明.原因究明はせず治療を行う.

推奨案 4 本当に免疫不全,免疫低下なのか評価した上で免疫グロブリンの投与を検討しよう.IgA欠損症に免疫グロブリンを用いない.

推奨案 5 本当に喘息？その判断にスパイロメトリーを活用し,治療の判定の指標に用いる.

引用文献

1) Golden DB, Tracy JM, Freeman TM, et al：Negative venom skin test results in patients with histories of systemic reaction to a sting. J Allergy Clin Immunol. 2003; 112:495

2) Division of Clinical Laboratory Devices, Office of Device Evaluation. Review criteria for the assessment of allergen-specific immunoglobulin E (IgE) in vitro diagnostic devices using immunological methods. Washington: Public Health Service, 2000. p.1.

3) 日本アレルギー学会：アレルギー疾患診断・治療ガイドライン2010, 協和企画、2010

4) 日本鼻科学会急性鼻副鼻腔炎診療ガイドライン作成委員会：急性鼻副鼻腔炎診療ガイドライン2010年版,2010,日本鼻科学会

5) Falagas ME, et al：Comparison of antibiotics with placebo for treatment of acute sinusitis: a meta-analysis of randomised controlled trials. Lancet Infect Dis. 2008;8(9):543-552

6) de Ferranti SD, et al: Are amoxycillin and folate inhibitors as effective as other antibiotics for acute sinusitis? A meta-analysis. BMJ. 1998;317(7159):632-637

7) Chow AW, et al: IDSA clinical practice guideline for acute bacterial rhinosinusitis in children

and adults. Infectious Diseases Society of America. Clin Infect Dis. 2012;54(8):e72-112
8) Kulthanan K, et al: Chronic idiopathic urticaria: prevalence and clinical course. J Dermatol. 2007;34(5):294-301
9) 日本皮膚科学会：蕁麻疹診療ガイドライン, 慢性蕁麻疹. 日皮会誌. 2011：121（7）：1339-1388
10) Sheikh J：Autoantibodies to the high-affinity IgE receptor in chronic urticaria: how important are they? Curr Opin Allergy Clin Immunol. 2005;5(5):403-407
11) Lucas M, Lee M, Lortan J, Lopez-Granados E, Misbah S, Chapel H:Infection outcomes in patients with common variable immunodeficiency disorders: relationship to immunoglobulin therapy over 22 years. J Allergy Clin Immunol. 2010;125 :1354–1360
12) 『喘息予防・管理ガイドライン 2009』作成委員：喘息予防・管理ガイドライン 2009, 社団法人日本アレルギー学会喘息ガイドライン専門部会 (監), 協和企画 , 東京 , 2009.
13) GINA2010. Gina web site. www.ginathma.org
14) National Heart, Lung, and Blood Institute, National Asthma Education and Prevention Program: Expert panel report 3: guidelines for the diagnosis and management of asthma. www.nhlbi.nih.gov/guideline/asthma/
15) National Heart, Lung, and Blood Institute, National Asthma Education and Prevention Program Asthma and pregnancy Working Group: NAEPP expert panel report: managing asthma during pregnancy: recommendations for pharmacologic treatment-2004 update. J Allergy Clin Immunol 115(1): 34, 2005Neck Surg. 2009;141(3 Suppl 2):S1.

2：米国家庭医療学会
American Academy of Family Physicians の提言
―わが国の現状と著者の考える推奨案

宮崎　景*

LIST OF TEN

1. 発症から6週間以内の腰痛患者で赤旗徴候（red flags）がない場合に画像検査を行うな．

    Don't do imaging for low back pain within the first six weeks, unless red flags are present.

2. 軽症から中等症の急性副鼻腔炎患者にルーチンで抗菌薬を投与するな．ただし発症から7日以上を経過している場合や，症状がいったん軽快したあとの増悪時にはその限りではない．

    Don't routinely prescribe antibiotics for acute mild-to-moderate sinusitis unless symptoms last for seven or more days, or symptoms worsen after initial clinical improvement.

3. 危険因子のない65歳未満の女性と70歳未満の男性に骨粗鬆症のスクリーニングとして骨密度測定（DEXA法）を行うな．

    Don't use dual-energy x-ray absorptiometry (DEXA) screening for osteoporosis in women younger than 65 or men younger than 70 with no risk factors.

4. 無症候の低リスク患者に1年ごとの心電図を含むどんな心臓のスクリーニング検査も行うな．

    Don't order annual electrocardiograms (EKGs) or any other cardiac screening for low-risk patients without symptoms.

5. 21歳未満の女性と，非癌疾患に対する子宮摘出術後の女性に子宮頸部細胞診を行うな．

    Don't perform Pap smears on women younger than 21 or who have had a hysterectomy for non-cancer disease.

6. 妊娠週数39週未満の女性に対して，特別な医学的適応がない限り，誘発分娩や帝王切開を予定するな．

    Don't schedule elective, non-medically indicated inductions of labor or Cesarean deliveries before 39 weeks, 0 days gestational age.

7. 妊娠週数39週以上，41週未満の女性に対して子宮頸管が熟化していない限り，特別な医学的適応のない誘発分娩を行うな．

    Avoid elective, non-medically indicated inductions of labor between 39 weeks, 0 days and 41 weeks, 0 days unless the cervix is deemed favorable.

8. 無症候の成人に対して頸動脈閉塞のスクリーニングを行うな．

    Don't screen for carotid artery stenosis (CAS) in asymptomatic adult patients.

9. 65歳以上でこれまでに適切に子宮頸部細胞診を受けてきており，子宮頸癌のハイリスクであると認められない女性に子宮頸部細胞診を行うな．

    Don't screen women older than 65 years of age for cervical cancer who have had adequate prior screening and are not otherwise at high risk for cervical cancer.

10. 30歳未満の女性に子宮頸癌検診として，HPV検査を行うな（HPV検査単独もしくは子宮頸部細胞診との組み合わせいずれも）．

    Don't screen women younger than 30 years of age for cervical cancer with HPV testing, alone or in combination with cytology.

*みえ医療福祉生活協同組合　高茶屋診療所（三重家庭医療センター 高茶屋）〔〒514-0006 津市広明町112-7〕
* e-mail: keimiyazaki.md@gmail.com

■提言の考察とわが国の現状

提言1 発症から6週間以内の腰痛患者で赤旗徴候（red flags）がない場合に画像検査を行うな．

　赤旗徴候は増悪する神経症状や，骨髄炎などの重篤な脊椎疾患を疑う所見を有する場合をさす．日本整形外科学会等による日本の腰痛診療ガイドライン2012の診療アルゴリズムでも，赤旗徴候がない場合には，画像診断を行わずに4～6週間保存的治療を行うとされているが，実際の診療現場では，初診の急性腰痛患者にルーチンで腰椎のX線を撮っていることが未だ多いというのが筆者の印象である[1]．米国の提言では，コモンディジーズである腰痛に対して，無用な画像検査による診療コストを抑えるというのが主たる理由として明記されているが，米国と比べ画像検査のコストが低い日本では，コスト意識だけを理由にすると説得力が弱い．また，診療所における自前のX線撮影装置を常備していないことが多い米国と比較し，内科／整形外科系のソロプラクティス診療所でもX線撮影装置がほぼ常備されている日本では，単純X線撮影に対する閾値が低いことは想像に難くない．それらを踏まえた上でも，CTはもちろんのこと，単純X線撮影でも低線量とはいえ，無用なX線による被曝を避けるべきであるという基本方針には賛同できる．

提言2 軽症から中等症の急性副鼻腔炎患者にルーチンで抗生剤を投与するな．ただし発症から7日以上を経過している場合や，症状が一旦軽快したあとの増悪時にはその限りではない．

　急性副鼻腔炎の大部分はウイルス性で自然緩解するものであり，急性副鼻腔炎に対する抗生剤治療による利益が小さいことは，これまでコクランレビューをはじめとして，多くのシステマティックレビューで示されており，欧米の多くのガイドラインでも軽症の急性副鼻腔炎に対して，初期治療として抗生剤を使用しないように推奨されてきた[2,3]．にも関わらず，外来診療において未だ80%以上の急性副鼻腔炎に対して抗菌薬が投与されているという現状に対して，上記の提言となった．わが国でも副鼻腔炎診療ガイドライン2010年版で，軽症の急性副鼻腔炎に対しては，抗生剤非投与での経過観察が妥当であるとされているが，ウイルス性の急性上気道炎ですら一律抗生剤を投与している医師が多い現状で，このような方針が浸透しているとは言い難い[4]．

提言3 危険因子のない65歳未満の女性と70歳未満の男性に骨粗鬆症のスクリーニングとして骨密度測定（DEXA法）を行うな．

　ここでもcost effectiveでないという表現がされており，米国におけるDEXA法のコストが日本の5倍程度かかることも背景にあるが，この場合のcost effectiveは単に金銭的な問題だけでなく，疾患頻度等を踏まえたスクリーニングそのものの利益と害（コストを含めた）のバランスとして，低リスクである若い年齢層でスクリーニングをするべきでないという見解である．一方で日本では健康増進法に基づき，40歳以上の全女性を対象として，骨粗鬆症健診を各市町村が行う規定になっているが，市町村によっては独自に30歳から開始するなど，スクリーニングの利益と害のバランスが考慮されていると言い難い．ちなみに日本骨粗鬆症学会などによる「骨粗鬆症の予防と治療ガイドライン2011年版」では，骨粗鬆症のスクリーニング開始時期（年齢）に関する考察は言及していない[5]．こうした傾向，すなわち国策としてエビデンスに基づかないマススクリーニングが依然として行われており，その状況に対して近年ようやく各専門学会主導で作成され始めたスクリーニングに関連するガイドラインで，スクリーニング対象者（スクリーニング開始年齢など）について言及しないという傾向は，骨粗鬆症に限らず各種癌検診などに共通する問題である．

提言4　無症候の低リスク患者に1年ごとの心電図を含むどんな心臓のスクリーニング検査も行うな．

単にコストの問題でなく，心電図などによるスクリーニングによる利益はほとんど証明されておらず，不要な侵襲的検査や治療過多に結びつき，利益より害のほうが明らかに大きいとされている．欧米に比べ遥かに虚血性心疾患の少ない日本で，検診で未だに心電図検査がルーチンとなっているのは，心電図検査の点数が低く，コストが安いことで正当化されるものではない．平成17年の福井班によるけんしん項目に関する報告では，「心電図を行うことによる虚血性心疾患の早期発見，治療の効果は認められないが，無症候の心房細動を発見できる可能性があるため直ちにやめる必要はない」と提言しているが，心房細動の拾い上げは身体診察で可能であり，けんしんで心電図を継続する根拠とされているのは残念である[6]．

提言5　21歳未満の女性と，非癌疾患に対する子宮摘出術後の女性に子宮頸部細胞診を行うな．
提言9　65歳以上でこれまでに適切に子宮頸部細胞診を受けてきており，子宮頸癌のハイリスクであると認められない女性に子宮頸部細胞診を行うな．

米国ではUSPSTF, ACOG, ACS/ASCCP/ASCP, それぞれが2012年に子宮頸がん検診のガイドラインを出しており，細かい差違はあるものの，提言5, 9では一致している[7]．21歳未満の女性では子宮頸癌の有病率が低く，またASC-USなどは自然消退することが多いためスクリーニングが推奨されておらず，非癌疾患に対する子宮摘出術後（残存子宮頸部がないもの）では，CIN2以上の既往がなければ，明らかな利益も過去に証明されていないことからスクリーニングは推奨されていない．65歳以上の女性で，適切なフォローアップが過去になされていれば，検診をやめるべきであるという点も3つのガイドラインで一致している．一方わが国では健康増進法に基づき子宮頸癌検診は20歳から1年おきに行われており，検診をやめる年齢については規定されていない．「有効性評価に基づく子宮頸がん検診ガイドライン」では年齢に関する推奨は示しておらず，現状の20歳以上での検診を容認するコメントが記載されている[8]．また，非癌疾患に対する子宮摘出術後の女性に対するスクリーニングの規程は存在しない．また「産婦人科診療ガイドライン　婦人科外来編2011」には子宮頸部細胞診の対象者に関する記載は含まれていない[9]．

提言6．妊娠週数39週未満の女性に対して，特別な医学的適応がない限り，誘発分娩や帝王切開を予定するな．
提言7．妊娠週数39週以上，41週未満の女性に対して子宮頸管が熟化していない限り，特別な医学的適応の無い誘発分娩を行うな．

提言6, 7は同一の提言がAmerican College of Obstetricians and Gynecologistから出ているため，ここでの解説を割愛させて頂く．

提言8　無症候の成人に対して頸動脈閉塞のスクリーニングを行うな

Don't screen for carotid artery stenosis (CAS) in asymptomatic adult patients.

USPSTF（US Preventive Services Task Force）のガイドラインに明記されているように，無症候成人に対する頸動脈閉塞のスクリーニングで用いられる最も現実的な検査法は二重ドプラ超音波検査であるが，この検査は感度，特異度ともに中等度であり，偽陽性が多く生ずる．結果として二次精査のDSA(デジタルサブトラクション血管造影)や適応に疑問のある頸動脈内膜剥離術による脳血管障害や死亡例の増加が少なくなく，スクリーニングによって得られる利益が明らかに上回るという根拠が示されていない[10]．

日本では「脳卒中治療ガイドライン2009」で，高度の無症候性頸動脈狭窄に対して，熟達した術者，施設に限って頸動脈内膜剥離術を推奨しているが，スクリーニングそのものの是非に関する記載はない[11]．実際にスクリーニングを行っている施設も少なくないと思われるため，学会主導で早期のガイドライン作成が望まれる．

提言10. ３０歳未満の女性に子宮頸癌検診として，HPV 検査を行うな（HPV 検査単独もしくは子宮頸部細胞診との組み合わせいずれも）．

Don't screen women younger than 30 years of age for cervical cancer with HPV testing, alone or in combination with cytology.

30歳未満の女性に子宮頸癌検診として HPV 検査を行うと，特異度が低く，偽陽性が多いため行うべきではないとされている．日本では子宮頸癌検診として HPV 検査は一般的に行われておらず，「有効性評価に基づく子宮頸がん検診ガイドライン」でも HPV 検査を子宮がん検診の一環として行うことを推奨していない．

【筆者が考える日本での推奨案】

推奨案1 健康診査に規程されている多くの項目に医学的根拠がないことに留意し，適切なフォローアップ、介入をするべきである．また人間ドックにおいては、医学的根拠のない項目を受診者に積極的に勧めてはいけない．政府は国策として、根拠のない予防医療の推進をやめるべきである．

推奨案2 発症から4週間以内の腰痛患者で赤旗徴候（red flags）がない場合に画像検査を行うな．

推奨案3 軽症の急性副鼻腔炎患者にルーチンで抗生剤を投与するな．ただし発症から7日以上を経過している場合や、症状がいったん軽快したあとの増悪時にはその限りではない．

推奨案4 危険因子のない65歳未満の女性と70歳未満の男性に骨粗鬆症のスクリーニングとして骨密度測定(DXA法)を行うな．

推奨案5 無症候の患者に1年ごとの心電図を含むどんな心臓のスクリーニング検査も行うな．

推奨案6 21歳未満の女性と、非癌疾患に対する子宮摘出術後の女性に子宮頸部細胞診を行うな．

推奨案7 無症候の成人に対して頸動脈閉塞のスクリーニングを行うな．

基本的には，米国の提言はいずれも理にかなったものであるが，日本のガイドラインにおける記載との混乱を避けるために細かい点を修正している．また産婦人科領域の提言は，産科診療を提供している家庭医が少数であることを鑑み，子宮がん検診に関する提言のみ採用した．

日本の家庭医療における一番の問題は健康診査，人間ドックにおける医学的根拠のないスクリーニングの数々であると考え，推奨案1とした．医学的根拠がない項目であっても，法律で規定され，市町村が推進している健康診査やがん検診を全く行わないことは現場では難しい．が，その医学的根拠に精通し，適切な患者教育，フォローアップを行うことは可能である．ただし人間ドックは任意であるため，医学的根拠のない項目を医師が勧めることはあってはならない．

推奨案2は前述のように日本のガイドラインにあわせ「発症から4週間以内」に変更した．

推奨案3は日本のガイドラインにあわせ対象を「軽症の急性副鼻腔炎」に変更した．この提言が感冒にさえ抗菌薬投与が蔓延している現状に対して，一石を投じることになることを願う．

推奨案4は，日本では年齢によるリスクを考慮しない骨粗鬆症健診が行われていることに対し，危険因子を考慮することを強調するために年齢を

明記した．日本人は欧米人に比し四肢の骨折率は高くなく，椎体の骨折率はやや高いが大きな差ではないと判断し，基準年齢はそのままとした．

推奨案5は前述のように健診で行われている心電図に医学的根拠はなく，心エコーや負荷心電図はなおさらである．

推奨案6は日本での子宮がん検診の受診率が20％台と極めて低いことを鑑みて，検診をやめるべき上限の年齢については採用していない．

引用文献

1) 日本整形外科学会／日本腰痛学会編：腰痛診療ガイドライン，南江堂，2012
2) Smith SR, MontGomery LG, Williams JW Jr：Treatment of mild to medoerate sinusitis. Arch Intern Med. 2012；26：172(6)，510-513
3) Lemiengre MB, van Driel ML, Merenstein D, Young J, De Sutter AIM：Antibiotics for clinically diagnosed acute rhinosinusitis in adults. Cochrane Database of Systematic Reviews 2012, Issue 10. Art. No.: CD006089. DOI: 10.1002/14651858.CD006089.pub4
4) 日本鼻科学会作成：急性副鼻腔炎診療ガイドライン2010年版，日本鼻科学会
5) 日本骨粗鬆症学会／日本骨代謝学会／骨粗鬆症財団編集：骨粗鬆症の予防と治療ガイドライン，ライフサイエンス出版，2011
6) 福井次矢，他：「最新の科学的知見に基づいた保健事業に係わる調査研究」基本的健康診査の検診項目のエビデンスに基づく評価に係る研究 平成17年度 分担研究報告 http://minds.jcqhc.or.jp/n/medical_user_main.php#
7) U.S. Preventive Services Task Force. Screening for Cervical Cancer http://www.uspreventiveservicestaskforce.org/uspstf/uspscerv.htm
8) 平成20年度厚生労働省がん研究助成金「がん検診の適切な方法とその評価法の確立に関する研究」班 平成21年度厚生労働省がん研究助成金 「がん検診の評価とあり方に関する研究」班 「有効性に評価に基づく子宮頸がん検診ガイドライン」
9) 日本産婦人科学会／日本産婦人科医会：産婦人科診療ガイドライン，婦人科外来編2011
10) U.S. Preventive Services Task Force. Screening for Carotid Artery Stenosis http://www.uspreventiveservicestaskforce.org/uspstf/uspsacas.htm
11) 脳卒中合同ガイドライン委員会：脳卒中治療ガイドライン2009 http://www.jsts.gr.jp/jss08.html

賢く選択しよう　Choosing wisely in Japan—Less is More

3：米国緩和医療学会
American Academy of Hospice and Palliative Medicine の提言
—わが国の現状と著者の考える推奨案

東　光久*

LIST OF FIVE

提言1　進行した認知症患者に対して経皮的経管栄養は推奨されない．代わりに，経口補助栄養を勧めるべきである．

　進行した認知症の場合，経皮的経管栄養は生命予後を改善せず，誤嚥性肺炎の予防にもならず，褥瘡の治療を促進する訳でもないことが数々の研究で判明している．このような患者に経皮的経管栄養を導入することは褥瘡の発症，身体的拘束や薬を用いて拘束すること，経皮的経管栄養による患者の苦痛そのものと実際問題関連している．経口補助栄養はエビデンスに基づいたアプローチであり，進行期認知症や栄養経路に関する問題を持つ患者に栄養を供給することにつながる．認知症患者の終末期において，経口補助栄養が重視するのは，栄養学的目標よりも，患者の快適さや人間らしい交流にある．

提言2　患者が疾患をターゲットにした治療を求めているからといって，肉体的，精神的，社会的，スピリチュアルな問題を抱えながら，深刻な疾患を持つ患者に緩和医療を遅らせてはならない．

　数えきれない位の臨床研究（ランダム化試験も含む）で，緩和医療は疼痛やその他の症状を改善し，家族の満足度を改善し，コストを削減することが証明されている．

提言3　患者や家族のケア目標に合致しないのであれば，植え込み型除細動器（ICD）を"オン"のままにしてはいけない．

　ICDを埋め込まれた患者の約1/4で，死亡の数週間前に作動する．改善の見込みのない進行した疾患を持つ患者にとって，除細動はめったに死亡を回避することがなく，患者の苦痛であり，介護者や家族にとってもつらいものである．ICD作動停止に関する正式な実施手順書はないのが現状である．公式な方針を持つホスピスも10％未満である．ICDが患者の目標にそぐわなくなれば，アドバンス・ケア・プランニングの議論にはICD作動停止も加えた方が良い．

提言4　合併症のない有痛性の骨転移にたいして1回以上の姑息的放射線照射は推奨されない．

　アメリカ放射線腫瘍学会（ASTRO）2011年ガイドラインにもあるように，未照射の四肢骨や脊椎転移に対する1回照射は，多数回照射と比較して，疼痛コントロールと合併症の頻度は同等である一方，患者や介護者の利便性は高い．1回照射の場合，後治療が必要になる頻度は高いが（1回照射：多数回照射＝20％：8％），生命予後に限りのある患者にとって，長期的有効性をどれだけ加味しても，負担軽減の方がたいてい勝るものである．

提言5　嘔気に対してロラゼパムゲル（Ativan），ジフェンヒドラミンゲル（Benadryl），ハロペリドールゲル（Haldol）（"ABH"）は用いるべきではない．

＊天理よろづ相談所病院　総合診療教育部／総合内科〔〒632-8552　奈良県天理市三島町200　〕
＊e-mail：tazuma@tenriyorozu.jp

局所の関節炎症状に対する非ステロイド性抗炎症薬外用剤のように，外用剤は安全で効果のある場合がある．ホスピスの現場で外用ゲルが良く用いられているが，制吐目的の外用薬は，大規模で良く計画されたプラセボ対照の試験で有効性が証明されていない．ABHの活性型成分は吸収されても，有効性を示すであろう血中濃度までにはならない．ジフェンヒドラミン（Benadryl）のみが経皮的に吸収されるが，数時間後だけであって，治療域に満たない血中濃度である．したがって，"必要に応じた"使用は不適切である．不適切な経路で薬物を使用しても，より効果のある治療の導入を遅らせるか，妨げにしかならない．

■提言の考察とわが国の現状

提言1　進行した認知症患者に対して経皮的経管栄養は推奨されない．代わりに，経口補助栄養を勧めるべきである．

認知症患者に対する栄養療法の提言である．進行した認知症患者にどこまで栄養療法を行うべきか難しい問題であるが，コクランレビューによると，積極的に経腸栄養を行ったとしても生命予後延長につながらず，むしろ様々な面でデメリットが多いため[1]，米国では推奨していない．経管栄養のタイミングが早ければ生命予後改善につながるか検討されたがそれも否定的であった[2]．日本の場合，昨年改訂された静脈経腸栄養ガイドライン第3版では，軽度から中等度の認知症では栄養療法の適応がある（BIII）とし，重度の認知症には慎重であるべきとしている（BII）[3]．

基本的には重度の認知症患者に対して慎重であるべきという姿勢には筆者も賛同する．実際によく遭遇するセッティングとしては，施設入所中の高齢認知症患者さんが発熱を伴う湿性咳嗽で救急外来から誤嚥性肺炎の診断で緊急入院になるケースである．初回の誤嚥性肺炎の場合，多くは入院診療のもと，抗菌薬治療を行う．肺炎改善後に，経口摂取を試みてムセはないもののあまり経口摂取が進まないケースがある．このような場合通常は経鼻チューブ留置や胃瘻造設の検討を行っていることが多い様に思う．この提言に従えばここで経鼻チューブや胃瘻を導入せず，経口補助栄養を試しながら本人の経口摂取のみに頼る形となる．つまり本人の意思決定能力が期待できない中で，どのようにして advance care planning（ACP）を行っていくかということが問題になる．経口摂取のみで本当に良いのか，もう一度誤嚥性肺炎を発症した時は治療するのかどうか，など本人の事前意思の有無や家族・ケアマネージャー・施設職員等で構成される代理人との相談の中で進めていくことになる．そこには医学的知識（エビデンス）だけでは進まない面があり，それぞれの価値観や社会的リソース等の問題でかなりのバリエーションを生じる可能性がある．本提言を金科玉条としない柔軟な対応が認知症の終末期医療においてはより重要である．

提言2　患者が疾患をターゲットにした治療を求めているからといって，肉体的，精神的，社会的，スピリチュアルな問題を抱えながら，深刻な疾患を持つ患者に緩和医療を遅らせてはならない．

早期からの緩和医療の導入を推奨する提言であり，これはがん領域で積極的に推奨されている．診断時からの積極的な緩和医療の提供の有用性はがん領域のランダム化比較試験で実証されている．Temelらによると[4]，根治不能な非小細胞肺がん患者に，通常の化学療法を含む標準的ケアだけを行う群と標準的ケア＋緩和ケアを行う群に割り付け，QOLや精神症状を評価したところ，12週の時点で緩和ケアを行った群の方がQOLは高く（FACT-Lで「標準的ケア群＋緩和ケア」群98.0,「標準的ケア群」91.5, P=0.03），抑うつ症状の割合は低い（「標準的ケア＋緩和ケア」群16%,「標準的ケア群」38%, P=0.01）ことが判明し，早期から緩和ケアを受けた群の患者は終末期に積極的治療を受けている割合が少なかったにも関わらず（33%, 54%），生存期間の中央値は有意に長かった（11.6か月, 8.9か月, P=0.02）．

日本では，2007年に施行されたがん対策基本法により，緩和ケアが急速に普及してきており，早期からの緩和医療の提供についても推奨されてはいるが，その担い手として期待される緩和医療専門医が不足しているのは否めない．現実的にはPEACEプロジェクトなどを通じて，緩和ケアの教育を受けた非専門医に，早期の緩和ケアは委ねる必要がある．非がん領域の緩和ケアはがん領域のPEACEプロジェクトに相当するものがないことから，教育面も整備されておらず実現はより困難な状況にあると言える．

提言3　患者や家族のケア目標に合致しないのであれば，植え込み型除細動器（ICD）を"オン"のままにしてはいけない．

植え込み型除細動器（ICD）を挿入している患者の終末期における提言である．実際にICDを非作動にするかどうかについて患者や家族と十分に話し合った上で，事前指示書等の文書を取り交わすことが推奨されている．米国全体での横断研究によれば，約10％のホスピスでICDの電源をoffにするための手順書を有しており，42％の患者がoffにされていることが判明している[5]．

翻って日本ではこれら心疾患における終末期患者の対応についての国民的合意形成が十分ではなく，一定のガイドラインも存在しないため，現場では個々の医師の裁量に任されている[6]．今後，終末期の日本人患者におけるICD治療基準を明確にするとともに，欧米のガイドラインに準じたICD停止の倫理指針，患者教育基準，緩和医療基準等の早期策定が望まれる．

提言4　合併症のない有痛性の骨転移にたいして1回以上の姑息的放射線照射は推奨されない．

有痛性の骨転移に対する放射線治療の提言である．有痛性の骨転移に対する放射線の治療目標は疼痛緩和と合併症（骨折，脊髄圧迫など）予防であり，それが1回照射（8Gy）と複数回照射（20~30Gy/5~10Fr）で変わらない[7]のであれば，利便性からは1回照射が推奨されるのも道理であるが，再照射が必要となる割合が約20％ありこれを患者が許容できるかどうかが大切である．また，引用論文のsystematic review内の表から各研究の生データを確認すると，複数回照射の方が疼痛緩和について10％程度上回る研究も見受けられることにも注意が必要である．

日本の実情としては骨転移に対し1回照射で終了するケースは多くはない．有痛性の骨転移症例では入院治療が基本となるため，1回照射のメリットを享受しにくい側面があると考えられる．また有痛性の骨転移であっても，オピオイドで疼痛コントロールが良好となり，performance status（PS）が改善した場合は，外来通院で複数回治療が可能となる．1回照射で再照射のリスクが上がることは，余命がそう長くない（1~2ヶ月程度）と予想される場合においてはそう問題にはならないが，骨転移はあってもそれ以外に生命予後を規定する問題がない場合は複数回照射を行うことになるであろう．今後は2025年問題も相まってPS不良の患者であっても通院治療の割合が増えてくると予想されるため，1回照射の頻度が増えてくる可能性はある．

提言5　嘔気に対してロラゼパムゲル（Ativan），ジフェンヒドラミンゲル（Benadryl），ハロペリドールゲル（Haldol）（"ABH"）は用いるべきではない．

嘔気に対する外用薬の提言である．本邦では使用されていない，これら3種類の制吐作用を有する薬剤を外用薬としての開発するに至った背景には，経口摂取も困難になっていることが多い終末期患者の存在があると考えられる．しかし，吸収が不十分などの理由で血中濃度が十分上がらないのであれば効果は期待できず，もとより外用薬を使用する根拠に乏しくなる．

参考文献

1) Sampson EL, Candy B, Jones L：Enteral tube feeding for older people with advanced dementia. Cochrane Database Syst Rev. 2009.
2) Teno JM, Gozalo PL, Mitchell SL, Kuo S, Rhodes RL, Bynum JP, Mor V：Does feeding tube insertion and its timing improve survival? J Am Geriatr Soc. 2012；60:1918-21. Epub 2012 Sep 24.
3) 日本静脈経腸栄養学会．静脈経腸栄養ガイドライン 第 3 版：静脈・経腸栄養を適正に実施するためのガイドライン．照林社, 2013.
4) Temel JS, Greer JA, Muzikansky A, Gallagher ER, Admane S, Jackson VA, Dahlin CM, Blinderman CD, Jacobsen J, Pirl WF, Billings JA, Lynch TJ：Early palliative care for patients with metastatic non-small-cell lung cancer. N Engl J Med. 2010; 363:733-742
5) Goldstein N, Carlson M, Livote E, Kutner JS：Brief communication: management of implantable cardioverter-defibrillators in hospice: a nationwide survey. Ann Intern Med. 2010;152:296-299.
6) 日本循環器学会等．循環器疾患における末期医療に関する提言．2010 年
7) Lutz S, Berk L, Chang E, Chow E, et al：Palliative radiotherapy for bone metastases: an astro evidence-based guideline. Int. J. Radiation Oncology Biol. Phys. 2011;79: 965?976

4：米国神経学会
American Academy of Neurology の提言
―わが国の現状と著者の考える推奨案

黒川　勝己＊

LIST OF FIVE

1. 頭痛に対して脳波検査を行わない．

    Don't perform electroencephalography (EEG) for headaches.

2. 他の神経徴候を伴わない単純な失神に対して頸動脈画像検査を行わない．

    Don't perform imaging of the carotid arteries for simple syncope without other neurologic symptoms.

3. 片頭痛に対して，最後の手段として以外でオピオイドやブタルビタールを用いない．

    Don't use opioid or butalbital treatment for migraine except as a last resort.

4. 再発のない進行型多発性硬化症患者にインターフェロンβや酢酸グラチラマーを処方しない．

    Don't prescribe interferon-beta or glatiramer acetate to patients with disability from progressive, non-relapsing forms of multiple sclerosis.

5. 合併症の発生率が低く (<3%) ない限り，無症候性頸動脈狭窄に対して頸動脈内膜剥離術 (CEA) を勧めない．

    Don't recommend CEA for asymptomatic carotid stenosis unless the complication rate is low (<3%).

■提言の考察とわが国の現状

提言1　頭痛に対して脳波検査を行わない．

　頭痛を訴える患者に対して脳波検査を行うべきかどうかに関する提言である．脳波検査は，頭痛診断において"臨床評価"より優れることはなく，脳波検査をしてもアウトカムを改善させることはなく，医療費が増えてしまう．再発性頭痛は一般人の15〜20%に認められるほど一般的な痛みの問題であるため，頭痛に対して脳波検査は行わないことを提言している．

　わが国では，日本頭痛学会が作成した「慢性頭痛診療ガイドライン」があるが，一次性頭痛と二次性頭痛の鑑別について，「二次性頭痛を疑うのは1. 突然の頭痛，2. 今まで経験したことがない頭痛，3. いつもと様子の異なる頭痛，4. 頻度と程度が増していく頭痛，5. 50歳以降に初発の頭痛，6. 神経脱落症状を有する頭痛，7. 癌や免疫不全の病態を有する患者の頭痛，8. 精神症状を有する患者の頭痛，9. 発熱・項部硬直・髄膜刺激徴候を有する頭痛である」と記載されており，いずれも"臨床評価"に関することであり，脳波検査についての言及はない．また，救命救急室 (ER) での頭痛診療の手順に関して，「頭痛の診断には，問診，身体・神経学的所見，画像診断 (CT/MRI) が重要である．画像が正常に見えても，くも膜下出血が否定できないときには，腰椎穿刺がさらに必要である．」ことが推

＊川崎医科大学神経内科〔〒701-0192 岡山県倉敷市松島５７７〕
＊ e-mail : kkurokawa@med.kawasaki-m.ac.jp

奨されており，脳波検査の記載はない．

なお，頭痛とてんかんとの関連に関しては，「片頭痛の共存症には高血圧，心疾患，脳血管障害，うつ病，躁病，パニック障害，不安障害，てんかん，喘息，アレルギー性疾患などがある」と記載され，「（片頭痛と）てんかんとの関連は病因論的に多くの議論があるが，相関について一致したデータが不足している．」と解説されている．以上，日本頭痛学会のガイドラインにおいても，頭痛診療において脳波検査の施行を推奨している記載はない．

提言 2. 他の神経徴候を伴わない単純な失神に対して頸動脈画像検査を行わない．

失神の原因検索として，頸動脈画像検査を施行すべきかどうかに関する提言である．閉塞性頸動脈疾患では失神は生じず，むしろ片麻痺などの局所神経徴候が生じる．したがって，頸動脈画像検査では失神の原因を同定できず，医療費が増えてしまう．失神は頻度の高い主訴であり，一生の間に40％の人が経験するものであるため，単純な失神に対して頸動脈画像検査は行わないことを提言している．

わが国では，日本循環器学会，日本救急医学会などが合同で作成した「失神の診断・治療ガイドライン (2012年改訂版)」にて，失神は大きく3つに分類され，1. 起立性低血圧による失神，2. 反射性（神経調節性）失神および 3. 心原性（心血管性）失神とされている．心原性失神の原因は，不整脈と器質的疾患に分けられているが，器質的疾患のリストに閉塞性頸動脈病変の記載はない．さらに，診断へのアプローチにおいて各種検査の記載があるが，頸動脈エコーは，「失神以外の意識障害が疑われた場合」に行う検査として記載されている．以上，わが国のガイドラインにおいても，失神の診断に対して頸動脈画像検査は推奨されてはいない．

提言 3. 片頭痛に対して，最後の手段として以外でオピオイドやブタルビタールを用いない．

片頭痛の治療に関する提言である．現在では，より効果的で片頭痛特異的な治療があるため，オピオイドやブタルビタールは避けるべきである．オピオイドやブタルビタールを頻回に使用すると頭痛を増悪させる可能性がある．オピオイドは，片頭痛特異的治療が使えないあるいはそれらの治療が無効な患者のためにとっておくべきである，と提言している．

わが国では，日本頭痛学会の「慢性頭痛治療ガイドライン」にて，オピオイドに関しては片頭痛の急性期治療として「トラマドール筋注，トラマドール / アセトアミノフェン配合薬内服を使用することを考慮してもよいが，十分な科学的根拠はなく，第 1 選択薬とはならない」と記載されている．なおブタルビタールの使用を勧める記載はない．

提言 4. 再発のない進行型多発性硬化症による障害をもつ患者にインターフェロンβや酢酸グラチラマーを処方しない．

進行型多発性硬化症患者の治療に関する提言である．インターフェロンβおよび酢酸グラチラマーは進行型多発性硬化症の障害進行をくいとめることはできない．これらの薬物療法は費用が増加し，副作用も多く QOL を低下させる可能性がある，との理由である．

我が国では，日本神経学会，日本神経免疫学会および日本神経治療学会が合同で作成した「多発性硬化症治療ガイドライン 2010」があり，インターフェロンβに関しては，再発予防について「再発寛解型多発性硬化症の再発予防には，インターフェロンβ-1b 800 万国際単位隔日皮下注射もしくは，IFNβ-1a 30μg 週1回筋肉内投与が推奨される．臨床的あるいは画像上の再発を認める二次性進行型多発性硬化症 (SPMS) においても再発予防効果が期待できるが，再発のない SPMS や一次性進行型多発性硬化症 (primary progressive multiple sclerosis ; PPMS) での臨床効果は明確でない．」と記載されている．さらに，インターフェロンβの障

害進行防止について「炎症性活動性病巣がなく臨床的あるいは画像上の再発を認めない場合には，身体機能障害の進行に対する治療効果は明確でない．再発の明確でない SPMS（グレード C1），PPMS（グレード D）（ただし，PPMS か SPMS かの鑑別が難しい症例では，MRI 上での活動性病巣を認める場合は SPMS の可能性も考慮して使用してもよい，グレード C1）」と述べられている．即ち，わが国のガイドラインにおいても，再発を認めない進行型多発性硬化症に対してインターフェロン β の治療効果は明確でない，とされている．

なお，酢酸グラチラマーは日本では未承認であり，ガイドラインに記載はない．

提言 5. 合併症の発生率が低く (<3%) ない限り，無症候性頸動脈狭窄に対して頸動脈内膜剥離離術 (CEA) を勧めない．

無症候性頸動脈狭窄に対して CEA を行うべきかどうかに関する提言である．60% 以上の無症候性頸動脈狭窄に対して頸動脈内膜剥離術 (CEA) を行った場合，手術による合併症率は 2.3%(ACAS；Asymptomatic Carotid Atherosclerosis Study)〜3.1%(ACST；Asymptomatic Carotid Surgery Trial)であり，手術による脳卒中あるいは死亡の絶対危険率の低下は 5 年時で約 5〜6% である，という報告をもとに，いくつかの団体は，施設の周術期合併症率が 3% 未満で，余命が 3〜5 年以上の患者に対して手術を留保するように勧めている．引用されている 3% というのは高いかもしれない．より最近の研究では，手術グループにおいても内科的治療グループにおいても脳卒中発症率は低下している．但し，最近のランダム化比較試験はない．より最近の AHA (American Heart Association) ガイドラインでは，もしも手術合併症率が "低い" のであれば，無症候の 70% 以上の狭窄において手術を行うのは，"妥当である" と記載されている．最後に提言では，合併症率は地域によってばらつきがあり，どのようにして求められたか（自己申告

vs. 神経科医による調査など）にもよるとのコメントも添えられている．

わが国では，日本脳卒中学会の「脳卒中治療ガイドライン 2009」にて，「高度 (60% 以上) の無症候性頸動脈狭窄では，抗血小板療法を含む最良の内科的治療に加えて，手術および周術期管理に熟練した術者，施設において頸動脈内膜剥離術 (CEA) を行うことが推奨される（グレード B）．高度 (80% 以上) の無症候性頸動脈狭窄で，頸動脈内膜剥離術 (CEA) のハイリスク患者においては，最良の内科的治療に加えて経皮的血管形成術／ステント留置術 (CAS) を行うことも妥当な選択肢とされる（グレード B）．しかし報告された周術期合併症や脳梗塞・死亡の発生率からは，この群における CEA や CAS の適応に関するコンセンサスは得られていない．」と記載されている．

【筆者が考える日本での推奨案】

アメリカ神経学会の提言は，納得できるものと考える．以下に若干のコメントを記載しておく．

推奨案 1　頭痛に対して脳波検査を行わない．
　　頭痛診療で大切なことは，危険な二次性頭痛を見逃さないことおよび一次性頭痛を的確に診断することである．そのためには重要なのは詳細な病歴聴取などである．もしてんかんの存在を疑う場合には脳波検査が有用となるが，その場合もまずは病歴が重要である．

推奨案 2　他の神経徴候を伴わない単純な失神に対して頸動脈画像検査を行わない．失神（狭義）の定義は，一過性の全脳虚血である．一過性全脳虚血はほぼ低血圧がその原因であり，この場合に頸動脈検査は不要である．但し，広義の失神（＝一過性意識消失）においては，椎骨

脳底動脈系の血流障害なども含まれるので，その場合頸動脈エコー検査は有用となる．椎骨脳底動脈系の循環障害を示唆する徴候を確認することがまずは大切となる．

推奨案3 片頭痛に対して，最後の手段として以外でオピオイドやブタルビタールを用いない．

まずは一般的な投薬からはじめるべきである．アセトアミノフェン，非ステロイド系抗炎症薬（NSAIDs），トリプタンなどが使用可能となっている．

推奨案4 再発のない進行型多発性硬化症による障害をもつ患者にインターフェロンβを処方しない．

再発のない進行型多発性硬化症患者にインターフェロンβを投与しても，効果が明らかでなく，むしろ副作用が問題となることが多い．なお，酢酸グラチラマーは日本未承認であるため，今回の提言からは削除した．

推奨案5 合併症の発生率が低く(<3%)ない限り，無症候性頸動脈狭窄に対して頸動脈内膜剥離(CEA)を勧めない．無症候性頸動脈狭窄例では，CEAによる予防効果は症候性に比較して小さいものであり，手術適応は慎重であるべきである．

謝　辞

本稿の執筆に当たり川崎医科大学脳神経外科学教室の諸先生にご協力をいただきましたことを深謝いたします．

参考文献

1) 日本頭痛学会：慢性頭痛診療ガイドライン，医学書院，2006
2) 循環器病の診断と治療に関するガイドライン（2011年度合同研究班報告）：「失神の診断・治療のガイドライン(2012年改訂版)」，日本循環器学会,2012
3) 日本脳卒中学会：脳卒中治療ガイドライン2009, 日本脳卒中学会,2009
4) Executive Committee for the Asymptomatic Carotid Atherosclerosis Study: Endarterectomy for asymptomatic carotid artery stenosis. JAMA 1995; 273: 1421-1428
5) Halliday A, Mansfield A, Marro J, Peto C, Peto R, Potter J, Thomas D：MRC Asymptomatic Carotid Surgery Trial (ACST) Collaborative Group: Prevention of disabling and fatal strokes by successful carotid endarterectomy in patients without recent neurological symptoms: Randomised controlled trial. Lancet 2004; 363: 1491-1502

5：米国眼科学会
American Academy of Ophthalmology の提言

―わが国の現状と著者の考える推奨案

黒川　勝己＊

LIST OF FIVE

1. 特別な医学的適応症がない限り，眼の手術に対して術前内科的検査は行わない．

Don't perform preoperative medical tests for eye surgery unless there are specific medical indications.

2. 明らかな眼疾患の症状や症候がない患者に対して，ルーチンで画像検査はしない．

Don't routinely order imaging tests for patients without symptoms or signs of significant eye disease.

3. アデノウイルス結膜炎（ピンク目）に対して抗菌薬を処方しない．

Don't order antibiotics for adenoviral conjunctivitis (pink eye).

4. 硝子体内注射の前後で，ルーチンに抗菌薬を投与しない．

Don't routinely provide antibiotics before or after intravitreal injections.

5. 他の治療を試みる前に，軽度のドライアイに対して涙点プラグを留置しない．

Don't place punctual plugs for mild dry eye before trying other medical treatments.

■提言の考察とわが国の現状

提言 1　特別な医学的適応症がない限り，眼の手術に対して術前内科的検査は行わない．

　術前の内科的検査の必要性に関する提言である．多くの場合，眼の手術は時間的に長くなく，重大なリスクはないため，術前検査は必要ではない．心電図は患者が心臓疾患をもつ場合に，血糖検査は患者が糖尿病の場合に，血清カリウムは患者が利尿薬を投与されている場合にオーダーすべきである．一般に，病歴や身体診察によって上記の状況のように検査が必要と認められる場合以外は，予定手術の患者には内科的検査は必要ない，と提言しており，施設方針はこの問題を考慮すべきである，と述べている．

　わが国では，日本眼科学会のガイドラインには術前内科的検査に関する記載は見当たらない．実際には，万が一のことを考えて，心電図や胸部X線検査などをオーダーしている施設は多いものと思われる．

提言 2　明らかな眼疾患の症状や症候がない患者に対して，ルーチンで画像検査はしない．

　患者が明らかな眼疾患の症状や徴候がない場合，臨床的画像検査は一般的には必要ではない．なぜならば，包括的な病歴と身体診察によって，眼疾患が存在あるいは増悪していることはほとんど明らかにされるからである．ルーチン画像検査には，

＊川崎医科大学神経内科〔〒701-0192 岡山県倉敷市松島５７７〕
＊ e-mail: kkurokawa@med.kawasaki-m.ac.jp

視野検査，光干渉断層撮影（OCT），糖尿病患者に網膜像，神経画像あるいは神経眼底撮影が挙げられる．もし眼疾患の症状や徴候があれば，画像検査は更なる検索や治療計画の補助として必要かもしれないと述べている．

わが国でも，同様にルーチンで画像検査を行っているところは少ないと思われる．

提言3　アデノウイルス結膜炎（ピンク目）に対して抗菌薬を処方しない．

アデノウイルス結膜炎と細菌性結膜炎は異なっており，眼科医は臨床症状および徴候そして必要なら培養によって鑑別診断できる．抗菌薬は細菌性結膜炎，特に中等度から重度の症例には有用である．しかしアデノウイルス結膜炎には有用ではなく，抗菌薬の過剰使用は耐性菌の出現につながる．診断が不確かな場合には，症状が自然に改善するかどうか，あるいは更なる治療が必要かどうかを注意深くフォローすることを述べている．

わが国では，日本眼科学会の「アデノウイルス結膜炎院内感染対策ガイドライン」第4章治療法において，「アデノウイルス結膜炎に対して抗菌薬点眼は効果がないので，診断がはっきりしておればその使用は必須ではない．ただ，新生児・乳幼児では細菌の混合感染による重篤な角膜炎の例があるので，投与を考えたほうがよい．その場合，細菌培養を行っておくことも必要である．また，成人でも，重症のアデノウイルス結膜炎では糸状角膜炎や角膜上皮欠損を合併してくることがあり，そのため二次的な角膜感染を生じる可能性が存在すること，後述の副腎皮質ステロイド薬の使用にあたって感染予防を考慮する必要のあることにも留意して使用するかどうかを考える．」と記載され，状況によって使用を考慮する内容になっている．

提言4　硝子体内注射の前後で，ルーチンに抗菌薬を投与しない．

研究により局所的な抗菌薬投与は眼の感染症の予防にはならないことが明らかになっており，硝子体内注射の前後で抗菌薬をルーチンで用いる必要はない．抗菌薬点眼のリスクとして，アレルギー反応がある．抗菌薬の過剰使用や繰り返しの暴露は耐性菌の出現につながる．ルーチンの消毒法が適切であり眼の感染症予防に重要である，と提言している．

わが国では，日本眼科学会が「ラニビズマブ（遺伝子組換え）の維持期における再投与ガイドライン」や「加齢黄斑変性の治療指針」を作成しているが，硝子体内注射の前後の抗菌薬点眼に関しての記載はみられない．実際には，抗菌薬点眼をルーチンで行っている施設は多いと思われる．

提言5　他の治療を試みる前に，軽度のドライアイに対して涙点プラグを留置しない．

ドライアイに対して，人工涙液，潤滑剤，温（湿潤）湿布などの治療法がある．涙点プラグを用いる前に，ドライアイを改善し涙膜（涙液層）を改善させるため，前述の治療法を眼環境改善法とともにまずは試すべきである．もしも患者の涙膜と眼瞼が治療されており，それでもドライアイ徴候が残存していれば，その時には涙点プラグ追加してもよい，と提言されている．わが国においても，軽症ドライアイに対しては，涙点プラグなどの外科的治療は点眼治療で効果不十分な場合に行うことが一般的である．

【筆者が考える日本での推奨案】

米国眼科学会の提言と日本の現状には少なからず差があると思われる．提言の2と5はそのままわが国においても推奨案としてよいと思われる．3に関しては，状況をみて抗菌薬を処方する場合があるため，表現を改めたものを案としてみた．1と

4に関して，米国眼科学会の提言をそのまま我が国に当てはめるのは，アグレッシブすぎる印象がある．若干のコメントを添えて記載する．

推奨案1 眼の手術に対して術前内科的検査を必ずしもルーチンで行わない．

他院や健康診断にて内科的疾患がないことが既に確認されているような場合には，術前に心電図などは必須でないと思われる．

推奨案2 明らかな眼疾患の症状や症候がない患者に対して，ルーチンで画像検査はしない．

推奨案3 アデノウイルス結膜炎（ピンク目）に対して抗菌薬は必須ではない．状況をみて処方を考慮する．

ガイドラインにもあるように，診断が確定している場合に抗菌薬は必須ではない．新生児・乳幼児や重症例など状況をみて考慮することが望ましい．

推奨案4 硝子体内注射の前後で，抗菌薬は必須ではない．

製薬会社から提供されている硝子体内注射の手順においても，注射前後に広範囲抗菌点眼剤の投与が記載されている現状では，抗菌薬を投与しない，との推奨案はわが国での現状には合致しない．今後，製薬会社を含めてのコンセンサスをつくることが先決である．

推奨案5 他の治療を試みる前に，軽度のドライアイに対して涙点プラグを留置しない．

謝　辞

本稿の執筆に当たり川崎医科大学眼科学教室の諸先生にご協力をいただきましたことを深謝いたします．

参考文献

1) 日本眼科学会：アデノウイルス結膜炎院内感染対策ガイドライン，2009
2) 日本眼科学会：ラニビズマブ（遺伝子組換え）の維持期における再投与ガイドライン，2009
3) 日本眼科学会：加齢黄斑変性の治療指針，2012

賢く選択しよう　Choosing wisely in Japan—Less is More

6：米国耳鼻咽喉科 – 頭頸部外科学会
American Academy of Otolaryngology Head and Neck Surgery Foundation の提言
―わが国の現状と著者の考える推奨案

杉田　周一[*1)]　金城　光代[*2)]

LIST OF FIVE

1. 突発性難聴に頭部 CT をオーダーしない．
Don't order computed tomography(CT) scan of the head/brain for sudden hearing loss.

2. 急性の非複雑性中耳腔換気用チューブ留置後の耳漏に対して経口抗菌薬を処方しない．
Don't prescribe oral antibiotics for uncomplicated acute tympanostomy tube otorrhea.

3. 非複雑性の急性外耳道炎に対して経口抗菌薬を処方しない．
Don't prescribe oral antibiotics for uncomplicated acute external otitis.

4. 診断基準を満たす非複雑性型鼻副鼻腔炎に対してルーチンにX線, CT, MRI を撮影しない．
Don't routinely obtain radiographic imaging for patients who meet diagnostic criteria for uncomplicated acute rhinosinusitis.

5. 喉頭の精査なしに嗄声に対して CT や MRI を撮影しない．
Don't obtain computed tomography (CT) or magnetic resonance imaging (MRI) in patients with a primary complaint of hoarseness prior to examining the larynx.

■提言の考察とわが国の現状

画像や抗菌薬について，日本の現代医療で繁用されている診断や治療法に対して提言されている．

提言 1. 突発性難聴に頭部 CT をオーダーしない．

突発性難聴に対し，神経学的異常や外傷，慢性聴疾患がない限り，CT を撮影しないように提唱されている．頭蓋内病変での難聴を考える場合，突発性難聴に関して蝸牛より中枢側の腫瘍などの病変を除外するために，造影 MRI が推奨される．CT に関してはや被爆の問題や解像度が落ちることからも費用に見合った情報が得られないとされる[1),2)]．突発性難聴の多くの原因がウイルス性，自己免疫性，微小血管障害でMRI でも識別は困難であるが，片側の突発性難聴に対して聴神経腫瘍や外リンパ瘻，メニエール病，血流障害，多発性硬化症など中枢神経系の病変が原因になる場合は MRI で病因を検出できる可能性がある．外傷後の骨や中耳腔の病変を疑う場合，例外的に thin slice での CT を考慮することがある．[3)] 日本においては平成 23 年に厚生労働省の急性高度難聴に関する突発性難聴の診断基準（案）で，MRI の役割については言及していない．

提言 2. 急性の非複雑性中耳腔換気用チューブ留置後の耳漏に対して経口抗菌薬を処方しない．

中耳腔換気用チューブ留置により中耳のドレナージが良好であればそれだけでも十分な治療ができる．点耳抗菌薬は十分に中耳へ到達し，経口抗菌薬より十分な効果が得られる．現在，日本の小児

---

*1) 沖縄県立宮古病院・総合内科〔〒906-0013〕沖縄県宮古島市平良字下里４２７－１
*2) 沖縄県立中部病院・総合内科〔〒904-2243〕沖縄県うるま市宮里２８１
* e-mail : sugita_shuichi@hosp.pref.okinawa.jp

Box 1. 急性鼻副鼻腔炎のスコアリングシステムと重症度分類

成人		なし	軽度/少量	中等以上
臨床症状	鼻漏	0	1	2
	顔面痛・前頭部痛	0	1	2
鼻腔所見	鼻汁・後鼻漏	0(漿液性)	2(粘膿性少量)	4(中等度以上)

小児		なし	軽度/少量	中等以上
臨床症状	鼻漏	0	1	2
	不機嫌・湿性咳嗽	0	1	2
鼻腔所見	鼻汁・後鼻漏	0(漿液性)	2(粘膿性少量)	4(中等度以上)

軽度：1-3点　中等度：4-6点　重症：7-8点

科領域で多用されている第三世代セフェム系の経口抗菌薬は Bioavailability（生物学的利用能：栄養分や薬物が生体に利用され得る割合）が非常に悪く効果が十分に期待できないばかりか，耐性菌の出現にも関わる問題であり推奨できない．また局所投与であれば経口抗菌薬より副作用に出現も低い．[4),5)]

本邦の小児の急性中耳炎に対するガイドラインでは，重症度スコアリングをもとに軽症でも改善が悪い例は3日目の再評価時点で経口抗菌薬投与を推奨している．3歳以下では重症化しやすいため経口抗菌薬投与が必要であるとされる．中等症以上では全例でアモキシシリン投与を行い，改善を認めない場合は鼓膜切開(中耳腔換気用チューブ留置)となっている．検体採取，培養確認も含めた鼓膜切開はガイドラインでは確認できない．つまりガイドラインに従えば全例で経口抗菌薬予測投与が行われることになる．[6)]

提言3. 非複雑性の急性外耳道炎に対して経口抗菌薬を処方しない．

急性非複雑性外耳道炎の治療は，経口よりも局所抗菌薬のほうが治療効果が高く，副作用が少ない．キノロン系，非キノロン系どちらを使用しても差はないとされている．局所ステロイド併用は，痛みが軽減し治癒率に差はない．深部感染を併発している場合や免疫抑制の患者に対しては局所抗菌薬の使用でなく経静脈的投与での抗菌薬治療が推奨される．糖尿病患者にも特に注意を払う必要がある．[7),8)] 本邦でも非複雑性急性外耳疾患に対して局所抗菌薬治療や局所ステロイド治療の併用が行われている．

提言4. 診断基準を満たす非複雑性型鼻副鼻腔炎に対してルーチンにX線,CT,MRIを撮影しない．

急性鼻副鼻腔炎の治療は臨床徴候と症状から診断を行う．急性細菌性鼻副鼻腔炎(Acute bacterial rhinosinusitis;ABRS)の診断基準として発症後7日以上かつ，(1)膿性鼻汁，(2)片側の上顎歯や顔面痛，(3)片側の上顎洞の圧痛，(4)初期症状が改善した後の悪化がある場合としている．その他，嗅覚障害や耳閉感，咳や頭痛も診断の補助として重要な情報である．画像診断についてCTが推奨されるケースは，視力低下，複視，眼窩周囲の浮腫，ひどい頭痛，意識障害といった，眼窩周囲の蜂窩織炎や頭蓋内感染症などの化膿性感染症の合併が懸念される場合である．また再発性や治療抵抗性の鼻副鼻腔炎の評価に有用とされる．[9)] 本邦のガイドラインでは画像診断は鼻内所見を評価した上で行うことが望ましいとされ内視鏡検査所見を優先している．根拠として単純X線陰影と内視鏡検査に

Box 2. 喉頭鏡での所見

喉頭鏡所見	原因
嚢胞	声帯の酷使
外生あるいは潰瘍病変	悪性腫瘍
肉芽腫	外傷、吸入ステロイド、咽喉頭逆流、声帯の酷使
喉頭の炎症	アレルギー、外傷、吸入ステロイド、咽喉頭逆流、声帯の酷使、タバコや他の刺激物
白板症	良性白板症、癌、異形成
発生時の声帯内転の消失	転換性失声
結節	声帯の酷使
乳頭腫	ヒトパピローマウイルス
ポリープ	アレルギー、タバコや他の刺激物、声帯の酷使
Reike浮腫	咽喉頭逆流、タバコや他の刺激物、声帯の酷使
声帯の半透明の黄色ロウ様沈着	喉頭アミロイドーシス
潰瘍や裂傷	外傷(挿管時)
声帯の正中位もしくは外方位	迷走、反回神経損傷

より副鼻腔からの膿汁の確認では両者の不一致率は 36% に認められ内視鏡検査では 80% の感度と 94% の特異度を認めたとしている．そして症状が強い症例，保存的治療抵抗例，再発例や合併症を有する時は CT, 真菌症や腫瘍などとの鑑別診断には MRI 撮影が有効であるとしている．(エビデンスレベルⅡa　Grade B1) ガイドラインでは重症度のスコアリングシステムを参考にする．(Box 1)[10]

提言 5. 喉頭の精査なしに嗄声に対して CT や MRI を撮影しない．

嗄声に関しては大きく分けて声帯の機能的あるいは器質的な原因によるものがある．刺激と炎症に伴う変化，神経・筋疾患，全身性障害，精神障害および腫瘍など多岐にわたる．嗄声の一番の原因は上気道炎であるが上気道炎の所見がなく 2 週間以上続く場合はまずは喉頭ファイバーによる声帯の評価をすべきである．(Box 2) 特に喫煙やアルコールなど頭頸部癌のリスクがある患者や体重減少などの症状を伴う際は必ず施行するべきでこれらの代用に CT や MRI を利用することは評価としてもコストの面からも推奨されない．まずは声帯及び声帯周囲に解剖学的な異常もしくは動きなどから筋・神経系の異常を直接確認することが重要である．[11],[12]

【筆者が考える日本での推奨案】

推奨案 1 突発性難聴の評価では, 後迷路病変を考える場合造影 MRI を撮影する．

推奨案 2 中耳換気用チューブ留置後の耳漏は, 局所ドレナージが良好であればそれで十分であり, 抗菌薬使用は経口ではなく点耳薬を使用する．

推奨案 3 急性外耳道炎には経口抗菌薬ではなく, 副作用が少なく効果の高い局所抗菌薬を用いよう．

推奨案 4 急性鼻副鼻腔炎は, 画像診断ではなく問診と診察によって診断しよう．

推奨案 5 嗄声の診断は，まず喉頭ファイバーで声帯を評価する．

引用文献

1) Clinical practice guideline: sudden hearing loss. Otolaryngol Head Neck Surg. 2012;146(3 Suppl):S1-35

2) Appropriateness of magnetic resonance imaging in sudden sensorineural hearing loss. Weber PC, et al. Otolaryngol Head Neck Surg. 1997;116(2):153

3) Imaging of hearing loss.St Martin MB. Otolaryngol Clin North Am - 01-FEB-2008; 41(1): 157-178

4) Evidence assessment of management of acute otitis media: I. The role of antibiotics in treatment of uncomplicated acute otitis media.Takata GS, et al. Pediatrics. 2001;108(2):239

5) Management of acute otitis media. Evid Rep Technol Assess (Summ) Marcy M, Takata G, Chan LS, et al. 2000;15:1-4.

6) 日本耳科学会／日本小児耳鼻咽喉科学会／日本耳鼻咽喉科感染症・エアロゾル学会：小児急性中耳炎診療ガイドライン 2013 年版，金原出版，2013

7) Systematic review of topical antimicrobial therapy for acute otitis externa. Otolaryngol Head Neck Surg. 2006;134(4 Suppl):S24.

8) Clinical practice guideline: acute otitis externa. Otolaryngol Head Neck Surg. 2006;134(4 Suppl):S4.

9) Gwaltney JM Jr, Phillips CD, Miller RD, and Riker DK：Computed tomographic study of the common cold. N Engl J Med. 1994;330(1):25-30.

10) 日本鼻科学会急性鼻副鼻腔炎診療ガイドライン作成委員会：急性鼻副鼻腔炎診療ガイドライン 2010 年版, 2010, 日本鼻科学会

11) Feierabend RH,et al:Hoarseness in adult. Am Fam Physician. 2009,80(4):363-370

12) Schwartz SR, et al:Clinical practice guideline: hoarseness (dysphonia). Otolaryngol Head Neck Surg. 2009;141(3 Suppl 2):S1.

7: 米国小児科学会
American Academy of Pediatrics の提言
── わが国の現状と著者の考える推奨案

児玉　和彦＊

LIST OF FIVE

1. **明らかなウイルス性呼吸器疾患（副鼻腔炎，扁桃炎，気管支炎）に対して，抗菌薬を使ってはならない**

   Antibiotics should not be used for apparent viral respiratory illnesses (sinusitis, pharyngitis, bronchitis).

2. **咳止めや風邪薬を，4 歳未満の呼吸器疾患の小児に処方したり勧めたりしてはならない**

   Cough and cold medicines should not be prescribed or recommended for respiratory illnesses in children under four years of age.

3. **コンピューター断層撮影 (CT) スキャンは軽症頭部外傷の迅速評価には必要でない．画像検査が適応かを決めるのには臨床所見 / Pediatric Emergency Care Applied Research Network(PECARN) クライテリアを使うべきである**

   Computed tomography (CT) scans are not necessary in the immediate evaluation of minor head injuries; clinical observation/Pediatric Emergency Care Applied Research Network (PECARN) criteria should be used to determine whether imaging is indicated.

4. **神経画像検査 (CT,MRI) は単純型熱性けいれんの小児には必要ではない**

   Neuroimaging (CT, MRI) is not necessary in a child with simple febrile seizure.

5. **コンピューター断層撮影 (CT) スキャンは腹痛のルーチン評価に必要ではない**

   Computed tomography (CT) scans are not necessary in the routine evaluation of abdominal pain.

■提言の考察とわが国の現状

　過剰な介入は抑制されるべきであるが，抑制的な医療は度が過ぎると患者の不利益となりうる．いずれの推奨についても，ていねいな病歴と身体診察 (History & Physical) と慎重な経過観察 (Close follow-up) が最も侵襲性が少なくパワフルな介入であることをまず強調したい．

提言 1．明らかなウイルス性呼吸器疾患（副鼻腔炎，扁桃炎，気管支炎）に対して，抗菌薬を使ってはならない

　日米ともに，ウイルス性呼吸器疾患に対する抗菌薬処方率はいまだに高い．

　わが国では，外来小児科学会抗菌薬適正使用ワーキンググループによるガイドライン[1]がありそれに準拠すべきである．

　要点は 3 つである．
1) ウイルス感染に抗菌薬は無効である
2) 抗菌薬に二次感染の予防効果はない
3) 抗菌薬には副作用がある（嘔吐や下痢などの軽度の副作用が多く，アナフィラキシーや重症薬疹などは致命的になりうる）．

　一番大きな課題は，ウイルス感染と細菌感染の鑑別である．詳しくはガイドラインを参照していただきたい．Box 1 に概要を示す．

　わが国での推奨では，臨床的にウイルス感染と言えるのであれば，感染臓器にかかわらず抗菌薬の適応にならないという趣旨とした．

＊こだま小児科〔〒 649-6219 和歌山県岩出市北大池 124-5〕
＊ e-mail : kazuhikokodama818@gmail.com

提言 2. 咳止めや風邪薬を，4歳未満の呼吸器疾患の小児に処方したり勧めたりしてはならない

この提言の背景は以下のようである.

1) 2005年 CDC が 12 か月未満児の死因を調査したところ 3 名の乳児の血中から, 基準値を超える風邪薬の成分 (pseudoephedrine, dextromethorphan, など) が検出された[2].

2) これをうけて 2008 年 FDA が, 保護者に対して, 2 歳未満に市販の風邪薬 (OTC 薬) を飲ませないことを強く推奨し, 市場では 4 歳未満の OTC が推奨されなくなった[3].

現在のところ, 4 歳未満の低年齢層における, 適切な風邪薬の薬用量や血中濃度, 中毒域は不明であり, 安全な投与量がわかっていない.

わが国では, 小児の感冒に対して対症療法として処方薬が使われるのが一般的である. しかし, 対症療法薬はいずれも効果が証明されていない **(Box 2)**. ただし, 患者さんの希望や背景によっては, 処方も許容される. そして, 処方した場合は, フォローアップの診察を行い, 効果がない場合や副作用が認められた場合は中止する.

Box 1 感冒に関連する疾患と抗菌薬の適応 (文献 1 から引用改変)

感冒に関連する疾患	細菌感染が原因である割合	抗菌薬の適応
扁桃炎 (扁桃周囲膿瘍, 咽後膿瘍を除く)	12%(溶連菌)	溶連菌が原因菌と考えられるときのみ
急性中耳炎 (菌血症や重症感染症に合併したものを除く)	起因菌として, 肺炎球菌 40%, インフルエンザ菌 25%, モラキセラ 15%	48~72 時間の対症療法にも関わらず発熱や耳痛などの症状が改善しないとき
急性副鼻腔炎	10day-mark ※ を満たす患者の 56% と推定 ※症状所見が 10 日以上持続することを基準とする	1) 症状所見が 10~14 日以上持続 2) 顔面の腫脹や疼痛 3) 上気道炎の経過中に高熱を伴って症状や所見が増悪
急性気管支炎	記載なし (ほとんどがウイルス)	百日咳と診断されたときのみ (病態が気管支炎にとどまる限りマイコプラズマ, クラミドフィラにも適応はない)

Box 2 感冒に使われる薬の効果とリスク (文献 4 より一部引用改変)

成分	証明されている利益	潜在的な不利益 (抜粋)
解熱剤：アセトアミノフェンなど	体温がさがることにより, 不快感が減少するわずかなエビデンス	中和抗体反応の抑制, 鼻汁中分泌の増加, ウイルス排泄期間増加
第 1 世代抗ヒスタミン薬：ジフェンヒドラミン, クロルフェニラミン, など	臨床的に有意な利益はなし	鎮静, 興奮, ふらつき, 呼吸抑制, 幻覚, 頻脈, 不整脈, 口腔内乾燥, 尿閉
非麻薬性鎮咳薬：デキストロメトルファンなど	効果なし	セロトニン症候群, 幻覚, 呼吸抑制 (過量投与)
経口うっ血除去薬：偽エピネフリンなど	効果なし	頻脈, 易刺激性, 傾眠, 高血圧, 食欲低下, 頭痛, 吐き気, けいれん,
去痰薬：アセチルシステイン, ブロムヘキシン	プラセボと比較して少し改善	過量誤飲すると消化管あるいは中枢神経作用

提言 3. コンピューター断層撮影(CT)スキャンは軽症頭部外傷の迅速評価には必要でない．画像検査が適応かを決めるのには臨床所見 /Pediatric Emergency Care Applied Research Network(PECARN) クライテリアを使うべきである

提言 3〜5 の CT 検査についての総論を述べる．OECD health data 2010 [5]によると，わが国の CT 保有台数は 100 万人あたり 97.3 台(2008 年)で第 1 位であり，6 位米国の 34.3 台(2007 年)の 3 倍近い．しかもその数は年々増え続けている．米国においては，頭部外傷で ER を受診する小児の 50% 近くが頭部 CT を受けていると言われる．

小児の放射線被曝の特徴は，

1) 感受性が成人より高いこと
2) 一度の小さな発がんリスクでも生涯続くと大きなリスクになること

である．Brenner ら [6]によると，発がんへの寄与リスクは 1 回あたり頭部 CT で 0.1% 以下，腹部 CT で 0.15% 以下であり，新生児がもっともリスクが高く年齢とともに低下する．生命予後が長いため生涯リスクは上昇するが，逆に生命予後が長いため疾患の早期発見によるメリットも大きいといえる．結論として不要な被ばくは避けるのが望

Box 3

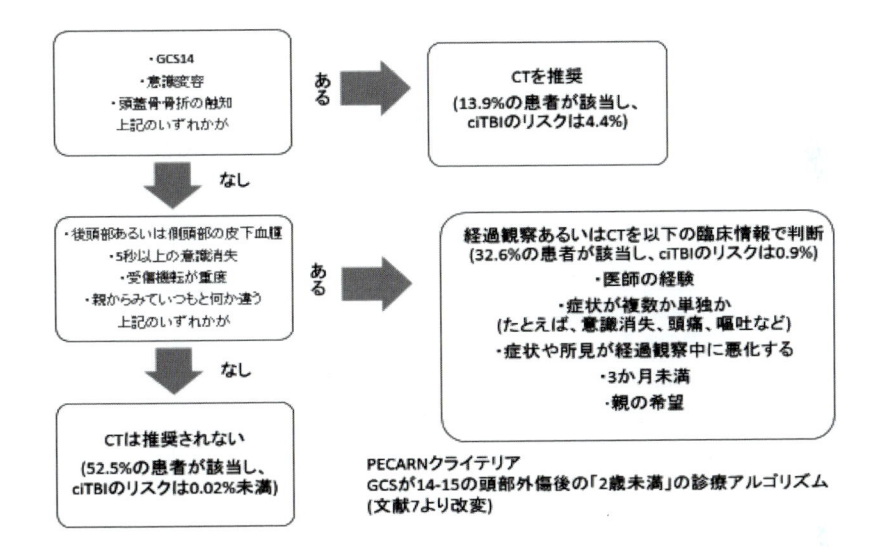

- ・GCS14
- ・意識変容
- ・頭蓋骨骨折の触知

上記のいずれかが → ある → CTを推奨 (13.9%の患者が該当し、ciTBIのリスクは4.4%)

なし ↓

- ・後頭部あるいは側頭部の皮下血腫
- ・5秒以上の意識消失
- ・受傷機転が重度
- ・親からみていつもと何か違う

上記のいずれかが → ある → 経過観察あるいはCTを以下の臨床情報で判断 (32.6%の患者が該当し、ciTBIのリスクは0.9%)
  - ・医師の経験
  - ・症状が複数か単独か (たとえば、意識消失、頭痛、嘔吐など)
  - ・症状や所見が経過観察中に悪化する
  - ・3か月未満
  - ・親の希望

なし ↓

CTは推奨されない (52.5%の患者が該当し、ciTBIのリスクは0.02%未満)

PECARNクライテリア
GCSが14-15の頭部外傷後の「2歳未満」の診療アルゴリズム
(文献7より改変)

Box 4

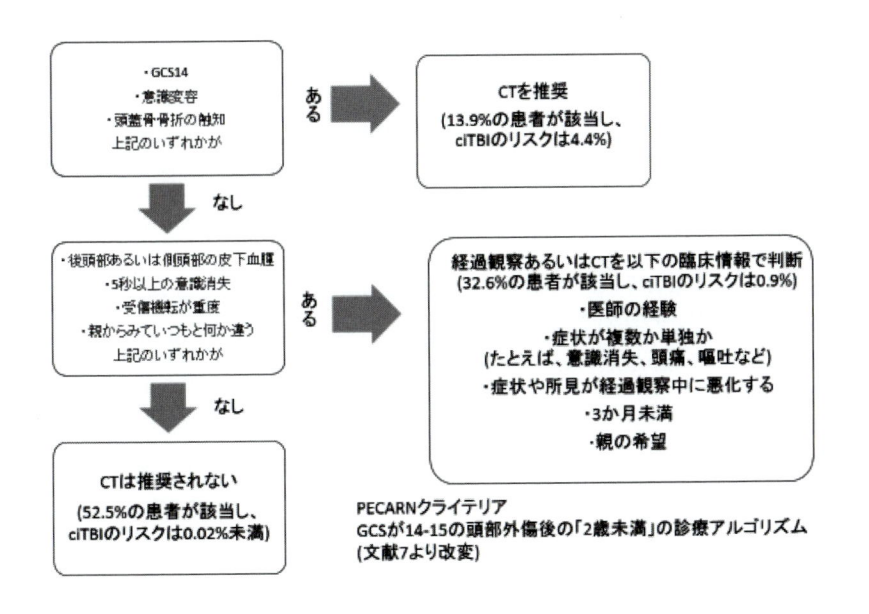

- ・GCS14
- ・意識変容
- ・頭蓋骨骨折の触知

上記のいずれかが → ある → CTを推奨 (13.9%の患者が該当し、ciTBIのリスクは4.4%)

なし ↓

- ・後頭部あるいは側頭部の皮下血腫
- ・5秒以上の意識消失
- ・受傷機転が重度
- ・親からみていつもと何か違う

上記のいずれかが → ある → 経過観察あるいはCTを以下の臨床情報で判断 (32.6%の患者が該当し、ciTBIのリスクは0.9%)
  - ・医師の経験
  - ・症状が複数か単独か (たとえば、意識消失、頭痛、嘔吐など)
  - ・症状や所見が経過観察中に悪化する
  - ・3か月未満
  - ・親の希望

なし ↓

CTは推奨されない (52.5%の患者が該当し、ciTBIのリスクは0.02%未満)

PECARNクライテリア
GCSが14-15の頭部外傷後の「2歳未満」の診療アルゴリズム
(文献7より改変)

ましく，いかに最低限の検査にとどめるかが提言の内容である．

提言3について，小児における軽症頭部外傷患者のCT適応基準は，わが国には見つからない．米国ではPECARN(the Pediatric Emergency Care Applied Research Network)クライテリアが重視されている．ただ，この研究での主要なアウトカムであるciTBI(clinically-important traumatic brain injuries)は，「外傷性脳損傷による死亡もしくは24時間以上の挿管，脳外科手術，またはCT上の外傷性脳損傷に関連した2晩以上の入院」と定義されている．現在のわが国の医師や患者の理解の中で，軽症頭部外傷の診療アウトカムを前述のciTBIと同じにしてよいかは不明である．そこで，わが国における実際の臨床では，PECARNクライテリアやほかのクライテリア(たとえば，英国のNICEガイドラインなど)のリスク因子を聴取し，総合的に判断するのがよい．Box 3，4のPECARNクライテリアのアルゴリズムを参照いただきたい．

提言4．神経画像検査(CT，MRI)は単純型熱性けいれんの小児には不要である

米国では，2011年に米国小児科学会が単純型熱性けいれんの画像診断についてのガイドラインを出している[8]．わが国には画像診断のガイドラインはなく，1996年の熱性けいれん指導ガイドライン[9]がある．

熱性けいれんの有病率は日米で若干の差がみられ，わが国にやや多いとされる(アメリカ2〜5％，日本7〜8％)．

発熱をともなうけいれんの小児を診療するときには以下の2点を行う．

1) 中枢神経病変の除外：特に髄膜炎(Hib，PCV，ワクチン接種歴が重要)，児童虐待(通常無熱性であるが発熱していても否定できない)を除外する．発熱によって誘発されたてんかん発作は，初診時には鑑別困難である．

2) 熱源精査：ウイルス感染が最も多いが，尿路感染症や肺炎も熱性けいれんの原因となる．けいれんのコントロールとともに熱源を確定させる．

脳炎脳症が疑われるときや局所神経学的異常があるときにCT，MRIは適応となる．てんかんの診断は臨床症状でなされるべきであり脳波によってのみ診断されるものではない．上記を踏まえてわが国の推奨とした．

提言5．コンピューター断層撮影(CT)スキャンは腹痛のルーチン評価に必要ではない

小児の腹痛の代表例，虫垂炎の画像診断について米国のガイドライン[10]は，まず超音波(特異度が高い)を診断に使い，診断の除外にはCT(感度が高い)を使うべきとしている．

わが国では，超音波は多くの病院や診療所で備えており，超音波を腹痛診療のfirst choiceにしてよいと考える．超音波で診断できないときに，CTを考慮すべきである．最後に，画像診断は重要であるが，詳細な病歴と身体診察により検査前確率を高めることが何よりも重要である．

【筆者が考える日本での推奨案】

推奨案1 明らかなウイルス性疾患に対して，抗菌薬を使ってはならない．

推奨案2 咳止めや風邪薬を，4歳未満の呼吸器疾患の小児に処方したり勧めたりしてはならない．処方する場合は効果と副作用についてフォローすべきである．

推奨案3 コンピューター断層撮影(CT)スキャンは軽症頭部外傷の初期評価には必要でない．画像検査が適応かを決めるのには臨床所見を使うべきである．

推奨案4 神経画像検査(CT,MRI)や脳波検査は単純型熱性けいれんの小児には不要である．

推奨案5 コンピューター断層撮影(CT)スキャンは腹痛のルーチン評価に必要ではない．腹痛の評価には超音波を第一選択とし，診断がつかないときにCTを考慮する．

原稿作成についてご意見をいただいた先生方のうち，掲載にご了解をいただいたのは以下の方々である．

(五十音順)

笠井　正志	(長野県立こども病院)
木村　武司	(安房地域医療センター)
黒澤　寛史	(メルボルン小児病院)
小橋　孝介	(鴨川市立国保病院)
斎藤　祥子	(八戸市立市民病院)
谷　秀和	(谷小児科)
鉄原　健一	(成育医療研究センター)
牟田　広実	(飯塚市立病院)
茂木　恒俊	(京都大学)
山田　健太	(福井赤十字病院)
米田　哲	(県立釜石病院)

引用文献

1) 外来小児科学会抗菌薬適正使用ワーキンググループ：小児上気道炎および関連疾患に対する抗菌薬使用ガイドライン―私たちの提案― 外来小児科．2005;8: 146-173　http://www004.upp.so-net.ne.jp/ped-GL/GL1.htm

2) Infant Deaths Associated with Cough and Cold Medications—Two States, 2005; MMRW Weekly January 12, 2007 / 56(01)：1-4

3) An Important FDA Reminder for Parents: Do Not Give Infants Cough and Cold Products Designed for Older Children. http://www.fda.gov/drugs/resourcesforyou/specialfeatures/ucm263948.htm

4) The common cold in children: Treatment and prevention. Up to date 2013 Ver.16.0

5) 前田由美子，法坂千代：日医総研 日医総研ワーキングペーパー No.223
医療関連データの国際比較2010 ― OECD Health Data 2010 より―

6) Brenner DJ et al : Computed tomography - an increasing Source of radiation exposure. NEJM. 2007; 357:2277-2284

7) Nathan Kuppermann et al: Identification of children at very low risk of clinically-important brain injuries after head trauma: a prospective cohort study. Lancet. 2009; 374: 1160-1170

8) Clinical Practice Guideline-Febrile seizures: guideline for the neurodiagnostic evaluation of the child with a simple febrile seizure. Pediatrics. 2011; 127:389-394

9) 福山幸夫，他：熱性けいれんの指導ガイドライン．小児科臨床．1996;49:207-215

10) Lukens TW et al : Clinical policy: critical issues in the evaluation and management of emergency department patients with suspected appendicitis. Ann Emerg Med. 2010;55:71-116

賢く選択しよう　Choosing wisely in Japan—Less is More

8：米国心臓病学会
American College of Cardiology の提言
―わが国の現状と著者の考える推奨案

宮崎　景＊

LIST OF FIVE

1. 心疾患を疑う症状がない患者の初期評価として運動負荷を用いた心臓画像検査や非侵襲的画像検査（心臓 MRI や心臓 CT など）を行うな．ただし高度な冠危険因子を有する場合はその限りではない．

Don't perform stress cardiac imaging or advanced non-invasive imaging in the initial evaluation of patients without cardiac symptoms unless high-risk markers are present.

2. （心疾患イベント後のフォローアップとして）無症候の患者において運動負荷を用いた心臓画像検査や非侵襲的画像検査（心臓 MRI や心臓 CT など）を 1 年ごとに行うな．

Don't perform annual stress cardiac imaging or advanced non-invasive imaging as part of routine follow-up in asymptomatic patients.

3. 低リスクの非心臓手術で術前評価として運動負荷を用いた心臓画像検査や非侵襲的画像検査（心臓 MRI や心臓 CT など）を行うな．

Don't perform stress cardiac imaging or advanced non-invasive imaging as a pre-operative assessment in patients scheduled to undergo low-risk non-cardiac surgery.

4. 軽症で無症候の心臓弁膜症（自然弁）患者で徴候や症状に変化がなければ，ルーチンの経過観察としての心臓超音波検査を行うな．

Don't perform echocardiography as routine follow-up for mild, asymptomatic native valve disease in adult patients with no change in signs or symptoms.

5. 合併症もなく血行動態が安定している ST 上昇型急性心筋梗塞（STEMI）において，非責任病変に対してステント治療を行うな．

Don't perform stenting of non-culprit lesions during percutaneous coronary intervention (PCI) for uncomplicated hemodynamically stable ST-segment elevation myocardial infarction (STEMI).

■提言の考察とわが国の現状

提言 1　心疾患を疑う症状がない患者の初期評価として運動負荷を用いた心臓画像検査や非侵襲的画像検査（心臓 MRI や心臓 CT など）を行うな．ただし高度な冠危険因子を有する場合はその限りではない．

　虚血性心疾患が非常に多い米国で，心疾患を疑う症状に乏しい場合でも，運動負荷による心臓画像検査や心臓 MRI，心臓 CT などが行われた場面に筆者も遭遇した経験がある．一方で虚血性心疾患が少ない日本では，同様の場面に出くわした経験はない．日本の現場の感覚に比較的近い提言と思われる．一方でこの提言の後半部分は，裏を返せば高度な冠危険因子を有する場合，すなわち 40 歳以上の糖尿病患者，末梢動脈疾患もしくは虚血性心疾患のリスクが年間 2% 以上と見積もられた場合には，心疾患を疑う症状がなくとも，上記検査を考慮する場合もあるということを意味している．

提言 2　（心疾患イベント後のフォローアップとして）無症候の患者において運動負荷を用いた心臓画像検査や非侵襲的画像検査（心臓 MRI や心臓 CT など）を 1 年ごとに行うな．

　心疾患に対する治療を受けた後，1 年ごとに上記検査を行っても，患者の治療に役立つことは少

＊みえ医療福祉生活協同組合　高茶屋診療所（三重家庭医療センター 高茶屋）〔〒 514-0006 津市広明町 112-7〕
＊ e-mail: keimiyazaki.md@gmail.com

なく, 患者の予後を改善しているという明確な裏付けなしに, 不必要な侵襲的手技や過剰な放射線被曝を増やしているだけかもしれない. ただし冠動脈バイパス手術後5年以上経過後のルーチン検査に関しては明確な利益が証明されている. 日本循環器学会等による各関連ガイドラインでは検査の手技等に関する記載のみで, どのような場面で検査の適応となるかについては言及がなく, フォローアップ検査の間隔は各施設, 各医師の裁量によってばらつきが多いのが現状であると推察される[1-3].

提言3 低リスクの非心臓手術で術前評価として運動負荷を用いた心臓画像検査や非侵襲的画像検査(心臓 MRI や心臓 CT など)を行うな.

白内障手術などの低リスク非心臓手術における術前評価で運動負荷試験などを行っても, 患者管理の参考になりにくく, 予後改善には結びつかない. 米国のガイドラインでは低リスク手術(白内障手術など)の場合は, 心疾患の既往がある患者であっても, 無症状であれば術前の安静時心電図検査も行わないよう推奨されている. また運動負荷検査は, 患者がリスク因子を持っていなければ低リスク手術だけでなく, 中等度リスクの手術であっても, 術前検査として行わないように推奨されている[4]. 一方日本のガイドラインでは, どのような場合に運動負荷検査や心臓 MRI, 心臓 CT が術前評価として適応となるかについての言及はない[5]. 低リスクの非心臓手術であっても多くの施設で術前の安静時心電図がルーチンであるのが現状であるが, 運動負荷を用いた心臓画像検査や心臓 MRI, 心臓 CT などを行わないという本提言には, 多くの臨床医が賛成していると思われる.

提言4 軽症で無症候の心臓弁膜症(自然弁)患者で徴候や症状に変化がなければ, ルーチンの経過観察としての心臓超音波検査を行うな.

心臓弁膜症(自然弁)の患者において通常, 症状が悪化するまでに何年も無症状の時期が続く. 経過に変化がない限り, 心臓超音波検査を毎年行うことは勧められない. 米国のガイドラインでは軽症の大動脈弁狭窄及び僧帽弁狭窄では3-5年ごとの超音波検査を推奨しているが, それ以外の軽症弁膜症ではルーチンの検査は推奨されていない[6]. 一方で日本のガイドラインでは 軽症の僧帽弁疾患で2年ごと, 大動脈弁疾患で1-2年ごとの推奨となっているが推奨度は class 2b である[7]. いずれにせよ, 個別のリスクと各弁膜症の典型的な自然経過を理解した上でのフォローアップが望ましい.

提言5 合併症もなく血行動態が安定している ST 上昇型急性心筋梗塞 (STEMI) において, 非責任病変に対してステント治療を行うな.

血行動態が安定している STEMI の患者において, 非責任病変に対するインターベンションが推奨できないというのがこれまでの臨床知見であったが, PRAMI (Preventive Angioplasty in Mycardial Infarction Trial) 試験では非責任病変に対する予防的 PCI (Percutaneous Coronary Intervention) により心臓死, 非致死的心筋梗塞, 難知性狭心症からなる複合エンドポイントを有為に抑制していた[8]. 限られたイベント数で複合エンドポイントを採用していることや追跡期間が短かったなどの問題もあり, さらなる知見の集積が待たれる. (現在, この提言は ACC において再検討中である)

【筆者が考える日本での推奨案】

基本的には ACC の提言をそのまま採用している. ただし提言5は, さらなる知見が集積されれば近い将来改訂される可能性もある.

推奨案1 心疾患を疑う症状がない患者の初期評価として運動負荷を用いた心臓画像検査や非

侵襲的画像検査(心臓MRIや心臓CTなど)を行うな．ただし高度な冠危険因子を有する場合はその限りではない．

推奨案2 （心疾患イベント後のフォローアップとして）無症候の患者において運動負荷を用いた心臓画像検査や非侵襲的画像検査(心臓MRIや心臓CTなど)を1年ごとに行うな．

推奨案3 低リスクの非心臓手術で術前評価として運動負荷を用いた心臓画像検査や非侵襲的画像検査(心臓MRIや心臓CTなど)を行うな．

推奨案4 軽症で無症候の心臓弁膜症（自然弁）患者で徴候や症状に変化がなければ，ルーチンの経過観察としての心臓超音波検査を行うな．

推奨案5 合併症も無く血行動態が安定しているST上昇型急性心筋梗塞(STEMI)において，非責任病変に対してステント治療を行うな．

謝　辞

本原稿の執筆にあたり，友人であり循環器専門医の鈴木頼快医師には，循環器の一線で活躍する立場からの貴重なご意見を頂いたことに感謝致します．

引用文献

1）日本循環器病学会等　循環器病の診断と治療に関するガイドライン（2007-2008年度合同研究班報告）　冠動脈病変の非侵襲的診断法に関するガイドライン　http://www.j-circ.or.jp/guideline/index.htm

2）日本循環器病学会等　循環器病の診断と治療に関するガイドライン（2009年度合同研究班報告）　慢性虚血性心疾患の診断と病態把握のための検査法の選択基準に関するガイドライン（2010年度改訂版）　http://www.j-circ.or.jp/guideline/index.htm

3）日本循環器病学会等　循環器病の診断と治療に関するガイドライン（2009年度合同研究班報告）　循環器超音波検査の適応と判読ガイドライン　http://www.j-circ.or.jp/guideline/index.htm

4）Lee A. Fleisher et al. Guidelines on Perioperative Cardiovascular Evaluation and Care for Noncardiac Surgery: A Report of the American College of Cardiology/American Heart Association Task Force on Practice Guidelines (Writing Committee to Revise the 2002 Guidelines on Perioperative Cardiovascular Evaluation for Noncardiac Surgery). Circulation. 2007; 116 e418-e500

5）日本循環器病学会等　循環器病の診断と治療に関するガイドライン（2007年度合同研究班報告）　非心臓手術における合併心疾患の評価と管理に関するガイドライン（2008年度改訂版）　http://www.j-circ.or.jp/guideline/index.htm

6）Robert O, Bonow et al: Guidelines for the management of patients with valvular heart disease: A report of the American College of Cardiology/American Heart Association Task Force on Practice Guidelines (Writing Committee to Revise the 1998 Guidelines for the Management of Patients with Valvular Heart Disease): Developed in Collaboration With the Society of Cardiovascular Anesthesiologists: Endorsed by the Society for Cardiovascular Angiography and Interventions and the Society of Thoracic Surgeons. Circulation. 2006; 114 e84-e231

7）日本循環器病学会等：環器病の診断と治療に関するガイドライン（2009年度合同研究班報告）　循環器超音波検査の適応と判読ガイドライン　http://www.j-circ.or.jp/guideline/index.htm

8）Wald DS et al：PRAMI Investigators, Randomized trial of preventive angioplasty in myocardial infarction. N Engl J Med. 2013;369(12):1115

9：米国産婦人科学会
American College of Obstetricians and Gynecologists の提言
―「賢い選択」への解説

本田　美和子 *

LIST OF FIVE

1) 39 週 0 日よりも早く，待機的・医学的に必要ではない分娩誘発または帝王切開を行ってはならない．

39 週 0 日より早期の分娩は学習機能障害や罹患率・死亡率のリスクを上昇させることが示されている．39 週 0 日よりも早期の分娩にあたっては，母体または胎児についての明らかな医学的適応が定められている．適切な臨床指針なしの胎児の肺成熟試験は分娩の指標とはならない．

2) 39 週 0 日以降 41 週 0 日間において，子宮頸管が望ましい状態である場合を除いて待機的・医学的に必要ではない分娩誘発を行ってはならない．

理想的には分娩は母体が可能となったときにいつでも始まる．子宮頸管の状態が十分出ない状態で，分娩誘発を行うことは帝王切開率を高める．医学的適応のない状態での分娩誘発については，その危険とリスクについて患者と十分に話し合う．

3) 30 歳から 65 歳の女性に対して，子宮頸部細胞診は毎年ルーチンには行わない．

平均的リスクの女性に対しては，子宮頸部の細胞診スクリーニングを毎年行うことは，3 年毎に行う場合に比べて有益であるという報告はない．しかしながら，毎年の受診時に本人の懸念と問題について話し合い，骨盤内診察に基づく適切なスクリーニングを行う．

4) 2 年以内の子宮頸部の中等度異形成については，治療をしない．

中等度の子宮頸部異形成について (子宮頸部上皮内腫瘍 cervical intraepithelial neoplasia CIN-1) はヒトパピローマウイルスに関連しており，平均的リスクの女性は治療を必要としない．生検で CIN-1 を呈する女性の多くは一過性のヒトパピローマウイルス感染症であり，1 年以内に治癒するため，治療を必要としない．

5) 平均的リスクの無症状の女性に対して，卵巣がんスクリーニングは行わない．

集団研究では，無症状の女性に対して行う血清 CA-125 検査や経腟超音波検査の早期卵巣がんスクリーニングについて，スクリーニングなしで発見される場合よりも発見率が高いという報告はわずかである．

卵巣がんの有病率は低いこと，スクリーニング陽性となった場合の精査の侵襲が大きいことから，スクリーニングによる害はスクリーニング効果を上回る．

「賢い選択」への解説

1) 出産について

産婦人科領域における「賢明な選択」は，出産および婦人科がんのスクリーニングに関して挙げ

---

*国立病院機構東京医療センター　総合内科〔〒 152-0021 東京都目黒区東が丘 2 丁目 5 − 1〕

られた5つの提言である．提言に添えられたコンシューマー・リポートがその意図をよりわかりやすく解説している．

出産に関するメッセージは明らかであり，医学的な必要性がない場合には，39週以上の「満期産」がより望ましい，と提言している．1990年から2007年にかけて37～38週で誘発分娩もしくは帝王切開となったケースが満期産の2倍あったこと，現在この傾向は減ってきているが，それでも利便性のために満期産を待たずに分娩が行われていることが示されている．

37～28週の胎児は，まだ肺や脳，脂肪の形成が進んでいる状態であること，この時期に誘発分娩や帝王切開となった場合には，より呼吸や授乳，黄疸などの問題が起りやすく集中治療を必要とする可能性が高くなること，さらに脳性麻痺のリスクや死亡率が上がることを説明している．

これらの結果をふまえ，破水後に分娩が進行しないなどの医学的適応がある場合以外には，「分娩は自然に任せよ」と勧めている．

2）がんスクリーニングについて

Papスメア検査が子宮頸癌につながる異常細胞の発見に役立つことを述べたあとで，疾患リスクの低い者に大しては必要がないと説明している．子宮頸癌はたとえ性的な活動が活発であっても21歳以下の女性にはまれであること，若年女性には一過性に異型細胞が見られることがあることからこの年代の女性には推奨されない．またこれまでPapスメア検査が正常であった65歳以上の女性についても，不要な治療を行う原因となるとして，推奨していない．

また，スメア採取の手技が不快な症状や出血を起こす可能性があり，これが頻回な検査やコルポスコピーなどのより侵襲性の高い検査につながることを述べ，それに必要な医療費についても説明している．

これらをふまえ，Papスメアは年齢に応じた適応があり，21～65歳の女性では3年毎に行うこと，30～65歳ではHPV検査と併用すれば5年毎でよいこと，これまで検査結果が正常であった65歳以上では中止しても良いこと，リスクの高い者，既往のある者については医師の指示に従ってより頻回に行うことを勧めている．

卵巣がんについては，一般的な女性と比べて相対危険度が6倍を超える，遺伝性卵巣がんのリスクを有する者以外にはスクリーニング検査を推奨しない．

参考文献

1) http://www.choosingwisely.org/doctor-patient-lists/delivering-your-baby/
2) http://www.choosingwisely.org/doctor-patient-lists/pap-tests/
3) http://www.mskcc.org/cancer-care/adult/ovarian/screening-guidelines-ovarian

賢く選択しよう　Choosing wisely in Japan—Less is More

10：米国内科学会
American College of Physicians の提言
―わが国の現状と著者の考える推奨案

東　光久*

LIST OF FIVE

提言1　無症状で冠動脈疾患の低リスク患者に運動負荷心電図をスクリーニング検査として行うべきではない．

冠動脈疾患低リスク（10年間での発症リスク10％未満）の無症状患者に運動負荷心電図でスクリーニングをかけても患者の予後が改善することはない．

提言2　非特異的な背部痛を訴える患者に画像検査を行うべきではない．

病歴や身体診察から特定の疾患や脊椎の異常を想起できない背部痛の患者（例えば非特定的腰痛の患者）に，単純X線，CT,MRIを行っても患者の予後が改善することはない．

提言3　単純な失神で神経学的診察上正常な場合の評価に，脳の画像検査（CT,MRI）を行うべきではない．

目撃情報でけいれんを示唆する情報もその他の神経学的な症状・徴候もない失神患者において，失神が中枢神経系の異常で生じた可能性は極めて低く，脳の画像検査で患者の予後が改善することはない．

提言4　静脈血栓塞栓症（VTE）の検査前確率が低い患者には，初期検査として高感度D-dimerを行うべきであり，画像検査を初めから行うべきではない．

Wellsの予測ルールで定義されるVTEの検査前確率の低い患者において，高感度D-dimerが陰性であればVTEを効率よく除外でき，更なる画像検査の必要がなくなる．

提言5　胸腔内疾患の疑いが無い場合に術前検査として胸部X線検査を行う必要はない．

― 心肺症状の無い場合に，術前胸部X線検査を行っても周術期管理に殆ど変化はなく患者の予後を改善する訳でもない．

■提言の考察とわが国の現状

米国内科学会の5つの提言はいずれも，鑑別疾患に対しスクリーニング検査・精密検査をどのような条件下で行うべきかということに関するものである．具体的には無症状2つ（運動負荷心電図，術前胸部X線），有症状3つ（腰痛，失神，静脈血栓塞栓症）について採り上げている．

提言1：無症状で冠動脈疾患の低リスク患者に運動負荷心電図をスクリーニング検査として行うべきではない．

USPSTF(U.S. Preventive Services Task Force)[1]とAAFP（米国家庭医療学会）が2011年に，ACCF（米国心臓学会）/AHA（米国心臓協会）が2010年に相次いで同様の提言をまとめている．本提言はもちろんエビデンスに基づいてなされているも

---

*天理よろづ相談所病院　総合診療教育部/総合内科〔〒632-8552　奈良県天理市三島町200　〕
* e-mail : tazuma@tenriyorozu.jp

のであるが，目の前の患者に外挿する際には，患者の状態や環境を考慮するなどより深い考察の上に決定されるべきものと明記されている．ここでいう低リスク患者とはFramingham Heart Studyで抽出された因子（年齢，性別，総コレステロール値，HDLコレステロール値，喫煙，収縮期血圧，降圧剤使用の有無）を基に算出している（http://cvdrisk.nhlbi.nih.gov/calculator.aspで実際に算出可能）．冠動脈疾患（心筋梗塞を含む虚血性心疾患）の発症率が10年間でそれぞれ10％未満，10〜20％，20％以上を低，中，高リスクに分類している．注意すべき点は，既往に心疾患と糖尿病を有さないアメリカ人を対象としている点である．

日本での冠動脈疾患の頻度は米国と比してどれくらい違うのだろうか．心筋梗塞を例にとると，久山町における発症率（対1,000人/年）は男性1.6，女性0.7，Framingham研究はそれぞれ7.1，4.2で，Framinghamの方が5〜6倍高かった[2]．したがって冠動脈疾患発症率が米国のそれと比して著しく低いと考えられる日本ではさらに検査前確率が低くなると予想され，本提言は日本人にも外挿可能と考えられる．

なお，安静時の心電図での異常所見には，ST-T変化はもちろん，左軸偏位，左室肥大，脚ブロックなどの所見も含まれ，将来の冠動脈疾患に対するこれら異常所見のハザード比が1.5〜1.9となっている[3]．

提言2：非特異的な背部痛を訴える患者に画像検査を行うべきではない．

腰痛に関する提言である．ここでいうnon-specific low back painとは以下のように定義されている[4]．

* 6週間以上12ヶ月未満
* 下位腰部に感じる，張った感じや痛み，凝りで特定の原因が見つからないもの
* 悪性腫瘍，感染症，骨折，強直性脊椎炎などの炎症性疾患は含まない
* 神経根性疼痛や馬尾症候群もこれに含めない

実際にこの種の腰痛は非常に多く，その中から見逃してはいけない腰痛患者はどのような側面を持っているかを知っておくことの方がさらに重要である．以下にred flagサイン（見逃してはいけないサイン）を記載する．

* 外傷歴（複数回を含む）
* 原因不明の体重減少
* 50歳以上の，特に女性，または骨粗鬆症や圧迫骨折の既往のある男性
* 原因不明の発熱，尿路やその他の部位の感染症の病歴
* 免疫抑制状態，糖尿病
* がんの既往
* 経静脈的薬物使用歴
* 長期間のコルチコステロイドの使用または骨粗鬆症
* 70歳以上
* 進行性の神経脱落症状，馬尾症候群
* 6週間以上持続する症状
* 過去の手術歴

これらの条件を有する腰痛患者ではX線やMRIが勧められる．腰椎骨折を例にred flagサインをスクリーニングに用いても必ずしもその有用性が証明できなかったとする報告もある[5]．

腰痛は日本人でも最も一般的な症候の一つであり，福原らの報告[6]によれば，20歳以上80歳未満の4500人を対象とした過去1ヶ月間の腰痛の有病割合は年齢層に関わりなくおおよそ30％程度となっている[6]．

提言3：単純な失神で神経学的診察上正常な場合の評価に，脳の画像検査（CT, MRI）を行うべきではない．

失神は一過性の意識消失（Transient Loss of Consciousness, TLoC）を指し，①急性発症，②短時間，③自然に完全軽快，といった特徴を持つ症候である．主たる原因として神経調節性失神（20〜

Box 1. 中枢神経系の検査を要する場合

推　奨	クラス	エビデンスレベル
① てんかんが疑われ、神経学的評価が必要とされる場合	I	C
② 自律神経障害が疑われ、その基礎疾患として神経学的疾患が疑われる場合	I	C
③ 失神の原因として神経調節性失神・起立性低血圧・心疾患のいずれかが疑われる場合には、脳波、頸動脈エコー、脳 CT/MRI は適応とならない	III	B

Box 2. 失神と誤診される病態

広汎な大脳虚血なしに部分的あるいは完全に意識消失した場合
①てんかん
②低血糖，低酸素血症など
③中毒
④椎骨脳底動脈系 TIA
意識障害のない疾患
①カタレプシー
②心因性
③ TIA，または頸動脈由来

（文献 7 を日本語訳，一部改編）

70%），起立性低血圧（5〜10%），心疾患（不整脈，弁膜症，虚血性心疾患など）（5〜35%），原因不明（5?35%）に分類され，通常中枢神経系の疾患は極めて頻度が低く，その精査は Box 1 の①②の場合に考慮してもよい程度とされている[7]．

ただ，時として中枢神経病変から TLoC を来すこともあり，どのような患者を対象に脳 CT/MRI を行うかは大きな課題である．実際，自律神経障害や脳血管障害（主としてスティール現象）の結果として，失神を来すこともある．他にも神経疾患で失神と混同されるような TLoC（non-syncopal TLoC）を来すこともある**（Box 2）**．Non-syncopal TLoC の頻度はセッティングにより異なるが，失神として受診する患者の1〜20% 程度である[7]．

米国のデータによれば[8]，失神を主訴に受診した患者の 53% は CT を含む何らかの神経学的検査を受けているが，失神の原因が判明したのは CT・脳波ともにわずか 2% 程度であったという．脳血管障害などの神経疾患の重篤性を鑑みてこの 2% という数字をどう評価するかは難しい問題ではあるが，ルーチンに脳 CT/MRI を行うべきではないように思われる．日本においては画像検査へのアクセスが非常に容易であることから，失神の精査に，「一過性脳虚血発作（TIA）疑い」としてルーチンに脳 CT/MRI を施行する傾向がある．しかし，失神であるか否かの正確な評価が大切であり，失神と判断した場合は **Box1** に当てはめるなどして，画像検査の適応を考慮の上実施したいものである．

提言 4：静脈血栓塞栓症（VTE）の検査前確率が低い患者には，初期検査として高感度 D-dimer を行うべきであり，画像検査を初めから行うべきではない．

静脈血栓塞栓症（VTE）のスクリーニングに関するものである．ここでリスク分類に用いられている Wells スコア[9]についていくつかの pit-fall があるので確認しておきたい．すなわち，Wells スコアは元々肺動脈血栓塞栓症（PE）のリスク分類として提唱されており VTE 一般を対象とはしていない点，Wells スコアの妥当性は日本人では検証されてはいない点である．別コホート 277 例での妥当性検証作業における PE の発症頻度は，低リスク 12%，中リスク 40%，高リスク 91% となっている[10]．もとより，日本人は欧米人に比べ血栓塞栓症の頻度が低いとされていることから解釈すれば，**Wells スコア**のリスク分類において，それぞれ

より低頻度であることが推測される．先のWellsの論文において，Wellsスコア4点以下でD-dimer（SimpliRED法）が陰性であれば，PEの検査後確率は2%程度にまで低下させることが出来るとされており，PEの除外診断にはWellsスコアとD-dimerを用いれば日本においても十分可能であると言える．ただし，D-dimerの問題点として，測定法や試薬により最低検出感度，測定限界，再現性などに性能の差がみられることが挙げられる[11]．実際，PE否定のため行ったD-dimer検査でわずかに陽性であったために結局造影CTを行わざるをえなかった経験は筆者だけではあるまい．これも測定法や試薬の差異であろうか．また，検体を外注し迅速に検査できない施設も国内には多いのも問題である[12]．

提言5：胸腔内疾患の疑いが無い場合に術前検査として胸部X線検査を行う必要はない．

術前検査に関する提言である．日本では術前に胸部X線検査，心電図，感染症検査，凝固系を含む一般血液検査，尿検査，肺機能検査などがルーチンで行われる．しかし，胸部X線検査については，健常人において周術期合併症の高リスク患者をスクリーニングすることにはメリットがないとされている．例えば，1966年～1992年にかけて行われたスクリーニングの胸部X線検査の有用性を検討したメタアナリシスでは[13]，約10%に異常，約1%に不測の異常が見つかったが，その結果により周術期管理に影響与えたのはわずか0.1%にすぎなかったという．そしてこの程度のインパクト（周術期管理に影響をもたらす1例を見つけるのに1000件の胸部X線検査を要する）では1枚23$のコストはcost-effectivenessの視点でも釣り合いが取れないとしている．一方，60歳以上，または心疾患や肺疾患を示唆する臨床所見を有する場合はそうでない場合に比べて，胸部X線検査で異常が見つかる確率は有意に高くなることも分かっている（22% vs. 0.3%）[14]．

Wellsスコア

項目と配点	
肺動脈血栓塞栓症を含むVTEの既往	+1.5
心拍数＞100/分	+1.5
最近の手術あるいは長期臥床	+1.5
VTEの臨床的徴候	+3
肺動脈血栓塞栓症以外の可能性が低い	+3
血痰	+1
がん	+1
臨床的可能性	
低リスク	0～1
中リスク	2～6
高リスク	≧7

一方，日本でもこの問題について稲田が[15]，「無症状で身体所見も正常な患者で，胸部X線写真に異常が認められる確率は低く，さらにその異常のために，手術・麻酔計画が変更されることは稀である」としている．しかしあくまでもエキスパートオピニオンのレベルであり，日本人における質の高いエビデンスは不足しているのが現状である．高齢社会に入りこれからも高齢者人口の増加が確実視される中で，術前胸部X線検査のスクリーニングの是非について適切なデザインの臨床研究を行う必要がある．現時点では欧米のエビデンスを日本に外挿してリスクのある患者にのみ術前胸部X線検査を行うのが妥当であると考えられる．

参考文献

1) U.S. Preventive Services Task Force http://www.uspreventiveservicestaskforce.org/uspstf11/coronarydis/chdfinalrs.htm#summary

2) Minds医療情報サービス．日本人における虚血性心疾患の特徴：http://minds.jcqhc.or.jp/n/medical_user_main.php#

3) Chou R, Arora B, Dana T, et al: Screening asymptomatic adults with resting or exercise. Electrocardiography: a review of the evidence for theU.S. Preventive Services Task

Force. Ann Int Med. 2011;156:375-385.

4) Davis PC, Wippold FJ II, Comelius RS, et al: ACR Appropriateness Criteria ○ RR low back pain.

5) Williams CM, Henschke N, Maher CG, et al: Red flags to screen for vertebral fracture in patients presenting with low-back pain. Cochrane Database Syst Rev. 2013 Jan 31;1

6) 福原俊一, 鈴鴨よしみ, 森田 智視ら：腰痛に関する全国調査報告書. 2003 年.

7) Moya A (Chairperson), Sutton R, Ammirati F, et al: Guidelines for the diagnosis and management of syncope (version 2009): the Task Force for the Diagnosis and Management of Syncope of the European Society of Cardiology (ESC). Eur Heart J. 2009; 30:2631.

8) Pires LA, Ganji JR, Jarandila R, Steele R, et al: Diagnostic patterns and temporal trends in the evaluation of adult patients hospitalized with syncope. Arch Intern Med. 2001;161(15):1889.

9) Wells PS, Anderson DR, Rodger M, et al: Derivation of a simple clinical model to categorize patients probability of pulmonary embolism: increasing the models utility with the SimpliRED D-dimer. Thromb Haemost. 2000; 83: 416-420

10) Chagnon I, Bounameaux H, Aujesky D, et al: Comparison of two clinical prediction rules and implicit assessment among patients with suspected pulmonary embolism. Am J Med. 2002; 113: 269-275

11) Stein PD, Hull RD, Patel KC, et al: D-dimer for exclusion of acute thrombosis and pulmonary embolism: a systematic review. Ann Intern Med . 2004; 140: 589-602

12) Sakuma M, Nakamura M, Nakanishi N, et al: Diagnostic and therapeutic strategy for acute pulmonary thromboembolism. Intern Med. 2006; 45: 749-758

13) Archer C, Levy AR, McGregor M: Value of routine preoperative chest x-rays: a meta-analysis. Can J Anaesth. 1993;40(11):1022

14) Rucker L, Frye EB, Staten MA: Usefulness of screening chest roentgenograms in preoperative patients. JAMA. 1983;250(23):3209

15) 稲田英一：術前麻酔科管理の問題点を徹底検証する PBL(Problem based learning)　術前評価における術前検査の役割. 日本臨床麻酔学会誌. 2005; 25(7): 582-587

賢く選択しよう　Choosing wisely in Japan—Less is More

11：米国放射線医学会 American College of Radiology の提言
―わが国の現状と著者の考える推奨案

本村　和久*

LIST OF FIVE

1. 一次性頭痛のために画像検査を行わない．

   Don't do imaging for uncomplicated headache.

2. 中等度，あるいは高い検査前確率がなければ，肺塞栓症（PE）を疑って，画像検査は行わない．

   Don't image for suspected pulmonary embolism (PE) without moderate or high pre-test probability.

3. 病歴と身体所見で特に異常のない外来患者に対して入院や手術前に胸部 X 線検査をすることを避ける．

   Avoid admission or preoperative chest x-rays for ambulatory patients with unremarkable history and physical exam.

4. 小児の虫垂炎の評価のために，腹部エコー検査の適応を考えない状況では，CT を行わない．

   Don't do computed tomography (CT) for the evaluation of suspected appendicitis in children until after ultrasound has been considered as an option.

5. 臨床的に重要でない子宮付属器嚢胞に対して，フォローアップの画像検査を推薦しない

   Don't recommend follow-up imaging for clinically inconsequential adnexal cysts.

■提言の考察とわが国の現状

提言 1 一次性頭痛のために画像検査を行わない．

　理由としては，器質的疾患に対する特定のリスクファクターがない頭痛患者に画像検査を行なっても，治療方針や結果は改善しないであろうことと，緊急の対応が必要な器質的疾患の可能性が非常に高い患者は，多くの状況で評価された臨床的なスクリーニングで見つけられるからとしている．これらの結果，見解は，多くの研究と臨床診療ガイドラインでも同様の結果・見解で，偶発的に見つけられた所見は，患者の健康を改善しないさらなる医学的行為の施行と費用の発生につながるとしている．

　わが国の慢性頭痛の診療ガイドライン[1]では「一般医が頭痛医療を行う場合，まず頭痛の原因を正しく診断しなくてはならない．そのために頭痛の分類に関する知識が要求される．頭部 CT や MRI などの設備のない一般医は，診断に苦慮したら速やかに頭痛患者を専門医に紹介することが望ましい」としている．危険な頭痛の症状については，次の **Box 1** を参照されたい．

提言 2 中等度，あるいは高い検査前確率がなければ，肺塞栓症（PE）を疑って，画像検査は行わない．

　理由としては，深部静脈血栓症（DVT）と肺塞栓症は臨床的に比較的よくみられる疾患であるが，その時に D ダイマー高値と，ある特定のリスクファクターが見られないことは稀であるからとしてお

＊県立沖縄中部病院プライマリケア・総合内科　〔〒904-2243　沖縄県うるま市宮里281〕
＊ e-mail: motomura_kazuhisa@hosp.pref.okinawa.jp

Box 1 危険な頭痛の症状（文献1を参考に作成）
新規の発症の頭痛
発疹，神経脱落症状，嘔吐，痛みまたは圧痛，事故または頭部外傷，感染，高血圧を伴う急性の頭痛
頭痛のない時や消失した時においても神経学的な異常が改善しない時
遷延する前兆症状がある時
5分以内に最強度に達する超急性の頭痛
6ヶ月未満の経過の神経脱落症状を伴う頭痛
頭痛がこれまで経験したことがないほどの頭痛
小児（5歳未満）か比較的高齢（51歳以上）の発症である時

り，画像検査（特にCTアンギオグラフィー）は，迅速，正確で，かつ広く利用できる検査であるが，血液検査と臨床基準で肺塞栓症を強く疑わない患者については，限られた意味しか持たないと結論づけている．また，画像検査は，肺塞栓症の低い予検査前確率をもつ患者に対してではなく，血液検査と臨床基準で肺塞栓症を強く疑う患者に対して確定診断するか，除外するために役に立つとしている．

日本放射線科専門医会・医会がまとめた静脈血栓塞栓症の画像診断ガイドライン[2]では，「臨床上，肺血栓塞栓症が疑われた場合は，陰性であればほぼ確実に肺血栓塞栓症を否定できるD-ダイマーの計測をまず行って，陽性例のみに造影CTを行うことで不必要な検査を除外できる」としており，上記の勧告に一致するものと考える．日本循環器学会の「肺血栓塞栓症および深部静脈血栓症の診断，治療，予防に関するガイドライン」[3]では，臨床的に見た肺塞栓症の可能性が低い，あるいは中程度であれば，スクリーニング検査として胸部X線，心電図，動脈血ガス分析，経胸壁心エコー，血液生化学検査を行ったあと，Dダイマーを測定，正常なら肺塞栓の除外としている．具体的な臨床症状としては「呼吸困難，胸痛が主要症状」「特徴的発症状況としては安静解除直後の最初の歩行時，排便・排尿時，体位変換時がある」としており，診察所見としては「頻呼吸，頻脈が高頻度に認められる．ショックや低血圧を認めることもある．」としている．

提言3 病歴と身体所見で特に異常のない外来患者に対して入院や手術前に胸部X線検査をすることを避ける．

理由としては，ルーチンの入院または手術前の胸部X線検査施行は，病歴身と身体所見で特に理由が示されなければ，外来患者に推薦されず，ルーチンの胸部X線検査施行では，わずか2パーセントで，治療方針の変更につながるからとしている．また，胸部X線検査が適切である例としては，急性の心肺疾患が疑われる，または6ヵ月以内に胸部X線撮影を受けていない70歳以上の高齢患者で安定した慢性の心肺疾患の病歴を挙げている．

日本放射線科専門医会・医会がまとめた画像診断ガイドライン[4]では，「American College of Radiology（ACR）から入院時ルーチンとしての意味だけの胸部単純は止めるよう勧告」と上記の勧告を引用した上で，「呼吸循環系の合併症のない，例えば皮膚科や眼科などの局所疾患患者の入院時ルーチンとして胸部単純を撮影する意義は少ない．今後は悪性腫瘍など全身疾患を有する患者や全身麻酔の手術前のチェックなどにおいても時に応じて適応を決定されるべきであり，ルーチンとしての適応について検討が必要である」としている．

提言4 小児の虫垂炎の評価のために，腹部エコー検査の適応を考えない状況では，CTを行わない．

理由としては，CTは小児の虫垂炎に対する評価において正確であるが，腹部エコーは施行者の熟

Box 2 良性腫瘍と考えられる卵巣嚢胞の鑑別診断と管理は？（文献5を参考に作成）

Answer
1. 問診，内診，超音波検査，腫瘍マーカー，MRIなどで，悪性腫瘍や非腫瘍性病変および機能性嚢胞との鑑別をする．
2. 腫瘤が大きい場合（長径6cm以上）または嚢胞による症状がある場合は，手術を勧める．
3. 腫瘤が小さい場合でも，腫瘍と確実に診断できる場合は，手術を勧める．
4. 手術をしない場合は，最初は月経周期を考慮して，1〜3カ月後，以後3〜6カ月毎に経過観察を行う．
5. 手術をしない場合の臨床的診断精度には，限界があることを説明する．

練度による．腹部エコーは放射線被曝を減らすため，腹部エコーは小児の画像評価に関して，最初に適応を考慮することが好ましく，腹部エコーの結果がはっきりしないなら，さらにCTが考慮されるとしている．さらに，このアプローチは費用効果がよく，潜在的な放射線曝露のリスクを減らし，感度・特異度94％の高い信頼性があるとのコメントがある．

わが国の現状であるが，小児の放射線被曝を減らすことを明示したガイドラインを見つけることができなかった．小児で被曝を避けることは当然のことと考えるので，画像評価の第一は日本の一般臨床でも腹部エコーとなっているのではないだろうか．

提言5 臨床的に重要でない子宮付属器嚢胞に対して，フォローアップの画像検査を推薦しない．

生殖可能な年齢の女性において，単純性嚢胞と出血性嚢胞のほとんどは生理的であり，閉経後女性の小さな単純性嚢胞は，よくみられるもので臨床的に重要ではなく，典型的な嚢胞性卵巣がんはこれらの良性に見える嚢胞から生じないとしている．嚢胞のサイズについては，生殖可能な年齢の女性における質の高いエコー検査上，最大径5cm以内である黄体や単純性嚢胞のフォローアップは推薦せず（閉経後女性の単純性嚢胞に対しては，最大径1cm以内），閉経後女性の単純性嚢胞に対しては，最大径1cm以内を検査閾値とするとしている．

わが国のガイドライン[5]であるが，Box2で示すような推奨がある．

【筆者が考える日本での推奨案】

推奨案1. 一次性頭痛と二次性頭痛を慎重に鑑別した上で，画像検査の適応を考慮する．

推奨案2. 肺塞栓症を臨床的に疑えば，Dダイマー検査を行い，検査陰性なら画像検査は行わない．

推奨案3. 病歴と身体所見で特に異常のない外来患者に対して，ルーチンで入院前・手術前に胸部X線検査をすることを避ける．

推奨案4. 小児における虫垂炎の画像評価は，腹部エコー検査をまず行い，診断がつかない場合のみCTを考慮する．

推奨案5. 臨床的に重要でない子宮付属器嚢胞に対して，フォローアップの画像検査を推薦しない．

提言1のCT適応は一次性頭痛と病歴と身体所見から判断できるかにかかっていると考える．

提言2については異論のないところと思う．

提言3は入院時の胸部X線検査がルーチンとなっている施設では行わないことのコンセンサスを得ることが難しいかもしれない．

提言4は妥当なところと考える．

提言 5 はなにをもって「臨床的に重要でない」とするかが問題で，エコー所見など総合評価が必要と考える．

引用文献

1) 慢性頭痛の診療ガイドライン作成に関する研究班　日本頭痛学会：慢性頭痛の診療ガイドライン, 平成 17 年 3 月
2) 日本医学放射線学会および日本放射線科専門医会・医会共同編集：静脈血栓塞栓症の画像診断ガイドライン　２００７年版
3) 日本循環器学会：肺血栓塞栓症および深部静脈血栓症の診断, 治療, 予防に関するガイドライン（2008 年度合同研究班報告）
4) 日本放射線科専門医会・医会：画像診断ガイドライン -2003　http://www.jcr.or.jp/guide-line/guide_3.pdf
5) 日本産婦人科学会：産婦人科診療ガイドライン―婦人科外来編 2011
6) 診療ガイドライン婦人科外来編 2011

賢く選択しよう　Choosing wisely in Japan—Less is More

12：米国リウマチ学会
American College of Rheumatology の提言
──わが国の現状と著者の考える推奨案

杉本　俊郎＊

LIST OF FIVE

1. 抗核抗体（ANA）が陰性，かつ，自己免疫疾患可能性を臨床的に疑わない時に，疾患特異的抗核抗体を検査しない．

Don't test ANA sub-serologies without a positive ANA and clinical suspicion of immune-mediated disease.

2. ライム病に関する暴露歴や特徴的な所見を認めない筋骨格系症状に対してライム病の検査を行うな．

Don't test for Lyme disease as a cause of musculoskeletal symptoms without an exposure history and appropriate findings.

3. 炎症性関節炎における末梢関節の定期的な評価のために MRI 検査を行わない．

Don't perform MRI of the peripheral joints to routinely monitor inflammatory arthritis.

4. 関節リウマチの治療において，メトトレキサート（や他の既存の非生物学的抗リウマチ薬 DMARDS）を試す前に，生物学的製剤を使用しない．

Don't prescribe biologics for rheumatoid arthritis before a trial of methotrexate (or other conventional non-biologic DMARDs.

5. 骨粗鬆症の診療において，2 年間で 1 回以上の二重エネルギー X 線吸収測定法（DXA）による骨密度検査を定期的に行わない（たとえ骨粗鬆症治療薬を使用中の高リスク例であっても）．

Don't routinely repeat DXA scan more often than once every two years.

■提言の考察とわが国の現状

リウマチ性疾患（膠原病）の診断に関する提言（提言 1，2）について：

提言 1,2 は，リウマチ性疾患（膠原病）の診断に関するものである．

提言 2 に関しては，米国において，筋骨格系の症状を呈するライム病の患者が多いためになされた提言であると考えられる（わが国の現状にはあてはまらないと著者は考える）．リウマチ性疾患（膠原病）の診療においても，他の疾患と同様，検査を出す前に考えうる疾患を想起して，検査をオーダーすべきである．しかし，著者の大学病院での膠原病専門外来には，抗核抗体陽性（ANA）やリウマチ因子陽性といった所見のみで，「膠原病の疑い」という紹介を度々経験する．また，著者が勤務している大学病院でも，発熱患者等に対して自己抗体の絨毯爆撃的検査が行われているのが現状である〔例外として，全身性エリテマトーデスを除外するための ANA, 顕微鏡的血管炎の診断のための抗好中球細胞質抗体（ANCA）は，有用とされている〕．このことは，病歴や身体所見に，リウマチ性疾患（膠原病）の特徴的な所見がないときの ANA 陽性は，リウマチ性疾患（膠原病）の可能性を少しも高めないことや，ANA が陰性であれば, ds-DNA 抗体, Sm 抗体, RNP 抗体, SSA(Ro)/SSB(La) 抗体, Scl-70 抗体, centromere 抗体等の疾患特異的自己抗体は陰性であること (例外として，抗原が細胞増殖期出現する SSA 抗体は，ANA 陰性（静止期の細胞を用い

＊滋賀医科大学総合内科学講座（地域医療支援）国立病院機構 東近江総合医療センター　総合内科
〔〒 527-8505　滋賀県東近江市五智町２５５国立病院機構滋賀病院　〕
＊ e-mail: sugimoto-toshiro@shiga-hosp.jp

て測定するため）でも陽性のことがある．Jo-1等筋炎特異的抗体も，抗原がt-RNAに関連したもので，細胞質に抗原があるためANA陰性でも陽性のことがある．），リウマチ性疾患（膠原病）のいくつかは自己抗体陰性である等（リウマチ性多発筋痛症，Bechet病，成人Still病，高安病等）の，リウマチ性疾患（膠原病）に関する知識が正確に知られていないことに起因すると思われる．しかし，関節リウマチを除くリウマチ性疾患（膠原病）患者数が少ない割には，日本内科学会誌の特集には毎年とりあげられるし，内科学会認定医／専門医の試験のこの分野の出題数は，異常に多いと思う．（これは，本当に私見だが）この中途半端に得た教科書的知識が，非専門医による絨毯爆撃的自己抗体検査の一因になっているのではないかと日々思う．よって，著者は，学部3回生を対象にした滋賀医科大学医学部の免疫学の講義において，リウマチ性疾患（膠原病）を疑った時に，「膠原病の疑い」というのは，「発熱」や「関節痛」と同じレベルの用語であり，「全身性エリテマトーデスの疑い」や「血管炎症候群の疑い」等の疾患名想起するようにと述べ，自己免疫性／リウマチ性疾患（膠原病）の診断のための，最も有効な検査は，病歴や身体所見の臨床症状であり，ANAや疾患特異的自己抗体は，自分の仮説を確かめるために検査するものと述べている（これは理想論だが）．

関節リウマチ(RA)の診療に関する提言（提言3，4）について：

提言3,4 は，関節リウマチ(RA)の診療に関する提言である．近年，欧米のRAの分類基準の改定(2009年)や，種々のRAに対する生物学的製剤の出現により，RAの診療は大きく変貌し，RA患者の長期的なQOLを維持するために，できるだけ早期に診断し，かつ，できるだけ早期に積極的加療を行い，寛解状態を維持することが必要であるとされている．

提言3の，末梢関節のMRI検査だが，軟部組織の描出が可能で，わが国からRAの早期診断に有用であることは報告されているが，その活動性を評価するためにルーチンで検査を行うにはコスト上さけるべきであり，妥当な提言と思う．今後，関節炎の活動性の評価は，より安価で簡便である関節エコーが主流になると考えられている（検査の標準化が課題であるが）．

提言4は，RAの治療に関する提言で，RAの治療のアンカードラッグとしてのメトトレキサート(MTX)の重要性を強調したものである．わが国において，MTXがRAに対して保険適応になったのは，1999年でありその投与上限量は8mg/週であったが，日本リウマチ学会や患者団体の要望により，2011年から，保険で認められる投与上限量が16mg/週に改定されたのも，このようなRA治療におけるMTXの重要性を鑑みたものである．生物学的製剤等の新規薬剤は，著効する症例も多いが，未だ使用経験が少なく，安全性に対して十分な配慮が必要であると考えられ，禁忌がないかぎり，まずMTXを使用し，十分な効果が得られない場合に生物学的製剤を使用するというのは，至極妥当な提言と著者は考える．

注）わが国では関節炎等の筋骨格系の症状を正確に診断できる内科医が少ない（米国のRheumatologistに相当する）ことが，今後のRA診療におけるわが国の最大の問題ではないかと著者は考える．早期診断／治療を目指した新しい分類区分では，全ての関節炎を来す疾患の鑑別が必要であり，非専門の内科医には，かなり敷居の高い分類基準である（似非リウマチ専門医の著者は，膠原病の中でRAの診断が一番難しいと思っているし，いつも自分の診断に自信がもてない）．

粗鬆症に関する提言（提言5）について：

提言5は，米国やわが国において，人口の高齢化に伴い患者数は増加の一方である骨粗鬆症に関するものである．骨塩濃度(BMD)の測定は，骨粗鬆症の骨折リスクを予知するのに役立つが，そのなかでDXAは，骨折のリスクをよりよく反映する椎体や大腿骨のBMDの計測に最もよい適応であり，骨粗鬆症の診断に最適な診断法とされている．しかし，BMD測定の最適な施行間隔は不明ではあり，米国においては，多くの患者にとって2年未満の検査間隔は骨密度の変化を検出するには短すぎると考えられているようである．さらに，治療を受けているハイリスクの患者でも骨密度と骨折の関連性は必ずしも一致しないことも知られており，BMDの測定は，治療方針の変更につながるときや，骨密度が急激に変化していると考えられるときに行うべきという提言である．米国内科学会(ACP)のCMEの教材MKSAP16には，骨粗鬆症（骨折）の危険因子を有しない65歳未満の女性に対してDXAを用いたBMD測定を薦めない，閉経前の女性への骨粗鬆症のスクリーニングを薦めない，BMDが正常であった場合，その後10年間はBMDの測定を薦めない，という記載がある．一方，わが国は，BMDの測定が可能な医療機関が多いためか，保険上DXAによるBMDの測定は年4回まで可能である（わが国のガイドラインにおいても，BMD測定の最適な施行間隔の記載はない）．

2007年にWHOは，骨粗鬆の診療にあたるプライマリ・ケア医向けに，骨折リスク評価ツールFRAX®(http://www.shef.ac.uk/FRAX/)を開発した．FRAX®は，骨密度あるいは危険因子によって，個人の骨折絶対リスクを評価し，薬物治療開始に用いるように作成されている．さらに，世界中のどの国において全ての臨床家が使用が可能で，将来10年間の骨折発生確率(%)(大腿骨近位部骨折，主要な骨粗鬆症性骨折)が算出できるようになっている．FRAX®による骨折のリスクの算出には，必ずしもBMDの測定が不要であることが特徴としてあげられる．つまり，骨粗鬆の診療において，BMDやその改善が必ずしも骨折の予防につながらない現状を踏まえ，骨折の診療上の危険因子にも着目しようというのが，FRAXの意義である．わが国のガイドラインにも，FRAXが取り入れられたが，骨量減少(YAMの70%以上80%未満)の場合に「FRAXの骨折確率15%以上」が，治療開始基準として加えられた（ただし，75歳以上の女性では90%以上がFRAXの骨折確率15%となるため，この基準は75歳未満を対象とする）が，骨粗鬆症診断/治療開始時に，BMDの測定が必須であることには変わりがない（脆弱性骨折がない場合）．

【筆者が考える日本での推奨案】

米国リウマチ学会の提言も，その主たる目的は無駄な検査や治療を少なくすることから医療費の削減を主体に考えているものと思われ，やはり，過激なものが多く，著者の独断ではあるが，わが国の実情にあうように改編した．

推奨案1 リウマチ性疾患（膠原病）は，病歴や身体所見にこれらの特徴的な所見を認めた時に，まず，ANAを測定し，ANA陽性の時に，疾患特異的自己抗体を測定するようにすべきである．

推奨案2 RAの診療において，患者の長期的なQOLを維持するために，できるだけ早期に診断し，かつ，できるだけ早期に積極的加療を行い，寛解状態を維持することが必要であるとされている．よって，その治療において，禁忌がないかぎり，早期にMTXを使用し，十分な効果が得られない場合に生物学的製剤等の新規薬剤を使用すべきである．

推奨案3 骨粗鬆症の診療において，その治療目的が骨折の予防であることを認識し，BMDの測定

値やその改善を注目するばかりでなく,臨床上の骨折の危険因子にも注目しよう．

参考文献

1) 三森明夫：膠原病診療ノート 第3版,日本医事新報社, 2013
2) 日本リウマチ学会 日本リウマチ財団編：リウマチ病学テキスト,診断と治療社, 2010
3) 日本骨粗鬆学会 日本骨代謝学会 骨粗鬆財団編：骨粗鬆症の予防と治療ガイドライン 2011,ライフサイエンス出版, 2011
4) 米国内科学会編：MKSAP 16 Rheumatology, Amer College of Physicians; 16版, 2012

13：米国消化器病学会
American Gastroenterological Association の提言
―わが国の現状と著者の考える推奨案

仲里　信彦*

LIST OF FIVE

1．GERD の薬物治療に関して，長期の胃酸分泌抑制の治療（PPI, H2RA）において治療効果が得られる最小有効量を維持・継続するべきである．

For pharmacological treatment of patients with gastroesophageal reflux disease (GERD), long-term acid suppression therapy (proton pump inhibitors or histamine2 receptor antagonists) should be titrated to the lowest effective dose needed to achieve therapeutic goals.

2．大腸癌のリスクが高くない患者において，大腸内視鏡検査にて異常がない場合は，その後の 10 年間は大腸癌のスクリーニング検査を繰り返し行う必要はない．

Do not repeat colorectal cancer screening (by any method) for 10 years after a high-quality colonoscopy is negative in average-risk individuals.)

3．1～2 個の小さな腺腫性ポリープ (1cm 以下) で高度異型がなく，大腸内視鏡検査においてそれが完全に除去されている患者に対して，少なくとも 5 年以内は大腸内視鏡検査を繰り返す必要はない．

Do not repeat colonoscopy for at least five years for patients who have one or two small (< 1 cm) adenomatous polyps, without high-grade dysplasia, completely removed via a high-quality colonoscopy.)

4．Barrett 食道と診断され，二度目の上部消化管内視鏡検査においても同部の異形成がないことが確定している患者において，ガイドラインに準じて 3 年未満で経過観察目的サーベイランスを行う必要は無い．

For a patient who is diagnosed with Barrett's esophagus, who has undergone a second endoscopy that confirms the absence of dysplasia on biopsy, a follow-up surveillance examination should not be performed in less than three years as per published guidelines.

5．機能性腹痛症候群 (Rome III 基準による) の患者において，臨床的症状や理学所見に著変がなければ，CT 検査を繰り返す必要はない．

For a patient with functional abdominal pain syndrome (as per ROME III criteria) computed tomography (CT) scans should not be repeated unless there is a major change in clinical findings or symptoms.

■提言への考察とわが国の現状

GERD の維持療法に関する提言（提言 1）：

　GERD の治療においては，胃酸分泌を抑制する治療薬 (PPI や H2RA) の減量や中止により，GERD の症状を再燃させる．GERD の慢性期の治療として，胃酸分泌抑制の治療薬の長期継続は臨床的にも有効である．PPI の長期使用は H2RA よりも GERD の治療に有効であり，PPI の長期維持療法は患者の症状を参考にしながら最小量で維持・継続すべきである[1]．日本消化器病学会の GERD 診療ガイドラインでは，初期治療として PPI を全量で 4～8 週間投与して，内視鏡で確認もしくは症状軽減を確認し，PPI 半量にて維持療法を行うステップダウン法が有効としている[2]．保険診療においても，「再発，再燃を繰り返す逆流性食道炎の維持療法」において長期 PPI の処方可能となっている．

---

*沖縄県立南部医療センター　総合内科〔〒901-1193　沖縄県島尻郡南風原町字新川 118-1　〕
* e-mail : nobnakazato@me.au-hikari.ne.jp

Box 1 大腸ポリープサーベイランス勧告　文献 4) から改変引用

1	直腸の小さな過形成ポリープは内視鏡検査後に，次回の内視鏡検査は 10 年間の間隔を開けて良い．ただし，多発性過形成ポリープの患者は腺腫や大腸・直腸癌のリスクが高まるため，より集中的な経過観察が必要である．
2	1cm 未満の腺腫（軽度異形成）は次回の内視鏡検査は 5-10 年後で良い．ただし，その至適間隔は内視鏡所見，家族歴，患者の意向・検査施行医の判断による．
3	腺腫が 3-10 個 or1cm 以上の腺腫 or 絨毛所見 or 高度異形成腺腫のいずれかの場合（ただし，腺腫が分割切除ではなく，完全切除され手いる場合），次回の内視鏡検査は 3 年後で良い．フォローアップの内視鏡検査で正常 or1-2 個の小さな腺腫（軽度異型成）の場合は，次の検査は 5 年後で良い．
4	1 回の内視鏡検査で腺腫が 10 個以上の場合は次回の検査は 3 年未満で行う．（臨床的評価，家族歴も考慮）
5	無茎ポリープで分割切除が行われた場合は，完全切除の確認のため 2-6 ヶ月の短期間の間隔で内視鏡検査を行う．
6	家族歴に遺伝性非ポリポーシス大腸癌 (HNPCC) がある場合はより，集中的に内視鏡検査を行う．

大腸内視鏡検査に関する提言（提言 2,3）:

　米国においては，大腸癌のリスクの少ない患者において，大腸内視鏡　検査後に異常がない場合はその後 10 年間の大腸癌のスクリーニング検査は不要とされている[3]．さらに，大腸ポリペクトミー後のサーベイランスガイドライン[4),5)] も発表され，1〜2 個の小さな腺腫性ポリープ（1cm 以下）で高度異型がなく，大腸内視鏡検査においてそれが完全に除去されている患者に対して，少なくとも 5 年以内は大腸内視鏡検査を繰り返す必要はないとされる (Box 1)．

　一方，わが国において大腸癌の死亡率は男女とも大腸がんの罹患率の年次推移は，男女とも 1990 年代前半までは増加し，その後は横ばい傾向である．また，死亡率の年次推移は，男女とも戦後から 1990 年代半ばまで増加し，その後漸減傾向である[6)]．大腸癌のスクリーニング検査に便潜血検査とさらに二次検査として大腸内視鏡検査が行われており，これにより大腸癌による死亡率が低下したという報告がある[7)]．また，Japan polyp Study というポリペクトミー後の経過観察期間に関する多施設 RCT が行われており，日本独自の大腸内視鏡によるサーベイランスガイドラインが期待される[8),9)]．

異形成のない Barrett 食道のサーベイランスへの提言（提言 4）:

　欧米では Barrett 食道の頻度は多く，一般人口の 1〜2%,GERD を有する症例の 10〜15% とされる．一方で，日本人は欧米の白色人種に比べて，Barrett 食道の頻度は少ないとされ，LSBE(3cm 以上の長さをもつ long segment Barrett esophagus) の有病率は内視鏡検査施行症例の 0.1〜1.2% 程度と言われている[10),11)]．欧米の Barrett 食道からの食道腺癌の発生は 0.5%/ 年といわれ，食道癌の過半数を占める[12),13)]．このため，欧米では Barrett 食道のスクリーニングとサーベイランスが提言されている．スクリーニングの対象となるのは 50 歳以上，男性，白人，慢性の GERD 症状，食道裂孔ヘルニア，BMI 上昇，体脂肪率増加などがある[12),13)]．内視鏡所見に沿った Barrett 食道のサーベイランス間隔は，① 1 年以内に 2 度の内視鏡検査と生検施行し，異形成がない場合は 3 年毎の検査，②軽度異形成の場合は 6 か月以内に内視鏡と生検を再検し，その後も異形成がないことが 2 回証明されるまでは 12 か月おきに検査，③高度異形成の場合は 3 か月毎に検査とされている[12),13)]．また，Barrett 食道に対して PPI 投与により縮小するという報告もある．

　本邦では統一されたサーベイランスガイドライ

ンはないが, ①異形成なしは 2 〜 3 年後, ②軽度異形成は 1 年後, ③高度異形成は外科的もしくは内視鏡的治療を行い最低 6 か月以内の内視鏡検査を行うサーベイランスの方法も行われている[10]. 本邦でも高齢化, 生活の欧米化 GERD の増加などから Barrett 食道の症例も増加すると言われ, 内視鏡検査での同疾患の注意深い観察とその後のサーベイランス法を統一する必要がある.

機能性腹痛症に対する画像検査への提言（提言 5）：

提言 5 は, Rome III[14] で規定される機能性消化管障害の一つである機能性腹痛症候群 (functional abdominal pain syndrome: FAPS) の鑑別のために, むやみに画像検査を繰り返さないという提言である. FAPS は食事や排泄との関連が乏しく, 臓器が特定されない消化管の機能性異常や精神疾患（身体表現性疼痛性障害など）との関連が言われている（定義は以下の Box 2 に示す）. 診断のためには, 器質的疾患の否定が必要であり, CT 検査は優れた診断法として利用されることが多い. しかし, 患者へ繰り返し CT 検査をすることによる医療被爆のリスクも言われている[15),16)]. 機能性腹痛症候群に対して, 臨床症状や理学所見に変化がなければ, CT 検査を繰り返す必要はなく, 逆に被爆リスクや造影剤アレルギーなどのリスクを伴う可能性もある. 特に日本においては, 2007 年に人口 100 万人あたりの CT の設置台数は 96.1 台と米国の 34.3 台に比較して多い. 国民皆保険のその最大の特徴である「誰もが, 必要なときに必要な医療を受けられる」と相まって, 過剰な CT 検査も指摘され, Lancet 論文[15] では, 病院での放射線を使った検査を原因とする癌が, 日本の癌全体の 3.2％を占めると指摘されている.

【著者が考えるわが国での推奨案】

推奨案 1：GERD の初期治療後, 患者の自覚症状や内視鏡所見を参考にしながらステップダウン法を用いて PPI の半量長期維持療法を行う. これにより患者の GERD 症状の持続的な軽減につながる.

推奨案 2,3：大腸癌のスクリーニング検査は便潜血検査を行い, 陽性の場合は大腸内視鏡検査による二次精査を行うことを推奨する. ただし, 大腸内視鏡検査自体での死亡率減少効果を示す根拠はあるが, 無視できない不利益を被る可能性, その費用や効率から大腸内視鏡単独のスクリーニング検査は適当ではない. 二次精査で大腸内視鏡が考慮される場合でも, 患者の年齢, 全身状態や日常生活レベルを配慮してその施行を検討すべきである.

大腸内視鏡検査で病変が見られた場合, 患者のもつ大腸癌のリスクやポリープの性状から, 次回の内視鏡検査の施行時期を総合的に判断すべきである.

推奨案 4：Barrette 食道の内視鏡的サーベイランスの間隔は, 異形成の無い場合においては欧米のガイドラインに準じて間隔を開けての経過観察で良いと思われる. 今後, 日本におい

Box 2：機能性腹痛症候群の診断基準 [14)]

1	持続性あるいはほぼ持続性の腹痛
2	痛みと生理現象（摂食, 排便, 月経）との関連はないか, あったとしてもまれである
3	日常生活に何らかの障害がある
4	痛みは嘘（詐病）ではない
5	痛みを説明するような他の機能性消化管障害の診断基準に当てはまらない 6 か月以上前から症状があり, 最近 3 ヶ月は上記の基準を満たしていること

て高齢化,生活の欧米化,GERD の増加に伴っ て Barrette 食道は増加すると考えられ,内視鏡検査施行時はより注意深い胃食道接合部の観察や生検が必要となるだろう.

推奨案 5：機能性腹痛症候群のような,機能的疾患もしくは精神疾患と関連する疾患の診断では器質的疾患の除外診出のため放射線画像診断が必要になることが多い.しかし,症状出現のたびに画像検査を繰り返す必要はなく,臨床症状や理学所見の変化や悪化が見られた場合にそれを考慮すべきである.放射線画像診断,特に CT 検査における医療被曝についても配慮する必要があると思われる.

引用文献

1) Kahrilas PJ, et al：American Gastroenterological Association Medical Position Statement on the management of gastroesophageal reflux disease. Gastroenterology. 2008 Oct;135(4):1383-1391
2) 日本消化器病学会：胃食道逆流症 (GERD) 診療ガイドライン. 南江堂, 2009
3) Rex DK, et al：Quality indicators for colonoscopy. Am J Gastroenterol. 2006 Apr;101(4):873- 885.
4) Winawer SJ, et al：Guidelines for colonoscopy surveillance after polypectomy: a consensus update by the US Multi-Society Task Force on Colorectal Cancer and the American Cancer Society. Gastroenterology. 2006 May;130(6):1872-1885.
5) Levin B, et al：Screening and surveillance for the early detection of colorectal cancer and adenomatous polyps, 2008: a joint guideline from the American Cancer Society, the US Multi-Society Task Force on Colorectal Cancer, and the American College of Radiology. Gastroenterology. 2008 May;134(5):1570-1595
6) 人口動態統計（厚生労働省大臣官房統計情報部編）. http://ganjoho.jp/public/index.html.
7) Lee K J, et al：Colorectal cancer screening using fecal occult blood test and subsequent risk of colorectal cancer: a prospective cohort study in Japan. Cancer Detect Prev. 2007;31(1):3-11
8) Japan Polyp Study. http://www.jps21.jp/jps/about-JPS.html.
9) 斉藤 豊, 他. 大腸腺腫性病変の診断・取り扱い. 日消誌. 2010：107：1770-1779
10) 天野祐二, 他 ： 内科からみたバレット上皮とバレット腺癌. 日消誌. 2005；102：160-169
11) Spechler SJ：Barrett esophagus and risk of esophageal cancer: a clinical review. JAMA. 2013 Aug 14;310(6):627-636
12) Spechler SJ, et al：American Gastroenterological Association medical position statement on the management of Barrett's esophagus. Gastroenterology. 2011 Mar;140(3):1084-1091
13) Wang KK, et al ：Updated guidelines 2008 for the diagnosis, surveillance and therapy of Barrett's esophagus. Am J Gastroenterol. 2008 Mar;103(3):788-797
14) Clouse RE, et al：Functional abdominal pain syndrome. Gastroenterology. 2006 Apr;130(5):1492-1497
15) Berrington de Gonz?lez A, et al：Risk of cancer from diagnostic X-rays: estimates for the UK and 14 other countries. Lancet. 2004 Jan 31;363(9406):345-351.
16) Brenner DJ, et al：Computed tomography--an increasing source of radiation exposure. N Engl J Med. 2007 Nov 29;357(22):2277-2284

14：米国老年医学会
American Geriatrics Society の提言
―「賢い選択」への解説

本田　美和子＊

LIST OF TEN

1) 進行した認知症患者には胃瘻増設を勧めない．そのかわりに食事介助による経口摂取を提案する．

　重度の認知症患者に注意深く食事介助を行うことは，その予後，誤嚥性肺炎，身体行動機能，本人の心地よさにおいて経管栄養と違いはない．食べ物は栄養源としてより望ましい．経管栄養は興奮を引き起こし，身体的・薬物的拘束利用を増やし，褥瘡を悪化させる．

2) 認知症の行動・精神症状に対して，向精神薬を第一選択としてはならない．

　認知症の人は攻撃的であったり，ケアなどに抵抗したり，破壊的な行動をとったりする．このような場合には向精神薬が用いられることが多いが，薬物の効果は限定的であり，脳梗塞や死期を早めるなどの深刻な害を引き起こす可能性がある．向精神薬の使用は，非薬物的な試みが失敗した場合，差し迫った自傷他害の虞れがある場合に限るべきである．行動の変化の理由が何なのかを明らかにし，その解決に努めることで薬物治療を不要とすることができる．

3) 65 歳以上の人に対して，ヘモグロビン A1c を 7.5% 未満にするために薬物を利用することは避ける．

　2 型の糖尿病の高齢者に薬物による厳格な血糖コントロールを行うことが有益であるというエビデンスはない．メトフォルミンの長期的な心筋梗塞と死亡率の減少を例外とするが，高齢でない者にとってヘモグロビン A1c を 7% 未満にすることは死亡率の増加も含め有害となる．

　厳格な血糖コントロールが，高齢者に低血糖を引き起こす率がより高くなることが数多く報告されている．厳格な血糖コントロールが理論的な微小血管への有効性を得るための時間は長期にわたることを考慮すると，血糖コントロールの目標は患者のゴール，健康状態，生命予後に応じて定められるべきである．

　予測生命予後が長い健康成人の場合は 7.0 〜 7.5%，疾患をもち予測生命予後が 10 年未満であれば 7.5 〜 8.0%，複数の疾患を有し生命予後が短い場合には 8.0 〜 9.0% をめやすとする．

4) 高齢者の不眠・興奮・せん妄に対して，ベンゾジアゼピンやその他の鎮静薬を第一選択として使用しない．

　入院や死につながる交通事故，転倒，大腿骨頸部骨折の発生率はベンゾジアゼピンやその他の鎮静薬の使用者においては 2 倍となるという報告が相

＊国立病院機構東京医療センター　総合内科〔〒152-0021 東京都目黒区東が丘 2 丁目 5 − 1〕
＊ e-mail：honda-1@umin.ac.jp

次いでいる．高齢者やそのケア提供者・医療従事者は，不眠・興奮・せん妄に対する治療を考える際には，この危険の可能性について知っておかなければならない．

ベンゾジアゼピンの使用は，アルコール離脱症状・アルコールによる振戦せん妄や治療抵抗性の全般制不安障害の場合のみに限るべきである．

5）高齢者の細菌尿に対しては，症状がなければ抗生剤を使わない．

男女を問わず，無症候性の細菌尿は高齢者に有害事象を起こさないというコホート研究結果が明らかとなっている．高齢者の無症候性の細菌尿に対する抗生物質利用の研究では，治療による利益はなく抗生物質による有害事象の増加が報告されている．定義として，細菌尿に臨床症状を伴う場合を尿路感染症とすることに専門家の合意が得られている．粘膜からの出血の可能性がある泌尿器科的手技に関しては，術前のスクリーニングおよび無症候性細菌尿の治療が推奨される．

6）認知症に対して，定期的な認知機能の評価と消化管有害事象の評価を行わずに，コリンエステラーゼ阻害剤を処方してはならない．

軽度から中等度，中等度から重度のアルツハイマー病の患者には，認知機能の低下を送らせ神経精神症状を減少させる効果があるという無作為割り付け試験の報告があるが，施設入所，生活の質および介護者の負担へのコリンエステラーゼの効果については十分に確立されてはいない．医師・介護者・患者は，認知機能，生活機能，行動の目標について，コリンエステラーゼ阻害薬を開始する前に十分に話し合わなければならない．認知症患者のケアに関しては，事前ケア計画，認知症・栄養・運動についての患者・家族教育，および行動に関する非薬物学的アプローチが不可欠であり，コリンエステラーゼ阻害剤の導入にあたっては，必ずこれらが治療計画に含まれていなければならない．適正な期間（例えば12ヶ月）内に治療の目標に到達できない場合には，薬物の中止を考慮する．1年を超える効果は検証されておらず，長期使用に関する危険と効果については十分に確立してはいない．

7）平均余命と検査・過剰診断・過剰治療のリスクの検討なしに，乳がん，大腸がん，PSA検査による前立腺がんのスクリーニングを推奨してはいけない．

検査による合併症，症状を伴うことのないであろう腫瘍の過剰診断と治療は，がんスクリーニング検査の短期的リスクに関連する．前立腺がんでは，11年間で1人の死亡を防ぐために，1055人の男性がスクリーニングを受け，37人が治療を受ける必要がある．乳がんと大腸がんでは，10年間で1人の死亡を防ぐために，1000人のスクリーニングを必要とする．余命が10年未満と見込まれる患者には，これらの3つの疾患のスクリーニングは短期的な害を招き，その効果はほとんどない．

8）高齢者の食欲不振・悪液質に対して，食欲刺激薬や高カロリー栄養補助は行わない．その代わりに社会的なサポート，食事介助を最大限に行い，患者の目標と希望を明確にして実現に努める．

意図しない体重減少は，疾患を持つもしくは脆弱な高齢者によく見られる問題である．高カロリー栄養補助剤は高齢者の体重は増加させるが，生活の質，身体機能や予後などの重要な臨床帰結に関するエビデンスはない．メガストロール・アセテートによる食欲改善と体重増加効果はわずかであり，生活の質と予後への効果はなく，血栓症，水分貯留，死亡のリスクを高める．

メガストロール・アセテートを服用している患者では，12人に1人が体重が増え，23人に1人が死亡する．2012年版のビアーズクライテリアでは，メガストロール・アセテートとシプロヘプタディンは高齢者が避けるべき薬物として挙げられている．カンナビノイド，DHAやEPAなどの多価不飽

和脂肪酸，サリドマイド，蛋白同化ステロイドに関するシステマティックレビューでは，これらが体重増加に関して効果と安全性に関する適切なエビデンスはない．ミルタザピンがうつの治療に用いられる際に体重増加と食欲増進を起こすことがあるが，うつがない場合に関する効果についてはエビデンスに乏しい．

9）患者の処方薬リストの確認なしに薬物を処方してはならない．

高齢者は，他の年齢層にくらべ，明らかにより多くの処方薬・非処方薬を服用し，薬物による副作用のリスクを高め，不必要な処方を受けている．多剤服用は内服のアドヒアランスを低下させ，有害事象や認知機能の低下，転倒，身体機能の低下を招く．服用している薬の確認はリスクの高い薬物や見込んだ効果をしのぐ薬物相互作用を明らかにする．加えて，薬の確認は，不要な薬剤や使い方が十分でない薬剤を明らかにすることができ，薬剤に対する負担を軽減させることができる．年に1度の薬剤の見直しは，脆弱な高齢者に対する処方の質の目安となる．

10）せん妄のある入院高齢者の行動症状に対して，身体抑制は行わない．

せん妄患者は，けがのリスクを高め治療への影響を与える行動をとることがある．これらの状況に対して身体抑制が効果があることを示すエビデンスはほとんどない．身体抑制は深刻な傷害や死を招き，興奮やせん妄を増悪させる．効果的な代替方法は，せん妄の予防と治療，患者が不快と感じているものの把握と対応，オリエンテーションと有効な睡眠覚醒サイクルの確立，頻回な家族との接触やスタッフによるサポート介入などである．看護教育の新提案や臨床の革新的モデルがせん妄の患者への拘束なしアプローチの実施に有効であると示されている．このアプローチは，継続的な観察をする，患者にオリエンテーションをつけそれが有効でないときにはそれを続けない，患者が欲しているものの鍵を見つけるために行動を観察する，不必要な医療モニターやラインを中止もしくは本人から見えないようにする，患者の興奮を減らすために短期記憶に関する質問をしない，などである．薬物を用いた介入は，本人または周囲に危険が及ぶ場合に，医師がベッドサイドで評価を行った上で行う．身体抑制は，最終的な手段であり，可能な限り迅速に中止しなければならない．

「賢い選択」への解説

老年医学の「賢い選択」は，多くの臨床医が現場で現在直面している問題に対して，ひとつの，そして重要な選択肢を提示している．

1）食事について

認知機能が低下している高齢者の経口の食事が困難である，と我々が考えるとき，認知機能が低下している患者の前に選択できないほどの食べ物を並べていないか，その食事介助の方法が本当に適切か，単に患者の横から機械的にスプーンにのせた食べ物を押し込んでいないか，病院・施設のスケジュールを優先させたスケジュールになっていないか，などについての検討を行うことが，栄養経路の変更よりもより重要である．

2）高齢者の認知症・せん妄について

認知症やせん妄に関する行動・精神症状については，非薬物学的なアプローチが注目されている．準備因子・促進因子の評価と介入を行い，包括的なコミュニケーションを実施することが認知症の周辺症状やせん妄に関して有効である．

3）薬剤の影響について

高齢者に薬剤が与える影響については，今回の「賢明な選択」の中でも数多く挙げられており，処方に際しての注意を喚起している．

4) 身体抑制について

　高齢入院患者に対して行う身体抑制が患者に与える悪影響と代替対処法についての詳しい記述は，せん妄に限らず応用が可能である．抑制についての知識が不足している医師はより多くの抑制を行うという研究が示す通り，我々は抑制についてよく学び，より質の高い医療の提供を行えるよう心がけたい．

参考文献

1) Inouye S: The Lancet, V383,9920,: Pages 911 - 922 2014
2) Liat Ayalon：Arch Intern Med. 2006;166(20):2182 ～ 2188
3) Callahan CM:JAMA. 2006;295(18):2148 ～ 2157
4) Enns E J:Am Geriatr Soc. 2014 Feb 12; doi: 10.1111/jgs.12710　epub
5) Satinderpal K. Sandhu: J am Geriat Soc. 2010; 58(7): 1272 ～ 1278

15：米国臨床病理学会
American Society for Clinical Pathology の提言
―わが国の現状と著者の考える推奨案

原　穂高＊

LIST OF FIVE

1. スクリーニングとして 25-OH- ビタミン D 欠乏の検査をしない．

Don't perform population based screening for 25-OH-Vitamin D deficiency.

ビタミン D 欠乏は多くの集団にとってありふれたことである．特に高緯度に住む人々は冬の間は日光が限られているからである．大半の健康な人々にとっては市販のビタミン D サプリメントや，夏場の日光浴を増やすことが効果的である．

骨粗鬆症や慢性腎不全のように，積極的な治療に活かされる患者に検査適応がある．

2. 低リスク型 HPV の検査をしない．

Don't perform low risk HPV testing.

米国ガイドラインではパップスメアの異常や，特定の臨床適応のある患者に対して HPV 検査を提案している．

高リスク型 HPV の存在は頻回の検査や診察，コルポスコピーや生検といった積極的な検査につながる．しかし低リスク型 HPV は尖圭コンジローマや微小子宮頸部変化しか引き起こさず，病状の進行に関係なく，治療にも変更がないため医学的に検査適応がない．

3. 臨床的な適応のない場合，低リスク手術にルーチンの術前検査は避けるべき．

Avoid routine preoperative testing for low risk surgeries without a clinical indication.

ほとんどの術前検査（典型例は CBC,PT,APTT や基本的な生化学検査，尿検査）は，待機的手術の患者では基準範囲内である．検査結果がマネジメントに影響を与えるのは患者の 3％ を下回る．予期しない結果が見つかったとしても，臨床的に安定している患者の待機的手術では合併症はほぼない．

術前検査は症状があり，検査によって手術リスクが明らかになるような患者に適応がある．

4. SEPT9 の大腸がんスクリーニングは一般的な診断法が不可能な患者にのみ行う．

Only order Methylated Septin 9 (SEPT9) to screen for colon cancer on patients for whom conventional diagnostics are not possible.

SEPT9 は大腸がんをスクリーニングする血液検査である（大腸がんメチル化 DNA を検出する）．その感度・特異度は通常用いられる便潜血反応（グアヤック法，免疫法）と同等である．SEPT9 は便潜血検査を拒否する患者や，積極的なカウンセリングにも関わらず，推奨される大腸内視鏡を断る患者に初めて適応がある．

標準的な検査が可能な場合にはその代替法として考えるべきではない．

＊愛媛医療生協　家庭医療倶楽部〔〒791-1102 愛媛県松山市来住町１０９１－１〕
＊ e-mail : hotaka3dr@yahoo.co.jp

5. 出血時間検査を患者の治療方針の決定に用いるべきではない．

Don't use bleeding time test to guide patient care.

出血時間検査は過去の検査法で，今や凝固系検査に取って代わられている．出血時間検査と患者の実際の出血リスクとの関係性は確立されていない．さらに検査で前腕に傷跡が残る．出血リスクを評価する信頼できる凝固系検査が存在する．

■提言の考察とわが国の現状

提言1　スクリーニングとして25-OH-ビタミンD欠乏の検査をしない．

2014年3月現在，25-OH-ビタミンD測定に保険適応はなく，いわゆる活性型ビタミンDと呼ばれる1,25(OH)2ビタミンDが保険収載されている．前者はビタミンDの充足度がわかり，後者は副甲状腺機能異常やくる病などビタミンD活性化障害が存在するかがわかる検査で意味合いが多少異なることに注意が必要である．前述の通りビタミンD欠乏はよくある状態であり，本邦においても一般健康成人の約70%ビタミンD欠乏に該当する．紫外線を過度に避けることも一因とされている．

提言2　低リスク型HPVの検査をしない．

本邦の産婦人科診療ガイドライン婦人科外来編2011によれば，子宮頸がん検診の精度を上げるために，細胞診に高リスク型HPV一括検査を併用する（C）とされている．

ヒトパピローマウイルス（HPV:human papillomavirus）のうちがんを誘発するタイプは高リスク型HPVと呼ばれ，コンセンサスが得られているのはHPV16,18,31,33,35,39,45,51,52,56,58,59,68型の13タイプであり，さらに73,82型を加えた15タイプとも言われている．高リスク型HPVに当てはまらない型が低リスク型HPVと呼ばれる．わが国では低リスク型HPV検査は保険収載されておらず（2014年3月現在），一般診療で用いられることは少ないと考えられる．自費診療で，時には研究目的に検査されることがあるかもしれない．なぜならば低リスク型とされるタイプのHPVでも6や11ががんから単独検出された例が報告されており，そうしたリスクを無視できないという意見もある．

提言3　臨床的な適応のない場合，低リスク手術にルーチンの術前検査は避けるべき．

ここでは定義されていないが手術はその侵襲度に応じてリスク分類することができる．低リスク手術は，体表の処置や内視鏡手術，白内障手術等がそれに該当する．外来で可能な処置に術前検査をルーチンですることは少ないが，白内障手術の術前検査は多くの施設で実施されている．他にも患者の全身状態や合併症などでリスク評価がされる．また医療安全・感染対策のため感染症検査が行われている．

提言4　SEPT9の大腸がんスクリーニングは一般的な診断法が不可能な患者にのみ行う．

本邦ではSEPT9はある企業が独・エピジェノミクス社と実用化に向けて研究を始めている．すでに日本で臨床研究が進められており，2013年度以降の実用化を目指している．

提言5　出血時間検査を患者の治療方針の決定に用いるべきではない．

出血時間検査はその再現性や意義が不確かであることが知られているにもかかわらず，広く実施されている現状がある．本邦では耳朶をランセットで刺して出血させるDuke法が一般的であり，上記のように前腕を用いる方法はIvy法と呼ばれる．検査に伴いマンパワーや時間を要するうえに，感染リスクも懸念される．血小板数や一般的な凝固能検査で異常を示さない軽症の血友病やvon Willebrand病を発見することができる，という意見もあるが，反復する出血傾向の有無を丁寧に問

診する方が役に立つとされる．適応の見直しまたは中止する施設が増えている．

Box 1 ベセスダシステム　子宮頸部細胞診結果とその取り扱い

（表1）（文献1．日本産婦人科医会刊　ベセスダシステム2001準拠子宮頸部細胞診報告様式の理解のために　より引用　一部改変）

ベセスダシステム2001細胞診結果とその取り扱い：扁平上皮系

結果	略語	推定される病理診断	従来のクラス分類	英語表記	運用
1）陰性	NILM	非腫瘍性所見，炎症	I，II	Negative for intraepithelial lesion or malignancy	異常なし（検診結果なら定期検診）
2）意義不明な異型扁平上皮細胞	ASC-US	軽度扁平上皮内病変疑い	II-IIa	Atypical squamous cells of undetermined significance (ASC-US)	要精密検査（以下の選択肢が可能） ①ただちにハイリスクHPV検査施行し 陰性：1年後に細胞診検査 陽性：コルポ・生検 ②HPV検査施行せず，6カ月目と12カ月目に細胞診再検．どちらか一方でもASC-US以上の時コルポ・生検する ③HPV検査施行せず，ただちにコルポ・生検することも容認される
3）HSILを除外できない異型扁平上皮細胞	ASC-H	高度扁平上皮内病変疑い	IIa，IIb	Atypical squamous cells cannot exclude HSIL (ASC-H)	要精密検査：ただちにコルポ・生検
4）軽度扁平上皮内病変	LSIL	HPV感染 軽度異形成	IIa	Low grade squamous intra-epithelial lesion	
5）高度扁平上皮内病変	HSIL	中等度異形成 高度異形成 上皮内癌	IIa IIb IV	High grade squamou Intra-epithelial lesion	
6）扁平上皮癌	SCC	扁平上皮癌	V	Squamous cell carcinoma	

Box 2 高リスク型HPV

高リスク型HPV	高リスク型HPV 16,18,31,33,35,39,45,51,52,56,58,59,68型の13タイプ さらに73,82も指摘されている

Box 3 手術の侵襲度による分類

低リスク例	体表の処置，消化管内視鏡手術，診断的関節鏡，白内障手術
中リスク例	腹腔鏡下胆嚢摘出術，腹式子宮摘出術，前立腺手術
高リスク例	大腿骨骨頭置換術，大動脈弁置換術

【筆者が考える日本での推奨案】

推奨案 1

スクリーニングとして 25-OH- ビタミン D の検査は必要ない．特定の疾患の鑑別のために検査するべきであるが保険適応でないことに注意が必要である．また一般的にビタミン D 欠乏状態に該当する人が多いため，適度に日光に当たることや，食事やサプリメントでビタミン D を補うことが奨められる．

推奨案 2

婦人科医が必要と判断しない限り，低リスク型 HPV 検査をしない．

推奨案 3

低リスク手術・処置にルーチンの術前検査は必要最小限にすべき．検査に臨床的適応があるか判断するために事前の医療面接・身体診察が重要となる．医療安全の観点から，感染症検査については本人の同意のうえで考慮されていいだろう．

推奨案 4

本邦で SEPT9 の検査が実用化されたとしても，大腸がんスクリーニングとしてはこれまでどおり便潜血反応を第一選択とする．どちらの方法にしてもスクリーニング検査が陽性の場合，適切に精査を勧めたい．

推奨案 5

出血傾向を疑う場合には丁寧な問診と診察により原因を推測し，他に必要な検査を考えるべきである．

参考文献

1) 骨粗鬆症の予防と治療ガイドライン 2011　http://jsbmr.umin.jp/pdf/Osteoporosis%20Guideline2011.pdf
2) Evaluation, Treatment, and Prevention of Vitamin D Deficiency: an Endocrine Society Clinical Practice Guideline　http://jcem.endojournals.org/content/96/7/1911.full.pdf
3) 産婦人科診療ガイドラインー婦人科外来編 2011 日本産科婦人科学会，日本産婦人科医会　http://www.jsog.or.jp/activity/pdf/gl_fujinka_2011.pdf
4) 笹川寿之，牧野田知：子宮頸がん 子宮頸癌の検診・診断 遺伝子診断：ヒトパピローマウイルス (HPV) 型判定．日本臨床．2012；70：144-153
5) 新井達潤：麻酔・蘇生学講義，克誠堂出版，2001
6) BobbieJean Sweitzer，監修　望月正武：術前患者評価・管理の手引，メディカル・サイエンス・インターナショナル，2007
7) 総監修　永井良三，責任編集　稲田英一：麻酔科研修ノート，診断と治療社，2013
8) The NICE guideline. The use of routine preoperative tests for elective surgery　http://www.nice.org.uk/nicemedia/live/10920/29094/29094.pdf
9) 非心臓手術における合併心疾患の評価と管理に関するガイドライン（2008 年改訂版）　http://www.j-circ.or.jp/guideline/pdf/JCS2008_kyo_h.pdf
10) 監修加藤　治文，編集畠山　勝義，北野　正剛，若林　剛：標準外科学，第 13 版，医学書院，2013
11) Sylvia C. McKean, Adrienne L. Bennett, Lakshmi K. Halasyamani, 福井次矢監訳：病院勤務医の技術，ホスピタリスト養成講座，日経 BP，2009
12) Christopher M. Lehman：Dicontinuation of the bleeding time test without detectable adverse clinical impact. Clin Chem. 2001;47(7)　http://www.clinchem.org/content/47/7/1204.full.pdf
13) 吉田和永，他：出血時間検査の実施状況に関する調査報告．厚生連医誌．2007;16(1):52-58
14) http://www.janiigata.sakura.ne.jp/JMNK/16-1/052-058.pdf
15) 血友病医療のガイドライン　世界血友病連盟，日本赤十字社　http://jbpo.or.jp/crossheart/pdf/guidline.pdf

賢く選択しよう　Choosing wisely in Japan—Less is More

16：米国臨床腫瘍学会
American Society of Clinical Oncology の提言
―わが国の現状と著者の考える推奨案

東　光久*

LIST OF FIVE

1. 次の固形がん患者には抗がん治療を行ってはいけない
① PSの悪い患者（PS3 または 4）
② 過去の臨床試験で有効性が証明されていない治療を受けようとしている患者
③ 臨床試験に適格性のない患者
④ これからも抗がん治療を継続するに値する明確な根拠のない患者

- 臨床研究により上記項目を満たす固形がん患者に対する抗がん治療は無効であることが証明されている．
- 例外としてがん以外の他の理由により機能的に制限されているためにPSが低い患者や，高い確率で治療に反応する可能性のある患者（例，遺伝子変異など）が挙げられる．
- こういった治療方針は適切な緩和医療や支持療法のもと進められるべきである．

2. 転移の可能性の低い早期前立腺がんで PET,CT, 骨シンチは行ってはいけない
- PET,CT, 骨シンチは特定のがんの病期分類には役立つ．しかし，低リスクがんにおいて，より転移病変を見つけたり，生命予後を改善する根拠がないのにも関わらず，こういった検査が病期分類にしばしば用いられる．
- 遠隔転移のリスクの低い初発低悪性度前立腺がん（Stage T1c/T2a, PSA<10 ng/ml, Gleason score ≦ 6）にこういった検査を用いることはエビデンス上は支持されない．
- 不必要な画像検査をすることで，不必要な侵襲的検査，過剰治療，不要な放射線被爆，誤診につながることがある．

3. 転移リスクの低い早期乳がん患者の病期分類に PET,CT, 骨シンチを用いてはいけない
- PET,CT, 骨シンチは特定のがんの病期分類には役立つ．しかし，低リスクがんにおいて，より転移病変を見つけたり，生命予後を改善する根拠がないのにも関わらず，こういった検査が病期分類にしばしば用いられる．
- 例えば，乳がんでは，初発非浸潤性乳管がん（DCIS）や臨床病期 I, II の無症状の患者に PET,CT, 骨シンチを行うことの有用性は証明されていない．
- 不必要な画像検査をすることで，不必要な侵襲的検査，過剰治療，不要な放射線被爆，誤診につながることがある．

4. 根治目的で治療された乳がん患者で無症状の場合に，血液検査（バイオマーカー）や画像検査（PET,CT, 骨シンチ）を用いて経過観察してはいけない．
- 腫瘍マーカーや画像検査を用いて経過観察することは一定のがん種（例，結腸直腸がん）で臨

---

*天理よろづ相談所病院　総合診療教育部／総合内科〔〒632-8552　奈良県天理市三島町200　〕
* e-mail : tazuma@tenriyorozu.jp

床的意義は証明されている．しかし，根治目的で治療された乳がんに関しては，患者が無症状の場合にルーチンに画像検査や腫瘍マーカー測定を行ってもメリットがないことがいくつかの臨床研究で証明されている．
・検査が擬陽性だった場合に不必要な侵襲的検査や，過剰治療，不必要な放射線被爆，誤診につながり患者に不利益を与えることになる．

5. 発熱性好中球減少症の一次予防目的に，20％未満の発症リスクの患者に対して，G-CSFを用いてはいけない

・ASCOガイドラインでは，化学療法を行った結果生じる発熱性好中球減少症のリスクが約20％であり，G-CSFを使わないと同じ位有効な治療ができない場合にG-CSFの使用を推奨している．
・発熱性好中球減少症を発症する可能性が低いレジメンの場合でも，（年齢，既往歴，疾患特異性のために）患者がハイリスクの場合は例外的にあつかってよい．

■提言への考察とわが国の現状

提言1：次の固形がん患者には抗がん治療を行ってはいけない

① PSの悪い患者（PS3または4）
② 過去の臨床試験で有効性が証明されていない治療を受けようとしている患者
③ 臨床試験に適格性のない患者
④ これからも抗がん治療を継続するに値する明確な根拠のない患者

米国臨床腫瘍学会（American Society of Clinical Oncology, ASCO）では2011年に進行がん患者に対する個別化医療に関する声明を出している[1]．今回の提言はその声明に基づいたものとなっている．ASCOは基本的立場として以下の6点を挙げている．

① 患者は自分の予後や治療選択肢について詳しく知らせてもらう一方で，抗がん治療や支持療法に関する希望や心配を医療者に知ってもらう必要もある．
② 抗がん治療は，臨床的に意味のあるメリットが証明されている（エビデンスがある）場合に提案されるべきものである．
③ 進行がんと診断された時から，治療目標を含めた治療計画の立案・推進を行いつつ，患者のQOLを優先する治療選択肢が提示されるべきである．
④ 抗がん治療に関する説明は，治療効果の可能性やその本質，有害事象も含めてなされるべきである．時間や毒性，別の治療選択肢を失うこと，経済的負担なども患者にとっての判断材料となるように説明される必要がある．
⑤ 進行がん患者には，予後を変えたり未来のがん患者のケアを変える可能性のある臨床試験や臨床研究に参加する機会を可能なかぎり提供されるべきである．
⑥ 抗がん治療の適応がなくなった場合には，症状コントロールを目的とした緩和ケア単独に移行するよう患者を導く必要がある．そうすることで身体的，精神的苦痛を最小限にとどめ，患者は尊厳と心の安寧を保ちながら死を迎えることができる．この声明は，ASCOというがん診療の専門集団が，がん診療行う医療者に対して提示した目標であり，米国の日常診療で広く実践されているか，また患者の意向を真に反映しているかどうかは不明な部分がある．例えばすべてのがん患者が自身の予後を知りたい訳ではない[2]．またそもそも価値観や人生観は多様であり，国民性も異なることを考慮すると，⑤⑥については日本国内で改めて議論する必要があると思われる．

提言2：転移の可能性の低い早期前立腺がんでPET, CT, 骨シンチは行ってはいけない
提言3：移リスクの低い早期乳がん患者の病期分

類に PET, CT, 骨シンチを用いてはいけない

早期前立腺がんや早期乳がんの staging において使用する modality に関する提言である．早期前立腺がんに限らず，すべてのがんにおいてその遠隔転移の有無を評価するために，日本では全身 CT，骨シンチグラフィー，頭部 MRI，果ては PET/CT が行われることが多い（少なくとも筆者の勤務する病院や紹介元病院の添付資料から判断した場合）．これは本当にメリットがあることなのか考察してみる．

① メリット

(ア) 検査が陰性であった場合の医師・患者双方の安心感

(イ) 検査が陽性であった場合に，早期発見・早期治療が可能であったという「不幸中の幸い」感（ただし，ポジティブ志向の患者の場合の話であって，普通は落ち込む）

② デメリット

(ア) 検査が陰性であった場合の余分な医療費

(イ) 検査が陽性であった場合に必要となる追加検査の人的・金銭的コスト，時間，患者の精神的負担（実際は擬陽性の場合がほとんどであり，医療者の徒労と患者の取り越し苦労に終わる）

(ウ) Stage migration

検査陽性時に，それがわずかな病変であっても，病期がアップステージされることになる．例えば，これまでは stage I と判断されていたものの内，予後不良のものが stage II に判定されることになり，stage II と判断されていたもののうち，予後不良のものが stage III に判定される，といった具合にすべての病期で予後が良くなったように見えてしまうパラドックスに陥る．

この背景には，医療者と患者それぞれが抱える問題点があると考える．医療者の立場では術前検査でその傾向が見られるが，手術適応を「厳格」に評価する必要性（検査を行わず後日転移が判明した場合の訴訟の問題を避ける意味？）が考えられる．また，患者の立場からは，検査は100％信頼できるものであり，詳しく調べれば調べるほど良いという考えが根強く，「検査前確率」「擬陽性」「偽陰性」といった臨床疫学的思考について理解困難である．このような双方の立場から一般的には検査はやればやるほど良いという土壌が形成されていく．

この提言で採り上げられている，早期前立腺がんについてさらに詳しく見てみよう．米国では臨床病期，PSA 値，Gleason score からなる Partin ノモグラムが開発され，最終的な病理学的病期の予測に役立てている．上述のように，遠隔転移のリスクの低い初発低悪性度前立腺がん（Stage T1c/T2a, PSA<10 ng/ml, Gleason score ≦ 6）に遠隔転移の検索は不要としているが，実際は画像検査の対象とならない低リスク患者の45％に画像検査が施行され，画像検査を行うべき高リスク患者には66％しか施行されていなかったという横断研究がある[3]．一方，日本泌尿器科学会の前立腺がん診療ガイドライン2012年版[4]では，日本人患者を対象とした日本版ノモグラム[5]を基に，PSA が 10.0ng/mL 以下，臨床病期 T2a 以下，かつ Gleason スコアが6以下の症例ではリンパ節転移は5％未満とされており，それ以上の術前検査の省略を推奨している．また骨シンチについては，海外データではあるが未治療症例での検討で，PSA 値が 10.0ng/mL を超えかつ直腸診陽性の症例または Gleason スコアが8以上の症例にのみ，病期診断目的での骨シンチグラフィーは考慮すべきであると報告されており[6]，ガイドライン上一定の制限がかかっている．一方，CT（日本では MRI や PET/CT も）はリンパ節転移の評価方法としては感度や特異度が低い[7]にも関わらず，術前評価としてルーチンに行われているのが現状である．

以上より，ガイドラインでは不要とされていても必ずしもそれが遵守されない背景には，理屈通

Box1：MASCC インデックス

項　目	点　数
FN の状態 ・無症状、あるいは軽度 ・中等度 ・重篤または瀕死	5 3 0
低血圧なし（収縮期血圧＞ 90mmHg）	5
COPD なし	4
固形腫瘍である、あるいは真菌感染の既往のない血液悪性腫瘍	4
補液を必要とする脱水なし	3
外来	3
60 歳未満	3

26 点満点で低リスク≧ 21、高リスク＜ 21
21 点以上あれば、陽性的中率 91％、感度 68％、特異度 71％

りにはいかない人種を超えた人間の機微があるのかもしれない．

提言 4：根治目的で治療された乳がん患者で無症状の場合に，血液検査（バイオマーカー）や画像検査（PET, CT, 骨シンチ）を用いて経過観察してはいけない．

フォローアップ時の検査に関する提言である．根治目的に手術された患者に対するルーチンの遠隔再発検索は不要とするものである．実際、年 1 回のマンモグラフィーに加え、頻回の受診と各種検査（血液，レントゲン，腹部超音波，骨シンチ）を行う群と行わない群によるランダム化比較試験で 10 年後の健康関連 QOL や生存期間に差が見られないことが分かっている[8]．ただし、無症状の遠隔転移は積極的に検査を行う群で多く見つかっているが（31％ vs. 21％）、生存期間の改善につながってはいない[9]．日本乳がん学会ガイドラインでもこれを受けて同様のスタンスである．しかし、3 で述べたように必ずしも理屈通りにいかないことが多いのもまた事実であり、先の臨床試験でも「早期発見・早期治療」という観点からのみで考えれば、積極的に検査を行う方が良いように見えてしまうのである．一般人の多くと一部の医療従事者は QOL や生死といった結果よりも、そのサロゲートアウトカムである再発を重視してしまう．実際は臨床症状が現れる前に再発を発見したことで、再発からの生存期間が延長したかのように見える、「リードタイムバイアス」であることに気付かずに、である．

提言 5：発熱性好中球減少症の一次予防目的に，20％未満の発症リスクの患者に対して，G-CSF を用いてはいけない

化学療法に伴う G-CSF 使用に関する提言である．G-CSF に関する様々な臨床試験が存在するが、生命予後の延長を証明した試験はほとんどなく、発熱性好中球減少症（FN）の頻度の低下や治療期間の短縮などをアウトカムにしていることが多い．従って G-CSF の使用は必然的に制限されることになり、一次予防・二次予防・治療の 3 つに大きく分けて議論することになる．本提言は一次予防に関するものであるが、FN の頻度が 20％ 以上の化学療法と 20％ 未満のそれとで G-CSF による一次予防の適応を判断している．この 20％ という数字は、G-CSF の効果と経済的負担を天秤にかけて算出された閾値とされている[10],[11],[12]．しかし、FN の発症頻度は化学療法の種類にのみ依存するのではなく、患者側の因子（年齢, PS, 基礎疾患, がんの種類など）でも大きく変化する．MASCC（Multinational Association of Supportive Care in Cancer）では FN の重症化リスクを患者側からの要因でスコア化している（**Box1：MASCC インデックス**）[13]．これらを基に、FN 発症リスクが 10 〜 20％ で、患者側の要因から FN 発症リスクや重症かリスクが高いと考えられる場合には G-CSF の一次予防は許容される．日本でも日本がん治療学会や日本臨床腫瘍学会からそれぞれ G-CSF と FN に関するガイドラインが策定されているが、おおむね欧米のガイドラインと同様である[14],[15]．ただ、実臨床では必ずしもガイドラインが遵守されている訳ではなく、必要以上に G-CSF が投与されている現場を良く目の当たりにする．実際、試験的に院内で初期研修医、後期研修医を対象に一次予防における G-CSF の適応についての問題を出したところ、いずれも正答割合は 50％ 程度であり、初期・

後期に差は見られない結果となった．G-CSF 使用に関して系統的に勉強する機会はなく，多くは上級医の直接指導によると考えられ，院内全体で G-CSF の適正使用を考えていく必要があると思われる．

参考文献

1) Peppercorn JM, Smith TJ, Helft PR, et al : American Society of Clinical Oncology Statement: Toward Individualized Care for Patients With Advanced Cancer. J Clin Oncol. 2011; 29:755-760

2) Fujimori M, Parker PA, Akechi T, Sakano Y, Baile WF, Uchitomi Y: Japanese cancer patients' communication style preferences when receiving bad news. Psychooncology. 2007 Jul;16(7):617-25.

3) Makarov DV, Desai RA, Yu JB, et al: The population level prevalence and correlates of appropriate and inappropriate imaging to stage incident prostate cancer in the Medicare population. J Urol. 2012;187:97-102

4) Minds ガイドラインセンター：http://minds.jcqhc.or.jp/n/medical_user_main.php#

5) Naito S, Kuroiwa K, Kinukawa N, et al: Clinicopathological Research Group for Localized Prostate Cancer Investigators. Validation of Partin tables and development of a preoperative nomogram for Japanese patients with clinically localized prostate cancer using 2005 International Society of Urological Pathology consensus on Gleason grading：data from the Clinicopathological Research Group for Localized Prostate Cancer. J Urol. 2008; 180: 904-909

6) Briganti A, Passoni N, Ferrari M, et al: When to perform bone scan in patients with newly diagnosed prostate cancer：external validation of the currently available guidelines and proposal of a novel risk stratification tool. Eur Urol. 2010; 57: 551-558

7) Hovels AM, Heesakkers RA, Adang EM, et al:The diagnostic accuracy of CT and MRI in the staging of pelvic lymph nodes in patients with prostate cancer：a meta-analysis. Clin Radiol. 2008; 63: 387-395

8) Palli D, Russo A, Saieva C, et al: Intensive vs clinical follow-up after treatment of primary breast cancer: 10-year update of a randomized trial— National Research Council Project on Breast Cancer Follow-Up. JAMA. 1999; 281:1586

9) The GIVIO Investigators: Impact of follow-up testing on survival and health-related quality of life in breast cancer patients: A multicenter randomized controlled trial. JAMA. 1994; 271:1587-1592

10) Lyman GH, Kuderer N, Greene J, et al: The economics of febrile neutropenia: Implications for the use of colony-stimulating factors. Eur J Cancer. 1998; 34:1857-1864

11) Calhoun EA, Schumock GT, McKoy JM, et al: Granulocyte colony–stimulating factor for chemotherapy-induced neutropenia in patients with small cell lung cancer: the 40% rule revisited. Phar- macroeconomics. 2005; 23:767-775

12) Cosler LE, Calhoun EA, Agboola O, et al: Effects of indirect and additional direct costs on the risk threshold for prophylaxis with colony- stimulating factors in patients at risk for severe neutropenia from cancer chemotherapy. Pharmaco- therapy. 2004; 24:488-494

13) Klastersky J, et al. The multinational association for supportive care in cancer risk index: a multinational scoring system for identifying low-risk febrile neutropenic cancer patients. J Clin Oncol. 2000; 18:3038-3051

14) G－CSF 適正使用診療ガイドライン：http://www.jsco-cpg.jp/guideline/30.html

15) 発熱性好中球減少症診療ガイドライン：http://www.jsmo.or.jp/news/jsmo/doc/20120426.pdf

賢く選択しよう　Choosing wisely in Japan—Less is More

17：米国心エコー図学会
American Society of Echocardiographyの提言
―わが国の現状と著者の考える推奨案

水野　篤＊

LIST OF FIVE

1. **最初の心エコーでごく少量の弁逆流だけの場合、追跡調査のための経過観察エコーを行うな**

   Don't order follow up or serial echocardiograms for surveillance after a finding of trace valvular regurgitation on an initial echocardiogram.

2. **無症候性の心雑音を認める安定した患者で、初回検査で明らかな病態的問題がないと判断した場合は心エコーを繰り返し施行するな**

   Don't repeat echocardiograms in stable, asymptomatic patients with a murmur/click, where a previous exam revealed no significant pathology.

3. **心疾患の既往や自覚症状のない患者における術前・周術期の心エコーを施行するな**

   Avoid echocardiograms for preoperative/perioperative assessment of patients with no history or symptoms of heart disease.

4. **冠動脈疾患の"低リスク"と判断された無症候患者に負荷エコーを施行するな**

   Avoid using stress echocardiograms on asymptomatic patients who meet "low risk" scoring criteria for coronary disease.

5. **塞栓源が明らかになったとしても治療方針が変わらない場合の経食道心エコーを施行するな**

   Avoid transesophageal echocardiography (TEE) to detect cardiac sources of embolization if a source has been identified and patient management will not change.

■提言の考察とわが国の現状

　米国心エコー図学会における，5つの提言は日本においてさらに非常に重要だと考える．2つは繰り返しのいわゆるフォローアップ心エコー，3つは心エコー自体の適応に関してとなっている．検査の適応，特に画像検査に関しては米国では特に不必要なものをなくそうという意識が強く，保険などを含めた費用対効果ということにしっかりと向き合っている．エコーに関しては2007年の最初のAppropriate use criteriaから2011年にUpdateされており，この提言はその中でより不必要とされている検査を挙げている形となる[1,2]．日本でも心エコーのガイドラインはあり，適応に関しても表にされ分類されているが，こういった場合には必要ないであろうということはなかなか記載できていない．

提言1　最初の心エコーでごく少量の弁逆流があった場合，追跡調査のための経過観察エコーを行うな

　提言1は，繰り返し行う心エコーフォローアップに関するものである．まず前述のAppropriate use scoreの1～9点のうち1点と，ほぼ必要ないだろうと考えられているということである．日本では弁膜症に関しての知識の低さや，心エコーのアクセシビリティの高さから容易にフォローアップを行う．これは定期的な肺癌検査をCTで行っていることがあることと非常に似ていると考える．さ

＊聖路加国際病院心血管センター　循環器内科〔〒104-0044　東京都中央区明石町10-1〕
＊ e-mail: atmizu@gmail.com

らに難しいこととしては,特に日本では疾患に関して,有る無しで考えられることが多く,弁膜症に関しても同様である.弁膜症があるとなれば,重症度にかかわらず患者側も不安になる.Trace/trivialとされるごく少量の逆流を認めたとしても日本のデータでも心血管イベントはほぼ起こらないとされている[3]．さらに感染性心内膜炎においても同様で,Trivial な逆流に関しては積極的な感染性心内膜炎の予防は推奨されていない.このことをしっかり説明していくことが必要だと考える[4]．

提言2 無症候性の心雑音で安定した患者で,初回検査で明らかな病態的問題がないと判断されていた場合は心エコーを繰り返し施行するな

提言2は,スクリーニングでの心雑音に関してである.心雑音に関しては,基本的に現在はその心雑音に病的意義(逆流・狭窄・その他)が認められる場合は重要であるが,一度評価しており,大きな変化がない場合は経過観察の心エコーは必要ないと考えられている.この提言に関しては,逆に日本では当てはまりにくい.世界的に聴診能力が低下している中,現在さらに聴診を行う日本の医師は減少していると思われる.心エコーは聴診の代わりだという始末ですから,検査の費用対効果に関しては程遠い状況である.

Appropriate use criteria でも弁膜症や先天性心疾患を疑わせるような所見がない場合の心雑音やクリックに関しては最初の心エコーすらInappropriate(score 2点)とされているが,さらに一度心エコーを施行しており,問題ないにも関わらず再度評価するのは何事かという意味を込めてScore 1点,さらには Choosing wisely におけるこの提言2とされているわけである.日本では,主治医の思いつきや患者のリクエスト・検査への考え方で心エコーのフォローを行うことが多いと思われるが,実際には結構実臨床では以前行われた心エコーで観察できていない病変などが新たに見つけられることなどもあるので,このまま日本で使用するのもどうかとも言える.逆に,心音の観点から言えば,雑音の性状や,タイミングなどを含めてしっかりと心音に関して向き合うことも重要であろう (Ejection sound など).

提言3 心疾患の既往や自覚症状のない患者における術前・周術期の心エコーを施行するな

提言3に関しては,2007年の Appropriate use criteria から2011のUpdateで追加された内容で,低リスク手術では心事故リスクが低いので手術を進めてよいということである.このことは日本の非心臓手術における合併心疾患の評価と管理に関するガイドラインにも記載されている.さらに「心エコー図,心筋イメージング,運動負荷試験,運動以外の負荷試験,ホルター心電図等による評価を行う場合もありうる.その際各検査の費用対効果を考慮する必要がある.」とまで記載されている.

やはり日本循環器学会のガイドラインだけでも40を超えるガイドラインがある.さらにそれぞれ50ページを超える内容を読み込んで,それぞれの麻酔科,外科など各科がこれらのガイドラインについて見識を全て深めておくこと現時点では不可能に近い.そのためこのような少なくとも知っておいてもらいたいと考えられる Inappropriateness を示す提言などが出てきたと考える.日本においてはこの提言は基本的にはよく知られていると思うが,さらに周知が必要である.心事故の可能性も(1％未満)低いため,無駄な検査は省いてよいのではないだろうか.

提言4 冠動脈疾患の"低リスク"と判断された無症候患者に負荷エコーを施行するな
提言5 塞栓源が明らかになったとしても治療方針が変わらない場合の経食道心エコーを施行するな

提言4,5は安静時の経胸壁心エコー検査ではなく,提言4に関しては負荷検査,提言5に関しては経食道心エコーに関してとなる.

提言4に関してであるが,低リスク群における虚血性心疾患疑いの患者に対して検査すら必要ないのか？というDisucussionを行うことが難しく,

日本では明らかに検査過剰である印象を持つ．これからはriskに応じた対応を社会的に認められるべきである．本書はその一助となることを期待する．さて検査するとした場合であるが，核医学心臓イメージング・MRI・負荷心エコーと3つ以上の検査方法があり，それぞれのメリット，デメリットを選択して行うということが主治医に任されるのであるが，どの施設でもどの検査も同じく，検査が使いやすいかというと各施設の違いがある．例えば，日本ではある施設ではMRIは放射線科が行っているので，循環器内科からはなかなかオーダーが入れられないという現状があったり，ある施設では負荷心エコーは人手とバイタル確認する看護師がいないということでできないといった状況なども挙げられる．もう一つ重要なこととして，日本でもリスク層別化に関しては比較的なじんできたようにも感じるが，まだまだ共通の言語として各シナリオにおけるリスク層別化が行われているとは言い難い．このリスク層別化・検査のAppropriatenessは切っても切り離せない．

提言5は，文字通り血栓確認しても治療方針が変わらなければ行う必要はないということです．欧米では大動脈解離の診断にも経食道心エコーを施行するが，日本ではむしろ施行しない．主に弁膜症と血栓の確認の際に経食道心エコーを施行するが，やはり侵襲的というイメージが強いため提言5は基本的には良く守られているのではないかと考える．もちろん電気的除細動前など必要な時には行われていると思う．

【筆者が考える日本での推奨案】

この心エコーに関する提言は非常によく理解できる内容であり，日本の臨床現場においても十分役に立つ内容である．基本的に大きく内容を変更する必要はない．

推奨案1

最初の心エコーでごく少量の弁逆流があったとしても，臨床症状が変化がないような場合は，経過観察心エコーは必要ない．

推奨案2

無症候性の心雑音で，初回検査で明らかな器質的心疾患の指摘がなく，心雑音に関しての評価をしっかりと行っており問題がない場合は，心エコーを繰り返す必要はない．

推奨案3

心疾患の既往や自覚症状のない患者における術前・周術期の心エコーを施行するな

推奨案4

冠動脈疾患の"低リスク"と判断された無症候患者に負荷エコーを施行するな

推奨案5

塞栓源が明らかになったとしても治療方針が変わらない場合の経食道心エコーを施行するな

引用文献

1) Douglas PS, Garcia MJ, Haines DE, Lai WW, Manning WJ, Patel AR, Picard MH, Polk DM, Ragosta M, Ward RP, Weiner RB：Accf/ase/aha/asnc/hfsa/hrs/scai/sccm/scct/scmr 2011 appropriate use criteria for echocardiography. A report of the american college of cardiology foundation appropriate use criteria task force, american society of echocardiography, american heart association, american society of nuclear cardiology, heart failure society of america, heart rhythm society, society for cardiovascular angiography and interventions, society of critical care medicine, society of cardiovascular computed tomography, and society for cardiovascular magnetic resonance endorsed by the american college of chest physicians. J Am Coll Cardiol. 2011;57:1126-1166

2) Douglas PS, Khandheria B, Stainback RF,

Weissman NJ, Brindis RG, Patel MR, Alpert JS, Fitzgerald D, Heidenreich P, Martin ET, Messer JV, Miller AB, Picard MH, Raggi P, Reed KD, Rumsfeld JS, Steimle AE, Tonkovic R, Vijayaraghavan K, Yeon SB, Hendel RC, Peterson E, Wolk MJ, Allen JM：Accf/ase/acep/asnc/scai/scct/scmr 2007 appropriateness criteria for transthoracic and transesophageal echocardiography: A report of the american college of cardiology foundation quality strategic directions committee appropriateness criteria working group, american society of echocardiography, american college of emergency physicians, american society of nuclear cardiology, society for cardiovascular angiography and interventions, society of cardiovascular computed tomography, and the society for cardiovascular magnetic resonance endorsed by the american college of chest physicians and the society of critical care medicine. J Am Coll Cardiol. 2007;50:187-204

3) Kim S, Kuroda T, Nishinaga M, Yamasawa M, Watanabe S, Mitsuhashi T, Ueda S, Shimada K：Relationship between severity of mitral regurgitation and prognosis of mitral valve prolapse: Echocardiographic follow-up study. Am Heart J. 1996;132:348-355

4) Marks AR, Choong CY, Sanfilippo AJ, Ferre M, Weyman AE：Identification of high-risk and low-risk subgroups of patients with mitral-valve prolapse. N Engl J Med. 1989;320:1031-1036

18：米国腎臓学会
American Society of Nephrology の提言
―わが国の現状と著者の考える推奨案

杉本　俊郎*

LIST OF FIVE

1. 徴候や症状のない余命の限られた透析患者で，ルーチンの癌のスクリーニングを行うな．

Don't perform routine cancer screening for dialysis patients with limited life expectancies without signs or symptoms.

2. 貧血の症状がなく，ヘモグロビンが 10g/dL 以上ある慢性腎臓病（CKD）患者に赤血球増殖刺激因子（ESAs エリスロポエチン製剤）を投与するな．

Don't administer erythropoesis-stimulating agents (ESAs) to chronic kidney disease (CKD) patients with hemoglobin levels greater than or equal to 10g/dl without symtoms of anemia.

3. 高血圧症，心不全，もしくは糖尿病を含むあらゆる原因による CKD 患者に非ステロイド性抗炎症薬（NSAIDS）を投与するな．

Avoid nonsteroidal anti-inflammatory drugs (NSAIDs) in individuals with hypertension or heart failure or CKD of all causes, including diabetes.

4. 腎臓専門医に相談することなく，III～V 期 CKD 患者に末梢挿入型中心静脈カテーテル（PICC）を挿入するな．

Don't place peripherally inserted central catheters (PICC) in stage III-IV CKD patients without consulting nephrology.

5. 患者，その家族，医師の間で共有された意思決定プロセスを確保せずに，維持透析を導入するな．

Don't initiate chronic dialysis without ensuring a shared decision-making process between patients, their families, and their physicians

■提言の考察とわが国の現状

　米国腎臓学会は，5つの提言のうち，3つが末期腎不全に対する腎代償療法（血液透析，腹膜透析，腎臓移植）に関するもの，残りの2つが，慢性腎臓病(CKD)に関するものを提唱している．

腎代償療法に関する提言（提言 1, 4, 5）に関して：

　提言1は，米国においても，わが国と同様，糖尿病性腎症や高血圧からの腎硬化症を原疾患とした高齢者の末期腎不全患者が増加しており，腎代償療法を導入しても，余命が数年という患者さんが多いことからなされた提言であろう．血液透析に関してだが，米国は，内シャント作成率が低い，一回3時間の短時間透析が多い座位で施行等，わが国と異なる環境で施行されているためか，血液透析患者の生命予後は，我が国と比べ不良であり[1]（血液透析1年あたりの死亡率日本 6.6%, ヨーロッパ 15.7%, 米国 21.7%），このような提言がなされた可能性は高く，わが国の血液透析の現状とかけ離れているので注意すべきと考える．

　提言5は，腎代償療法（主として透析療法）の導入そのものより，むしろ，非導入／中止の関する提言と考えられるが，この点に関しては，米国はわが国より進んでおり，古くは，Hirsch（1994年）らは，Hirschのガイドラインとして知られている患者または家族に透析導入を薦めない場合を提唱

---

*滋賀医科大学総合内科学講座（地域医療支援）国立病院機構 東近江総合医療センター　総合内科
〔〒 527-8505　滋賀県東近江市五智町２５５国立病院機構滋賀病院　〕
* e-mail: sugimoto-toshiro@shiga-hosp.jp

している．さらに，2001年には，Renal Physicians Association & American Society of Nephrology (RPA/ASN) が，透析の非導入/中止ガイドラインを公表している．しかし，わが国においては，このような透析非導入/中止のガイドラインはなく，各々施設において，これらの米国のガイドラインを参考にしながら，決定しているのが現状と思われる（筆者も参考にしてきた）[2]．このような現状を踏まえ，日本透析医学会は，2012年に「血液透析導入と終末患者に対する見合わせに関する提言（案）」を公表している[3]．今後，これらの案を叩き台にして，わが国の実情に即した透析非導入/中止のガイドラインが作成されるであろう（著者はガイドラインの作成を強く希望する）．

提言4は，CKD患者に対するものであるが，末期腎不全に病状が進行した時の，血液透析導入時に関するブラッドアクセス（内シャント）作成に関する提言なので，腎代償療法に関するものとして取り上げた．将来の内シャント形成に必須である上肢の静脈を保護するために，血栓性静脈炎の発症や中心静脈の狭窄の頻度が高いPIPCの挿入は慎重にせよという提言である．さらに著者を含め日本の腎臓専門医は，CKD患者に対して，PIPCのみならず，鎖骨下静脈への中心静脈カテーテル挿入をできる限り避けるようにしている．また，将来内シャント作成される上肢側の上腕/前腕における静脈の採血/点滴を避けたり，内シャントの形成に影響が少ない手背の静脈を採血/点滴に用いたりしている．このような静脈を保護するための配慮が，わが国おいて米国より血液透析患者における内シャント使用率が高い理由のひとつかもしれない．

慢性腎臓病に関する提言（提言2,3）：
提言2は，CKDにおける腎性貧血に関するものである．腎機能の低下よるエリスロポイエチン産生の反応性の低下に伴って出現する腎性貧血は，体液量の増加等による心血管合併症の発症の増加につながるばかりでなく，腎機能そのものの悪化も引き起こすと考えられている．つまり，CKDにおいて，腎疾患，貧血，心血管疾患が互いに影響し悪循環を形成するという心腎貧血症候群（Cardio-Renal-Anemia syndrome）が提唱され，エリスロポイエチン製剤(ESAs)による貧血治療が勧められている．

提言2は，米国における腎性貧血治療の考え方を示したものであり，わが国の考え方とは少し異なるので注意が必要である．2011年の米国FDAの提言は，保存期CKD患者に対して，Hb濃度が，10g/dlを切った場合，ESAs投与を考慮；10g/dlを超えた場合は，減量/中止を考慮といった，わが国より低いHb濃度の腎性貧血治療目標を提唱している．この提言は，近年米国で施行された臨床試験の結果（Hb13g/dl以上のHb濃度の正常化を図る貧血の過剰な改善は，ESAs高容量投与による弊害等，生命予後の悪化をもたらす可能性がある）や，エリスロポイエチン製剤使用増加による医療費の増大をさけたいこと等からなされたものと考えられる（著者は，ESAsの使用量を減らすことに重点がおかれているように思う）．一方，日本腎臓学会が，2009年に専門医向けに発表したガイドライン[4]では，保存期CKDの腎性貧血目標Hb濃度は11g/dl以上（心血管病変を有するものは，Hb12/dlを超えない；その他は，13g/dlを超えないこと）とし，ESAs開始基準値は，複数回の検査でHb濃度11g/dl未満となった時点とすると記載されている．しかし，日本腎臓学会が，2012年に発表した非専門医向けにガイドライン[5]では，保存期CKD患者には原則的にHb濃度10 g/dL以下でESAs投与開始を考慮する．Hbの治療目標値は10~12 g/dLとして，ESAsに対する反応から12 g/dLを超えると予想されたら減量し，12 g/dLを超えないよう配慮することを推奨すると記載されてい

る．著者は，日常診療においては，Hb 濃度を 10g/dl を切ってから，ESAs を投与しても，貧血改善改善がなかなか見られにくいことより，Hb 濃度 10g/dl が切る前に ESAs の投与を開始している（専門医向けのガイドラインは現在改定中であり，ESAs 開始基準や治療目標が変わる可能性あり）．

　提言 3 は，CKD のみならず，高血圧や心不全における鎮痛薬（NSAIDs）の使用に関する提言である．鎮痛薬として広く使用されている NSAIDs は，プロスタグランジン (PGs) の合成阻害により抗炎症作用や鎮痛作用を発揮すると考えられているが，腎臓においては，血管拡張性 PGs の合成を抑制から腎血流量の低下（腎機能低下）を引きおこし，血圧の上昇や体液貯留につながると考えられている．特に心不全は，腎血流の維持に血管拡張性 PGs の関与が大きいと考えられており，注意すべきと言われている．実際，小生の外来において，高血圧や心不全の患者が急に血圧が上昇したり浮腫が出現したりする時に，他科や他院にて，NSAIDs が処方されていたことを度々経験する．筆者は，このような NSAIDs による腎機能の低下が病態の悪化に繋がることが危惧される場合は，末梢での PGs 合成阻害作用が少ないとされるアセトアミノフェンを使用している．しかし，症例によっては，抗炎症作用を有する NSAIDs でないと痛みが管理できないこともあり，このような場合，著者は，患者さんにリスクを説明し，腎血流を減少させる可能性がある併用薬剤（RAS 系阻害薬，利尿薬等）の減量 / 中止，家庭血圧の上昇や体重増加を認めた時は即受診するよう指導，処方する NSAIDs は副作用が少ないと言われる短時間作用型を選択するといった対策を行なっている．また，投与後最低 2 週間後には、外来受診を指示し、腎機能のチェックを行なっている．

【筆者が考える日本での推奨案】

　米国腎臓学会の 5 つの提言は，質の高いエビデンスに基いているものであるが，本来の目的は無駄な検査や治療を少なくすることから医療費の削減を主体に考えているものと思われ，このような議論がほとんどなされていないわが国において，劇薬に近いものもあるので，筆者の独断ではあるが，わが国の実情にあうように改編した．

推奨案 1

末期腎不全患者において，患者，その家族，医師の間で，腎代償療法に関して共有された意思決定プロセスを経て，腎代償療法を開始すべきである．さらに，腎代償療法の非導入，中止に関しても，同様に，患者もしくはその家族と医師の間で，互いに共有された慎重な意思決定プロセス経てなされるべきである．

推奨案 2

CKD 患者において，腎機能低下が進行した時は，将来のブラッドアクセスの作成のために，できる限り上肢の末梢の静脈を障害 / 閉塞させないように注意すべきである．

推奨案 3

保存期 CKD における腎性貧血目標 Hb 濃度は，11g/dl とし，ESAs の投与の開始基準は，複数の検査で Hb11g/dl 未満となった時点とする．

推奨案 4

高血圧症，心不全，CKD 患者に，NSAIDs を用いる時は，腎血流低下による血圧の上昇，体液貯留，腎機能の悪化に注意すべきである．

引用文献

1) Himmelfarb J, Ikizler T A：Hemodialysis．N Engl J Med. 2010；363：1833-1845
2) 大平 整爾：RRT 開始 透析導入 導入しないという選択． 臨床透析．2008；24：673-680
3) 第57回日本透析医学会 学会委員会企画 コンセンサスカンファレンスより：慢性血液透析療法の導入と終末期患者に対する見合わせに関する提言(案)．日本透析会誌．2012；45：1085-1106
4) 日本腎臓学会編：エビデンスに基づく CKD 診療ガイドライン 2009，東京医学社 2009
5) 日本腎臓学会編：CKD 診療ガイド 2012，東京医学社，2012

賢く選択しよう　Choosing wisely in Japan—Less is More

19：米国心臓核医学学会
American Society of Nuclear Cardiology の提言
―わが国の現状と著者の考える推奨案

水野　篤*

LIST OF FIVE

1. 高いリスク因子がなければ，心臓疾患を疑わせる症状のない患者での心筋ストレスイメージングや冠動脈造影は施行するな

Don't perform stress cardiac imaging or coronary angiography in patients without cardiac symptoms unless high-risk markers are present.

2. 低リスクの患者に心臓画像検査を施行するな

Don't perform cardiac imaging for patients who are at low risk.

3. 無症状患者の定期的フォローアップに核医学検査を施行するな

Don't perform radionuclide imaging as part of routine follow-up in asymptomatic patients.

4. 低もしくは中等度リスクの非心臓手術を施行する患者の術前評価に心臓画像検査を施行するな

Don't perform cardiac imaging as a pre-operative assessment in patients scheduled to undergo low- or intermediate-risk non-cardiac surgery.

5. 心臓画像検査の被曝線量を減少する方法を使用しなさい．これはあまり利益のない場合は検査を施行しないことも含まれる

Use methods to reduce radiation exposure in cardiac imaging, whenever possible, including not performing such tests when limited benefits are likely.

■提言の考察とわが国の現状

米国心臓核医学学会の提言は，前述の心エコー図学会と同様に Appropriate use criteria の中でより Inappropriate と考えられたものを提言として残している[1]．

核医学検査は，特に冠動脈疾患に関する話がどうしても主体となる．したがって提言の中には，症状のある患者の冠動脈疾患の検査前確率や，無症状の患者のリスクという表現を用いられる．冠動脈疾患は，このリスク層別化という概念が最もよく表わされる分野である．無症状の患者でリスクが高いということは10年での冠動脈疾患のリスクが20%を超える場合を示す．そのように冠動脈疾患のリスクは Adult Treatment Panel Ⅲ の計算式（以下のように10%以下は低リスク，10〜20%を中等度リスク，20%以上を高リスク）で行われる[2]．

提言1　高いリスク因子がなければ，心臓疾患を疑わせる症状のない患者での心筋ストレスイメージングや冠動脈造影は施行するな

提言1は無症候性の患者での冠動脈疾患リスクに関しての提言である．しかし，日本においても基本的には胸部症状を伴わない低リスク患者において，冠動脈疾患評価のために冠動脈造影や核医学

---

*聖路加国際病院心血管センター　循環器内科〔〒104-0044　東京都中央区明石町10-1〕
* e-mail: atmizu@gmail.com

Box 1：Adult Treatment Panel III より抜粋

Estimate of 10-Year Risk for Men
(Framingham Point Scores)

Age	Points
20-34	-9
35-39	-4
40-44	0
45-49	3
50-54	6
55-59	8
60-64	10
65-69	11
70-74	12
75-79	13

Total Cholesterol	Age 20-39	Age 40-49	Age 50-59	Age 60-69	Age 70-79
<160	0	0	0	0	0
160-199	4	3	2	1	0
200-239	7	5	3	1	0
240-279	9	6	4	2	1
≥280	11	8	5	3	1

	Age 20-39	Age 40-49	Age 50-59	Age 60-69	Age 70-79
Nonsmoker	0	0	0	0	0
Smoker	8	5	3	1	1

HDL (mg/dL)	Points
≥60	-1
50-59	0
40-49	1
<40	2

Systolic BP (mmHg)	If Untreated	If Treated
<120	0	0
120-129	0	1
130-139	1	2
140-159	1	2
≥160	2	3

Point Total	10-Year Risk %
<0	<1
0	1
1	1
2	1
3	1
4	1
5	2
6	2
7	3
8	4
9	5
10	6
11	8
12	10
13	12
14	16
15	20
16	25
≥17	≥30

10-Year risk _____ %

Estimate of 10-Year Risk for Women
(Framingham Point Scores)

Age	Points
20-34	-7
35-39	-3
40-44	0
45-49	3
50-54	6
55-59	8
60-64	10
65-69	12
70-74	14
75-79	16

Total Cholesterol	Age 20-39	Age 40-49	Age 50-59	Age 60-69	Age 70-79
<160	0	0	0	0	0
160-199	4	3	2	1	1
200-239	8	6	4	2	1
240-279	11	8	5	3	2
≥280	13	10	7	4	2

	Age 20-39	Age 40-49	Age 50-59	Age 60-69	Age 70-79
Nonsmoker	0	0	0	0	0
Smoker	9	7	4	2	1

HDL (mg/dL)	Points
≥60	-1
50-59	0
40-49	1
<40	2

Systolic BP (mmHg)	If Untreated	If Treated
<120	0	0
120-129	1	3
130-139	2	4
140-159	3	5
≥160	4	6

Point Total	10-Year Risk %
<9	<1
9	1
10	1
11	1
12	1
13	2
14	2
15	3
16	4
17	5
18	6
19	8
20	11
21	14
22	17
23	22
24	27
≥25	≥30

10-Year risk _____ %

検査を行うことは通常もないと考える．しかし，上記のようにリスク層別化を行った際に高リスクと判断された場合には無症状でも検査を施行することもある．したがって，これは提言にも但し書きとして記載がある．我が国においては，逆にこの高リスク群に対して過剰な対応を行ったり，検査を施行しなかったりと実際のリスクスコアの計算より医師の印象やリスクの数などの、定性的な評価で行われ医師による差が大きいところが実情である．

提言2　低リスクの患者に心臓画像検査を施行するな

　提言2は症状があるが，低リスクである患者に核医学検査を行うことの是非である．ここに関しては前述の低リスクとは異なり，症状がある患者での検査に関する話となるため，低リスクというより検査前確率が低い患者とした方がより分かりやすいだろう．

　基本的には，費用対効果および放射線被曝のこともあり，検査前確率が低い場合に行うべきではないと考えられるのも当然である．日本の現状においては，動脈硬化性狭心症の検査前確率が低い患者に核医学検査を行うことは，頻繁には行われていないが，日本では冠攣縮性狭心症の頻度が欧米より多いということが報告されており，核医学検査ではなく，アセチルコリン負荷試験も含めた侵襲的冠動脈造影検査を施行することがある．これは冠攣縮性狭心症のリスクに関しては，通常の動脈硬化性疾患である狭心症とは検査前確率が異なるため，適応が違うとも考えられる（しかし，アセチルコリン負荷自体の是非に関しては複雑になるのでここでは割愛する）．さらに近年の冠動脈造影CTの被曝低減および画像解像度の向上により，検査前確率の低い冠動脈疾患の除外にCTを用いることもある．これは日本の患者の疾患に対しての理解と，医療従事者側での疾患をしっかりと診断したいという日本独自の環境からは仕方がないのかもしれない．ただし，この提言のように検査前確率が低い場合の核医学検査の意義が低いことはしっかり認識されたい．

提言3　無症状患者の定期的フォローアップに核医学検査を施行するな

　提言3は，核医学検査のフォローアップに関してである．この提言は基本的には核医学検査のフォローアップは意義がないということを示している．上記と同様で，費用対効果ということと，核医学検査の実際の診断の精度ということも十分関与している．低リスク患者においてはもちろん提言1と同様にInappropriateであり，中等度から高リスク患者だとしても2年以内に核医学検査をしており，症状に変化がないような場合にはInappropriateとされている．もちろん，中等度から高リスクで2年以上を経過しているような場合にはまだUnsertain不確実（Appropriate use criteria score 4〜6点）とされているが，日本においてもこのような評価をどのくらいの間隔をあければよいかといったことはまだ提言されていない．

提言4　低もしくは中等度リスクの非心臓手術を施行する患者の術前評価に心臓画像検査を施行するな

　提言4は，手術術前検査に関する評価である．これもリスク評価に関する一つの提言である．ただし，周術期の心臓疾患に関する評価においては，手術時あるいは術後の心事故や合併症を考慮する際に重要であり，様々な術前の**患者自身のリスク**と**手術そのもののリスク**の組み合わせが考えられる．日本のガイドラインにおいても核医学および非心臓手術のガイドラインにおいて核医学検査をはじめとした術前検査はごく一部の対象症例のみでむしろ有益性が示されているのみである[3]．低リスク群における検査を減少することは非常に重要であり，日本でも欧米同様リスク層別化をしっかり行った管理が必要であると考えられる．

提言5　心臓画像検査の被曝線量を減少する方法を使用しなさい．これはあまり利益のない場合は検査を施行しないことも含まれる

　提言5は，被曝量に関してである．今は被爆量が多かったタリウム製剤からテクネシウム製剤に移行され，被爆軽減が行われていることが多い．被曝低減に関しては日本でも多く語られているが，日本に関しては主に冠動脈評価に限らないCTの方で問題になっていることが多い．日本でのCT被曝量は欧米よりわずかに多いという報告もあるが，100万人当たりの検査機器の台数が90台以上

あるということで一躍有名となった．むしろ核医学検査の頻度は欧米よりも少ないため，核医学検査での被曝低減も重要であるが，CTでも十分注意せねばならない．重要なことはまず，実際は放射線を使用する検査の適応であり，その次に撮像技術である．実際最近のCTにおいては被曝量が1mSVより少ないということは数多く報告されている[4]．再度各施設でも実際の撮像方法など被曝低減に関して話合いをしていく必要がある．

【筆者が考える日本での推奨案】

心エコーでもそうであるが，かなりエビデンスが循環器領域では培われているため，提言自身はかなりそのまま日本でも使用できることが多い．

推奨案1
無症状の中等度および低リスク患者での心筋負荷検査や冠動脈造影は施行するな．

推奨案2
検査前確率が低い患者に心臓画像検査を施行するな．ただし，冠攣縮狭心症が疑われる場合に関してはこれに限らない．

推奨案3
無症状患者の定期的フォローアップに核医学検査を施行するな．

推奨案4
低・中等度リスクの非心臓手術を施行する患者の術前評価に心臓画像検査を施行するな．

推奨案5
心臓画像検査のみならず，冠動脈CTにおける被ばく線量を最も軽減できる方法を考慮しなさい．もちろん適応を考え，施行しないということも十分被ばく低減に当てはまる．

引用文献

1) Hendel RC, Berman DS, Di Carli MF, Heidenreich PA, Henkin RE, Pellikka PA, Pohost GM, Williams KA：Accf/asnc/acr/aha/ase/scct/scmr/snm 2009 appropriate use criteria for cardiac radionuclide imaging: A report of the american college of cardiology foundation appropriate use criteria task force, the american society of nuclear cardiology, the american college of radiology, the american heart association, the american society of echocardiography, the society of cardiovascular computed tomography, the society for cardiovascular magnetic resonance, and the society of nuclear medicine. J Am Coll Cardiol. 2009;53:2201-2229

2) Grundy SM, Cleeman JI, Merz CN, Brewer HB, Jr., Clark LT, Hunninghake DB, Pasternak RC, Smith SC, Jr., Stone NJ：Implications of recent clinical trials for the national cholesterol education program adult treatment panel iii guidelines. Circulation. 2004;110:227-239

3) Guidelines for perioperative cardiovascular evaluation and management for noncardiac surgery (jcs 2008)—digest version. Circ J. 2011;75:989-1009

4) Achenbach S, Marwan M, Ropers D, Schepis T, Pflederer T, Anders K, Kuettner A, Daniel WG, Uder M, Lell MM：Coronary computed tomography angiography with a consistent dose below 1 msv using prospectively electrocardiogram-triggered high-pitch spiral acquisition. Eur Heart J. 2010;31:340-346

20：米国泌尿器科学会 American Urological Association の提言
―わが国の現状と著者の考える推奨案

安藤　高志*

LIST OF FIVE

1．低リスクの前立腺癌を有する男性には，ルーチンの骨シンチグラフィーは不要である．
A routine bose scans is unnecessary in men with low-risk prostate cancer.

2．勃起障害がありテストステロン濃度が正常な男性には，テストステロンは処方しない．
Don't prescribe testosterone to men with erectile dysfunction who have normal testosterone levels.

3．前立腺肥大症の患者に，クレアチニンや上部尿路の画像検査をオーダーしない．
Don't order creatinine or upper-tract imaging for patient with benign prostatic hyperplasia (BPH)

4．PSA 上昇がみられ他に症状を有さない患者に，抗菌薬での治療は行わない．
Don't treat an elevated PSA with antibiotics for patients not experiencing other symptoms.

5．停留精巣の男児に，超音波検査を実施しない．
Don't perform ultrasound on boys with cryptorchidism.

■提言の考察とわが国の現状

提言1．低リスクの前立腺癌を有する男性にはルーチンの骨シンチグラフィーは不要である

　提言には『低リスクの前立腺癌患者は，骨シンチグラフィーによって認識される疾患を併存していないと考えられる．それゆえ，新規に前立腺癌と診断され PSA ≦ 20.0ng/mL かつ Gleason score ≦ 6 の場合は，病歴や身体所見にて骨転移が疑われない場合は骨シンチグラフィーの必要がない．骨への進行は，局所進行癌や悪性度の高い癌により多い』と記載している．さらにその詳細を記した「Prostate-Specific Antigen Best Practice Statement」では，PSA ＞ 20ng/mL の場合に加え，PSA ＜ 10ng/mL でも Gleason スコア≧ 8，または T3 の場合は骨シンチグラフィーの実施を推奨している．

　日本泌尿器科学会の前立腺癌ガイドラインでは，『前立腺癌の病期診断に骨シンチグラフィーグラフィーをルーチンに使用することが問題視されている．新規に前立腺癌と診断された未治療症例の検討では，PSA 値が 10.0ng/mL を超えかつ直腸診陽性の症例または Gleason スコアが 8 以上の症例にのみ，病期診断目的での骨シンチグラフィーグラフィーは考慮すべきであると報告されている』と記載されている．

　また，NCCN(米国 National Comprehensive Cancer Network) のガイドラインでも日本のガイドラインと同一の文献を引用し，期待余命が 5 年以上または症

---

*北海道家庭医療学センター〔〒781-743 北海道上川郡上川町花園町175〕
* e-mail: takashi.ando@hcfm.jp

状を有するならば，次のいずれかに該当する場合は骨シンチグラフィーの適応としている．それは，T1 かつ PSA > 20，または T2 かつ PSA > 10，または Gleason score ≧ 8，または T3 や T4，または症状を有する場合である．

一方，EAU（European Association of Urology）のガイドラインでは，無症状で PSA < 20ng/mL かつ Gleason スコア ≦ 7 の場合は骨シンチグラフィー不要としている．

上記のように，各ガイドラインで若干記載は異なるものの，現在までに得られているエビデンスからは，低リスクの前立腺癌患者は骨転移の可能性が低いため骨シンチグラフィーは不要であると考えてよいだろう．

日本での推奨案としては，日本や NCCN のガイドラインを加味した内容とした．

提言 2．勃起障害がありテストステロン濃度が正常な男性にはテストステロンは処方しない

提言には『テストステロンによる治療は，性的関心が促進される一方，少なくともテストステロンレベルが正常な男性に対しては勃起機能に対して有意に作用しないことが判明している．今までのこれらの研究における情報は，テストステロンレベルの正常な ED（erectile dysfunction）患者に対するテストステロンの効果を完全に評価するには不十分である』と記載している．この記載は 1984 年に発表された二重盲検クロスオーバー比較試験を根拠としている．

日本の ED 診療ガイドラインでも，テストステロンの男性性機能に対する影響を調べた 2005 年に発表されたメタアナリシスを引用し『テストステロン低下がない男性にテストステロンを投与しても勃起機能に影響を与えないとされる』と記載し，低テストステロン以外の場合以外はテストステロン補充療法を推奨していない．

以上から，現在までに得られているエビデンスと日本の現状を考慮し，提言通りの内容を日本での推奨案とした．

提言 3．前立腺肥大症の患者にクレアチニンや上部尿路の画像検査をオーダーしない

提言には『初期の評価にて下部尿路症状の存在のみ示された時，もし症状自体が患者にとってとても悩ましいものでない場合，もしくは患者が治療を望まない場合は，さらなる評価は勧められない．そのような患者は将来的に重大な健康問題を経験する可能性が低く，また必要ならば再度診察することが出来るからである』と記載している．

日本泌尿器科学会編の前立腺肥大症診療ガイドラインにおいては，血清クレアチニン測定や上部尿路超音波検査は症例を選択して行う評価（選択評価）として位置付けているが，血清クレアチニン測定に関しては『前立腺肥大症に伴う腎機能障害や，投薬や手術に問題となる腎機能障害の存在を確認するために必要な検査であり，多くのガイドラインにおいて基本検査として推奨されている』と解説している．

一方，EAU ガイドラインでは，腎機能障害を有する前立腺肥大症患者は特定の α 遮断薬内服により新たな問題が起こること，また術後合併症が生じやすいことから，長期の腎障害に対するコストを避ける意味合いでも cost-effective な基本検査として位置付けている．しかし，『最近の研究において前立腺肥大の症状のある患者 246 人のうちクレアチニンの上昇を認めたのは 11％ であった．これは症状スコアや QOL とは関連が無かったが，その原因としては高血圧や糖尿病の存在が最も可能性が高く，膀胱からの排尿障害のみがクレアチニン上昇の原因となることはまれである』との記載もある．

以上から日本での推奨案としては，EUA ガイドラインも加味した内容とした．

提言4．PSA 上昇がみられ他に症状を有さない患者に抗菌薬での治療は行わない

『以前，PSA 上昇した際に抗菌薬を投与すると PSA 低下がみられ生検の必要性も減ると言われていた．しかし，抗菌薬が実際 PSA を低下させるかどうかを証明する臨床研究がない．また，PSA 低下は前立腺癌を否定するものではないことも注意すべきである．PSA が低下し生検を延期したことによる意味合いについての情報は見当たらなかった』と記載している．

あるランダム化試験では，PSA 2.5 〜 10.0ng/mL で直腸診正常な男性において，前立腺分泌液培養陽性の 108 人と陰性の 108 人をそれぞれ抗菌薬投与群・抗炎症薬投与群・プラセボ群に分けて介入した結果，培養陽性で抗菌薬を投与した群のみ投与前と比較し PSA が低下していた (投与前 5.2 (4.3-6.4)，投与後 4.0 ng/ml (3.1-4.9)，(p<0.001))．この結果から，抗菌薬投与は前立腺分泌液培養陽性の場合に限定することが正当化される，としている．この研究結果からも，PSA 上昇を認めた全ての男性に対して抗菌薬投与を行うべきでないことが示唆されるだろう．

日本の各種ガイドラインにおいては，『PSA 値は，尿閉，前立腺炎，前立腺マッサージ，尿道カテーテル操作などにより高値を示すことがあるので，その影響が消失した後に評価すべき』などの記載があるのみである．PSA 高値の場合に抗菌薬投与にて PSA 値の低下の有無をみることは日本においては一般的ではないだろう．

以上から日本の推奨案としては，提言通りの内容に，前立腺炎が考えられる場合には PSA 測定を行わない旨を加えた．

提言5．停留精巣の男児に超音波検査を実施しない

『超音波検査は，身体診察において触知困難な精巣の位置を見出すためには検出力が低いと判明している．超音波にて精巣を突き止める可能性は低く，超音波にて精巣が見いだされなかったとしても精巣が存在する可能性は高い．また，超音波の結果は，周囲組織や腸管ガスの存在で複雑になる』と記載している．この記載は，2011 年に発表された論文（システマティックレビュー・メタアナリシス）を根拠としている．これによると，超音波の感度は 45%(95%CI 29-61)，特異度は 78%(95%CI 43-94) であり，陽性尤度比は 1.48(95% 信頼区間 0.54-4.03)，陰性尤度比は 0.79(95% 信頼区間 0.46-1.35) であった．

一方日本の停留精巣ガイドラインにおいては，非触知精巣に対して『超音波検査は，非侵襲的で通常鎮静も不要で反復して行えるというメリットが大きく，まず選択すべき方法である』と推奨されている．また，超音波にて診断困難な場合は MRI または手術が推奨されている．

日本のガイドラインは，超音波の普及が著しい現在においては現実的な内容と言える．しかしその感度・特異度を考慮すると，検査を行うことで診断精度が上昇する可能性は低く，MRI や手術（診断的腹腔鏡検査．感度・特異度ともにほぼ 100%）を行うかどうかの判断には関与しないと考えられる．そのため，適応を絞って行う必要があるだろう．その適応は，例えば下記のように考えるとよいだろう．

- 表現型が男児の新生児で，両側の精巣が触知困難な場合．生殖腺や子宮の有無を探索する目的に用いる．
- 肥満児で，鼠径管内に精巣があるが触知困難な場合．手術方法を腹腔鏡から鼠径部アプローチに変更する目安となり得る．

以上から日本の推奨案としては，提言通りの内容に，超音波検査は適応を絞って実施する旨を加えた．

【筆者が考える日本での推奨案】

推奨案 1.

　無症状で新規に診断された前立腺癌患者のうち，PSA ＜ 20ng/mL かつ Gleason スコア ≦ 7 の T1 症例，または PSA ＜ 10ng/mL かつ Gleason スコア ≦ 7 の T2 症例においては，ルーチンの骨シンチグラフィーは不要である．

推奨案 2.

　勃起障害がありテストステロン濃度が正常な男性には，テストステロンは処方しない．

推奨案 3.

　前立腺肥大症の患者に対し，高血圧や糖尿病を有さない場合，または薬物療法や手術療法の適応とならない場合には血清クレアチニン検査は行わない．また，上部尿路超音波検査は血清クレアチニンの上昇が認められた場合にのみ行う．

推奨案 4.

　PSA 上昇がみられ他に症状を有さない患者に，抗菌薬での治療は行わない．また，前立腺炎が疑われる場合は，PSA 測定自体を行わない．

推奨案 5.

　精巣を触知しない男児に対し，基本的には超音波検査を実施しない．適応を絞って行うべきである．

引用文献

1) 平尾佳彦，他："4 診断."前立腺癌診療ガイドライン 2012 年版．日本泌尿器科学会編．Minds 医療情報サービス．http://minds.jcqhc.or.jp/n/med/4/med0032/G0000435/0039,（参照 2013-10-31)
2) 木元康介，他："6 治療."ED 診療ガイドライン，日本性機能学会 ED 診療ガイドライン作成委員会 編，ブラックウェルパブリッシング，p.16-31，2008
3) 本間之夫，他："5 診断."前立腺肥大症診療ガイドライン，日本泌尿器科学会編，リッチヒルメディカル，p30-46，2011
4) 岩村　喜信："第Ⅲ章 診断."停留精巣ガイドライン．日本小児泌尿器科学会学術委員会編．日本小児泌尿器科学会 HP. http://jspu.jp/img/guideline_1.pdf,（参照 2013-10-31)

参考文献

① Carroll P, et al：Prostate-Specific Antigen Best Practice Statement 2013 Revision Of 2009 Best Practice Statement. American Urological Association. http://www.auanet.org/education/guidelines/prostate-specific-antigen.cfm,（参照 2013-10-31)

② 日本泌尿器科学会監訳．NCCN 腫瘍学臨床診療ガイドライン 前立腺癌 2012 年 第 3 版．臨床研究情報センター HP. http://www.tri-kobe.org/nccn/guideline/urological/japanese/prostate.pdf,（参照 2013-10-31)

③ A.Heidenreich et al. Guildlines on Prostate Cancer European Association of Urology 2012. European Association of Urology. http://www.uroweb.org/gls/pdf/09_Prostate_Cancer_LR.pdf,（参照 2013-10-31)

④ Drogo K. Montague, MD et al. The Management of Electile Dysfunction (2005). American Urological Association. http://www.auanet.org/education/guidelines/erectile-dysfunction.cfm,（参照 2013-10-31)

⑤ J.de la Rosette et al. Guidelines on Benign Prostatic Hyperplasia. European Association of Urology. http://www.uroweb.org/fileadmin/tx_eauguidelines/2004/Full/BPH.pdf,（参照 2013-10-31)

⑥ Stephen Freedland, MD et al. "Measurement of prostate specific antigen." UpToDate. http://www.uptodate.com/contents/measurement-of-prostate-specific-antigen?source=search_result&search=Measurement+of+prostate+specific+antigen&selectedTitle=1~150,（参照 2013-10-31)

賢く選択しよう　Choosing wisely in Japan—Less is More

21：米国脈管学会
American Society for Vascular Medicine の提言
―わが国の現状と著者の考える推奨案

水野　篤*

LIST OF FIVE

1. 明らかな原因がある状況での初発の深部静脈血栓症の患者に対して凝固異常精査を行うな

Don't do work up for clotting disorder (order hypercoagulable testing) for patients who develop first episode of deep vein thrombosis (DVT) in the setting of a known cause.

2. 臨床経過が変わらない深部静脈血栓症の画像再検を行うな

Don't reimage DVT in the absence of a clinical change.

3. 低リスク手術施行患者に心血管検査を施行するな

Avoid cardiovascular testing for patients undergoing low-risk surgery.

4. 間欠性跛行や重症下肢虚血のない末梢閉塞性動脈性硬化症の経皮的および手術による血行再建は控えるべきである

Refrain from percutaneous or surgical revascularization of peripheral artery stenosis in patients without claudication or critical limb ischemia

5. 動脈硬化があったとしても，治療抵抗性高血圧のない腎機能正常患者における腎動脈スクリーニングを行うな

Don't screen for renal artery stenosis in patients without resistant hypertension and with normal renal function, even if known atherosclerosis is present.

■提言の考察とわが国の現状

　脈管学会の提言に関しては，他の提言と異なり一つを除き，腎動脈など末梢動脈に関するもの以外はAppropriate use criteria は作成されていない．閉塞性動脈硬化症に関しても現在検査のことのみで，今回の提言に含まれる治療に関しては通常のガイドラインに従う形となる．さらに深部静脈血栓症に関する提言が2つ，末梢動脈に関する提言が2つ，心血管疾患という統合したものに関してが1つである．さらに別の観点から言えば，4つの検査の適応に関してと，1つの治療適応に関する提言である．

　この5つの提言は，主に末梢血管評価においては，単に検査を行うのではなく，治療とワンセットで考慮する必要があるという強いメッセージが含まれている．

提言1　明らかな原因がある状況での初発の深部静脈血栓症の患者に対して凝固異常精査を行うな

　提言1は，凝固異常精査に関してである．1965年に thrombophilia（栓友病：以下血栓形成傾向）が報告された．AT Ⅲ欠損，プロテイン C/S 欠損など凝固因子欠乏が血栓症の 2.5〜5% に認められ，深部静脈血栓の一つの原因と考えられるようになり，凝固因子の測定が行われるようになった．現在日本でも深部静脈血栓の診断を受けて，抗凝固薬を開始する前に凝固因子の測定を行うことが多い．しか

---

*聖路加国際病院心血管センター　循環器内科〔〒104-0044　東京都中央区明石町10-1〕
* e-mail: atmizu@gmail.com

し，これが実臨床で非常に有益に働いているかどうかに関しては難しい．実際凝固因子異常が深部静脈血栓症の再発に関連するという報告はあるものの，抗凝固薬の内服期間の延長にはやや意義が少ないとも考えられている[1-3]．そのため遺伝性の血栓形成傾向の検査ガイドラインにおいても，凝固因子異常に関わらず抗凝固薬の投与期間などを変更する必要はないとされている[1]．凝固因子が多くあることや多くの因子があることから，現在は特にリン脂質抗体症候群の臨床的疑いがあるような患者でのスクリーニングなどに限定して行うことが妥当性は高いとも言われている．日本においてもこの提言は十分適応できると考えられる．

提言2　臨床経過が変わらない深部静脈血栓症の画像再検を行うな

　提言2は，提言1にも関わってくることであるが，深部静脈血栓症における画像検査に関してである．深部静脈血栓の検査には超音波検査，静脈造影，造影CT等が挙げられる．どれも診断時には必要であるが，やはり血栓の治療を行うからには治療効果判定をしたいと考えるのが医師の性質である．日本では，リスク評価という確率の話より，病態生理に偏りがちのため特にフォローアップを行い，治療効果判定しておきたいと考えるのも妥当である．しかし，現在フォローアップの画像検査に関しては科学的根拠を認めない．基本的には治療方針は期間で行い，画像検査の有無で治療方針が変わる訳ではない．

提言3　低リスク手術施行患者に心血管検査を施行するな

　提言3は，心エコー図学会の提言および核医学学会の提言と非常に重複するところであり，基本的に低リスク手術群において検査は必要ないと考えられる．(本書「米国心エコー図学会」の項参照)

提言4　間欠性跛行や重症下肢虚血のない末梢閉塞性動脈性硬化症の経皮的および手術による血行再建は控えるべきである

　提言4に関しては，閉塞性動脈硬化症に関しての提言である．閉塞性動脈硬化症に関しては，臨床では，間欠性跛行と潰瘍・安静時疼痛を主体とした重症下肢虚血が重要である．このような症状がない場合には，いかに臨床的に心血管イベントのリスクが高くとも，血行再建を行った場合の予後改善効果はまだ報告として認められていない[4]．特にやはりステントや手術を行ったとしても，大腿動脈以遠・特に膝窩動脈以遠の末梢動脈病変に関しては開存の長期成績が悪いからだ．もちろん心血管イベント抑制効果もまだ認められないため，上記症状がないときに血行再建を選択することはガイドラインでもClass Ⅲとなっている．膝窩動脈以遠に関しては，60％以上が無症状であり全身の動脈硬化症の評価および薬物・運動療法などを検討することが重要である．

提言5　動脈硬化があったとしても，治療抵抗性高血圧のない腎機能正常患者における腎動脈スクリーニングを行うな

　提言5に関しては，Appropriate use criteriaが存在する[5]．腎動脈狭窄自身に関しては，腎動脈狭窄に関しての超音波評価に関しては，高血圧・腎機能低下・心不全以外での動脈硬化のみの適応検査することに関してはInappropriateとされており，score 3点である．なぜなら，腎動脈狭窄自身を無症候性で見つけたとしても，現在その腎動脈狭窄への介入が予後改善につながらないためだ(もちろん治療抵抗性高血圧・心不全患者においては腎動脈狭窄解除自体での治療効果を認める)．検査を行ったとしても，治療介入を行えないのであれば評価すべきではないであろう．

【筆者が考える日本での推奨案】

本項目に関しても，日本で上記の提言はそのまま使用可能である．繰り返しになるが，やはり治療とワンセットで考慮する必要があるという強いメッセージが含まれている．

推奨案 1

明らかな原因がある状況での初発の深部静脈血栓症の患者に対して盲目的・網羅的な凝固因子異常の検索を行うな

推奨案 2

臨床経過が変わらない深部静脈血栓症の画像再検を行うな

推奨案 3

低リスク手術対象患者に心血管検査を施行するな（心臓画像検査を施行するな）

推奨案 4

間欠性跛行や重症下肢虚血所見のない末梢閉塞性動脈性硬化症における血行再建は控えるべきである

推奨案 5

動脈硬化があったとしても，治療抵抗性高血圧のない腎機能正常患者における腎動脈狭窄のスクリーニング検査を行うな

引用文献

1) Baglin T, Gray E, Greaves M, Hunt BJ, Keeling D, Machin S, Mackie I, Makris M, Nokes T, Perry D, Tait RC, Walker I, Watson H：Clinical guidelines for testing for heritable thrombophilia. Br J Haematol. 2010;149:209-220

2) Baglin T, Luddington R, Brown K, Baglin C：Incidence of recurrent venous thromboembolism in relation to clinical and thrombophilic risk factors: Prospective cohort study. The Lancet. 2003;362:523-526

3) Dalen JE：Should patients with venous thromboembolism be screened for thrombophilia? Am J Med. 2008;121:458-463

4) Hirsch AT, Haskal ZJ, Hertzer NR, Bakal CW, Creager MA, Halperin JL, Hiratzka LF, Murphy WR, Olin JW, Puschett JB, Rosenfield KA, Sacks D, Stanley JC, Taylor LM, Jr., White CJ, White J, White RA, Antman EM, Smith SC, Jr., Adams CD, Anderson JL, Faxon DP, Fuster V, Gibbons RJ, Hunt SA, Jacobs AK, Nishimura R, Ornato JP, Page RL, Riegel B：Acc/aha 2005 practice guidelines for the management of patients with peripheral arterial disease (lower extremity, renal, mesenteric, and abdominal aortic): A collaborative report from the american association for vascular surgery/society for vascular surgery, society for cardiovascular angiography and interventions, society for vascular medicine and biology, society of interventional radiology, and the acc/aha task force on practice guidelines (writing committee to develop guidelines for the management of patients with peripheral arterial disease): Endorsed by the american association of cardiovascular and pulmonary rehabilitation; national heart, lung, and blood institute; society for vascular nursing; transatlantic inter-society consensus; and vascular disease foundation. Circulation. 2006;113:e463-654

5) Mohler ER, 3rd, Gornik HL, Gerhard-Herman M, Misra S, Olin JW, Zierler RE, Wolk MJ：Accf/acr/aium/ase/asn/icavl/scai/scct/sir/svm/svs 2012 appropriate use criteria for peripheral vascular ultrasound and physiological testing part i: Arterial ultrasound and physiological testing: A report of the american college of cardiology foundation appropriate use criteria task force, american college of radiology, american institute of ultrasound in medicine, american society of echocardiography, american society of nephrology, intersocietal commission for the accreditation of vascular laboratories, society for cardiovascular angiography and interventions, society of cardiovascular computed tomography, society for interventional radiology, society for vascular medicine, and society for vascular surgery. J Am Coll Cardiol. 2012;60:242-276

賢く選択しよう　Choosing wisely in Japan—Less is More

22：米国心血管 CT 学会
American Society of Cardiovascular Computed Tomography の提言
―わが国の現状と著者の考える推奨案

水野　篤*

LIST OF FIVE

1. 既知の冠動脈疾患患者においてカルシウムスコアを使用するな

Don't use coronary artery calcium scoring for patients with known coronary artery disease (including stents and bypass grafts).

2. 患者リスクに関わらず，術前検査にカルシウムスコアをオーダーするな

Don't order coronary artery calcium scoring for preoperative evaluation for any surgery, irrespective of patient risk.

3. 若年性冠動脈疾患の家族歴がある患者を除いて，低リスク無症候者においてスクリーニング目的の冠動脈カルシウムスコアをオーダーするな

Don't order coronary artery calcium scoring for screening purposes on low risk asymptomatic individuals except for those with a family history of premature coronary artery disease.

4. 無症状患者におけるスクリーニングのための冠動脈造影 CT をルーチンでオーダーするな

Don't routinely order coronary computed tomography angiography for screening asymptomatic individuals.

5. 急性の胸痛で受診した高リスク救急外来受診患者において冠動脈造影 CT を使用するな

Don't use coronary computed tomography angiography in high risk* emergency department patients presenting with acute chest pain.

■提言の考察とわが国の現状

　今回の心血管 CT 学会における提言に関しては，前述の心エコー図学会・核医学学会と同様に Appropriate use criteria がある．すべて Appropriate use criteria に基づき，3つがカルシウムスコアに関して，2つが冠動脈造影 CT に関する提言である．

提言1　既知の冠動脈疾患患者においてカルシウムスコアを使用するな

　カルシウムスコアに関しては，あくまで中等度リスクの患者における冠動脈疾患の可能性に関して評価する検査であるので，既に冠動脈石灰化や冠動脈病変を指摘されているような患者においては意義が少ないと考えるのは妥当である[1]．日本においてもこれは常識的な話であるので，むしろ日本においては，カルシウムスコアのみの検査を行うことは非常に少なく，健康診断で行う CT に関してはこの提言が当てはまるかもしれない．しかし，目的がやや異なるため判断が難しいところであろう．CT が被曝で問題視されている現在，造影を用いた冠動脈造影 CT の妥当性に関しては重要であるが，この提言はやや日本においては Out of date かもしれない．

---

*聖路加国際病院心血管センター　循環器内科〔〒104-0044　東京都中央区明石町10-1〕
* e-mail: atmizu@gmail.com

提言2 患者リスクに関わらず，術前検査にカルシウムスコアをオーダーするな

術前患者でのカルシウムスコアは診断能および予後評価にも意義はまだ認められていないので，この提言自身は非常に妥当だと考える．しかし，この指標に関してもカルシウムスコアはやはり日本ではそこまで実臨床では使用されていないのが実際ではないかと考える．ただし，前述したが，日本ではドックなどでの健診でCTを施行するためその際に冠動脈の石灰化を指摘されて受診することもある．このような場合にもわれわれは再度，リスク評価を行う．手術のリスクに関してはなおさら，カルシウムスコアのみでの検討は難しいので，この提言は当然といっては当然の提言となり，ガイドラインでは言及もない2, 3)．

提言3 若年性冠動脈疾患の家族歴がある患者を除いて，低リスク無症候患者においてスクリーニング目的の冠動脈カルシウムスコアをオーダーするな

提言3は，カルシウムスコア自身の有用性についてである．前述したが，基本的に低リスク患者においては家族歴があるような場合にのみ，カルシウムスコアは独立して心血管イベント予測に有効であると示されている4)．これはさらに重要なこととして，費用対効果が非常に良いとされている．しかし，そうはいっても低リスク群に関しては検査の必要性自身が問われる．この提言は日本において，二つの意義がある．家族歴聴取という問診の有用性を示すばかりではなく，いかに低リスク群といえどもリスクが高い群をいかに効率的に発見するかである．提言にある，この家族歴がない患者においてカルシウムスコアを施行することは日本では前述のドック・健診のみであろう．この風習は日本独自であり，やや適応が異なるため提言をそのまま使用するところにやや違和感を覚える．ただし，実臨床においては提言3は重要である．日本においてはほとんど臨床面では守られているのではないだろうか？むしろ低リスク群の冠動脈造影CTの被曝を含めた意義に関して問われている．

提言4 無症状患者におけるスクリーニングのための冠動脈造影CTをルーチンでオーダーするな

無症候患者において低リスクおよび中等度リスクの場合，冠動脈造影CTを施行することはAppropriate use criteriaでも2点と推奨されにくい形となっている[1)]．これはあくまで被曝と検査前確率の話である．過去の報告でも無症状患者の低リスク群でも，冠動脈造影CTでやはり1%程度は冠動脈有意狭窄を認めるという報告もあるが[5)]，この報告でも現在の被曝との関連からはできる限りルーチンでの撮像は推奨されていない．今後のリスク評価の妥当性，被曝量軽減および患者メリットを含めて，わが国でも再度検討しなければならないところである．

提言5 急性の胸痛で受診した高リスク救急外来受診患者において冠動脈造影CTを使用するな

高リスク群における急性冠症候群で冠動脈造影CTが適切かどうかであるが，侵襲的冠動脈造影の遅延につながるため明らかに適切ではない[6)]．もちろん低リスク群の胸部症状での受診された患者での冠動脈造影CTは有効性が示されており，SPECTなどの核医学検査より診断までの時間が短縮されるとされている[6)]．胸痛に対してTriple rule outという冠動脈疾患，肺塞栓，大動脈解離を除外するプロトコルも一部認知されているが，これらも費用対効果も含めたApropriatenessの評価が待たれる．日本においても同様の検討がされているが，実情としてやはり急性冠症候群の可能性が高い患者において冠動脈造影CTはあまり推奨されないであろう．

【著者が考える日本での推奨案】

日本におけるカルシウムスコアに関しての提言も重要であるが，これらは近年冠動脈造影CTを施行する際に施行されることが多い．さらに重要なこととしては，冠動脈造影CTの提言もしっかり日本でも重要視していただきたい．

推奨案1
既知の冠動脈疾患患者においてカルシウムスコアを使用するな

推奨案2
患者リスクに関わらず，術前検査にカルシウムスコアをオーダーするな

推奨案3
若年性冠動脈疾患の家族歴がある患者を除いて，低リスク無症候患者においてスクリーニング目的の冠動脈カルシウムスコアをオーダーするな

推奨案4
無症状患者におけるスクリーニングのための冠動脈造影CTをルーチンでオーダーするな

推奨案5
急性の胸痛で受診した高リスク救急外来受診患者において冠動脈造影CTを使用するな

引用文献

1) Taylor AJ, Cerqueira M, Hodgson JM, Mark D, Min J, O'Gara P, Rubin GD：Accf/scct/acr/aha/ase/asnc/nasci/scai/scmr 2010 appropriate use criteria for cardiac computed tomography. A report of the american college of cardiology foundation appropriate use criteria task force, the society of cardiovascular computed tomography, the american college of radiology, the american heart association, the american society of echocardiography, the american society of nuclear cardiology, the north american society for cardiovascular imaging, the society for cardiovascular angiography and interventions, and the society for cardiovascular magnetic resonance. Circulation. 2010;122:e525-555

2) Guidelines for perioperative cardiovascular evaluation and management for noncardiac surgery (jcs 2008)--digest version. Circ J. 2011;75:989-1009

3) Fleisher LA, Beckman JA, Brown KA, Calkins H, Chaikof E, Fleischmann KE, Freeman WK, Froehlich JB, Kasper EK, Kersten JR, Riegel B, Robb JF, Smith SC, Jr., Jacobs AK, Adams CD, Anderson JL, Antman EM, Buller CE, Creager MA, Ettinger SM, Faxon DP, Fuster V, Halperin JL, Hiratzka LF, Hunt SA, Lytle BW, Nishimura R, Ornato JP, Page RL, Tarkington LG, Yancy CW：Acc/aha 2007 guidelines on perioperative cardiovascular evaluation and care for noncardiac surgery: A report of the american college of cardiology/american heart association task force on practice guidelines (writing committee to revise the 2002 guidelines on perioperative cardiovascular evaluation for noncardiac surgery): Developed in collaboration with the american society of echocardiography, american society of nuclear cardiology, heart rhythm society, society of cardiovascular anesthesiologists, society for cardiovascular angiography and interventions, society for vascular medicine and biology, and society for vascular surgery. Circulation. 2007;116:e418-499

4) Taylor AJ, Bindeman J, Feuerstein I, Cao F, Brazaitis M, O'Malley PG：Coronary calcium independently predicts incident premature coronary heart disease over measured cardiovascular risk factors: Mean three-year outcomes in the prospective army coronary calcium (pacc) project. J Am Coll Cardiol. 2005;46:807-814

5) Choi EK, Choi SI, Rivera JJ, Nasir K, Chang SA, Chun EJ, Kim HK, Choi DJ, Blumenthal RS, Chang HJ：Coronary computed tomography angiography as a screening tool for the detection of occult coronary artery disease in asymptomatic individuals. J Am Coll Cardiol. 2008;52:357-365

6) Hoffmann U, Truong QA, Schoenfeld DA, Chou ET, Woodard PK, Nagurney JT, Pope JH, Hauser TH, White CS, Weiner SG, Kalanjian S, Mullins ME, Mikati I, Peacock WF, Zakroysky P, Hayden D, Goehler A, Lee H, Gazelle GS, Wiviott SD, Fleg JL, Udelson JE : Coronary CT angiography versus standard evaluation in acute chest pain. N Engl J Med. 2012;367:299-308

24. 米国小児病院医療 Pediatric Hospital Medicine の提言
―わが国の現状と著者の考える推奨案

児玉　和彦＊

LIST OF FIVE

1. **合併症がない喘息や細気管支炎の小児に胸部X線をとってはいけない**
   Don't order chest radiographs in children with uncomplicated asthma or bronchiolitis.

2. **細気管支炎の小児にルーチンで気管支拡張薬を使ってはいけない**
   Don't routinely use bronchodilators in children with bronchiolitis.

3. **合併症のない下気道感染に罹患した2歳未満の小児にステロイドの全身投与を行ってはならない**
   Don't use systemic corticosteroids in children under 2 years of age with an uncomplicated lower respiratory tract infection.

4. **胃食道逆流の乳児にルーチンで酸分泌抑制療法を行ってはいけない**
   Don't treat gastroesophageal reflux in infants routinely with acid suppression therapy.

5. **酸素投与がなされていない限り，急性呼吸器疾患の小児に，ルーチンで持続的パルスオキシメトリーを使用してはならない**
   Don't use continuous pulse oximetry routinely in children with acute respiratory illness unless they are on supplemental oxygen.

■提言の考察とわが国の現状

提言1 合併症がない喘息や細気管支炎の小児に胸部X線をとってはいけない

　米国の提言では，小児における喘息と細気管支炎の診断については病歴と身体診察を信頼してよいとしている．胸部X線をとらないことで，コストが削減されるうえに，診断の正確性やケアには影響を与えないと提言している．

　わが国では喘息や細気管支炎の診断については，まだまだ議論のあるところである．喘息患者の「いつもの発作」に対しての胸部X線は不要であると考えられるが，「合併症がない」と言い切るのは難しい．たとえば，肺炎の合併や，喘鳴の原因としての気道異物，リンパ腫，心筋炎（心不全）などが鑑別診断として重要である．それを見逃さないためには，「初回」「重度」「末梢循環不全や頻脈を伴う」「基礎疾患がある」「通常の治療に反応が悪い」のいずれかを満たす喘鳴については，胸部X線を積極的に検討すべきと考える．ただしX線1枚でも被曝はあり，侵襲性のある検査であることを留意しておきたい．

提言2 細気管支炎の小児にルーチンで気管支拡張薬を使ってはいけない

　細気管支炎による入院患者に気管支拡張薬で治療しても，入院期間や，酸素化の改善には効果がないとコクランデータベースでレビューされている[1]．外来患者についても初期（1～3病日）には症状改善効果があるかもしれないが，それ以降の入院率は変わらない．ほかの研究で気管支拡張薬の中で，エピネフリンは外来における短期的な効果があるか

＊こだま小児科〔〒649-6219 和歌山県岩出市北大池124-5〕
＊e-mail: kazuhikokodama818@gmail.com

Box 1 胃食道逆流症 (GERD) の症状 (文献 4 表 1 より引用)	
Ⅰ) 消化器症状	嘔吐, 吐血, 下血, 哺乳不良, 反芻運動
Ⅱ) 呼吸器症状	慢性咳嗽, 喘鳴, 反復性呼吸器感染, ALTE(apparent life-threatening events), 無呼吸
Ⅲ) その他	胸痛・腹痛, 貧血, 体重増加不良, 不機嫌, 咽頭痛, 姿勢異常 (首を横に傾けたような姿勢をとる：Sandifer 症候群)

もしれないと言われているが, 否定的な論文もある. 最近のトピックとしては入院期間の短縮に対して高張食塩水の有用性がコクランで示唆されている[2].

ところが, 臨床では, 気管支拡張薬吸入で改善する乳幼児もいるのも事実である. これは, 細気管支炎の中に, ウイルス感染による粘膜浮腫と粘液栓を主病態にする患者, ウイルス感染によって惹起された気管支喘息発作を主とする患者, その両者の混合など, 様々な患者を含んでいると考えられるからである. 純粋な細気管支炎とそのほかの病態を症状だけで鑑別するのは難しく, 現実的には, 現病歴, 家族歴, 既往歴や身体所見から疑わしければ喘息合併として初期治療に気管支拡張薬をトライし, 改善がなければ中止するというオプションが考えられる. つまり, 入院患者においてはルーチンで投与しないことを推奨する.

提言 3 合併症のない下気道感染に罹患した 2 歳未満の小児にステロイドの全身投与を行ってはならない.

肺炎はもちろん, 細気管支炎に関してもステロイドの全身投与の効果は証明されておらず, 米国小児科学会のガイドライン[3]においても, ステロイドを使わないことを推奨している. わが国のガイドラインは見当たらないが, ステロイドが有効な症例は, 細気管支炎の中でも効果があるサブタイプである, あるいは気管支喘息がある程度合併している症例と考えられる. 副腎抑制, 成長抑制, 感染増悪のリスクを勘案すると, 合併症のない下気道感染に対するステロイドの投与は推奨されない.

提言 4 胃食道逆流の乳児にルーチンで酸分泌抑制療法を行ってはいけない.

わが国のガイドライン[4]をもとに考察する.
胃食道逆流 (GER) は, 胃内容物が食道に逆流することであり, 新生児の 50%にみられる溢乳を代表例とし, 健常者にもみられる生理的な状態である. 胃食道逆流症 (GERD) は, GER により何らかの症状や合併症が引き起こされた病態である. Box 1 に GERD の症状を示す.

新生児の無呼吸のおよそ 20%が GERD によるといわれているのと対照的に, GER は生理的反応であり, 生活指導が重要である.

具体的には, 保護者への説明, 授乳後のおくびの励行, 便秘の解消, 食事直後に臥位をとらない, 肥満児の減量, などを指導する. それでも改善しない場合は, 追加の検査治療を検討するが, 酸分泌抑制薬は小児への至適投与量が確定されておらず効果も十分に証明されていないため, ルーチンで投与せず, 専門家が投与の判断をするべきである.

提言 5 酸素投与がなされていない限り, 急性呼吸器疾患の小児に, ルーチンで持続的パルスオキシメトリーを使用してはならない.

米国の提言では, パルスオキシメトリーにより, 入院率があがり, 入院期間が長くなるため使用を提言してない.

わが国の提言は見当たらない. パルスオキシメトリーの特徴は侵襲性なく血中の酸素濃度を推定できることである. 入院中の急性呼吸器疾患患児に持続的にモニターすることのメリットとデメリットを整理する.

1) メリット

・予期しない低酸素 (が長引くこと) を回避できる (特に心肺基礎疾患がある児, 無呼吸が予想される児)

- 特に夜間において，モニターにより上記を回避できるという医療者の安心感
- 重症度の見誤りを防ぐ（臨床的に気づかれない頻脈や徐脈，代償された低酸素）

2) デメリット
- 入院期間が延びるかもしれない
- 親が SPO_2 の値をみて過剰な心配をする
- SPO_2 の値だけみていると高 CO_2 血症をみのがす
- 低温熱傷のリスク

ということになる．入院期間については，小児の状態を SPO_2 だけで判断するのは意味がなく，呼吸数，呼吸状態，活気，食欲などで評価すべきである．SPO_2 が低いというだけの理由で退院させないというのは臨床的でない．海外では SPO_2 が 94% 以上であれば，許容すべきとする教科書もあり，回復期にあるならば，持続的なモニターは不要であり，使うとしてもワンポイントの確認だけでよいだろう．

原稿作成についてご意見をいただいた先生方のうち，掲載にご了解をいただいたのは以下の方々である．

（五十音順）

浦田 晋	（成育医療研究センター）
小田 新	（長野県立こども病院）
木村武司	（安房地域医療センター）
黒澤寛史	（メルボルン小児病院）
小橋孝介	（鴨川市立国保病院）
谷 秀和	（谷小児科）
鉄原健一	（成育医療研究センター）
中村裕子	（鳥取県立中央病院）
南 希成	（長野県立こども病院）
牟田広実	（飯塚市立病院）
茂木恒俊	（京都大学）
山内裕子	（東京慈恵医大）
米田 哲	（県立釜石病院）

■著者が考える日本での推奨案

推奨案 1 臨床的に合併症がないと判断される喘息や細気管支炎の小児に胸部 X 線を撮ってはいけない

推奨案 2 米国の提言と同じ

推奨案 3 米国の提言と同じ

推奨案 4 米国の提言と同じ

推奨案 5 回復期にある急性呼吸器疾患の小児に，ルーチンで持続的パルスオキシメトリーを使用してはならない

引用文献

1) Gadomski AM, Brower M：Bronchodilators for bronchiolitis. Cochrane Database Syst Rev. 2010
2) Linjie Zhang, Raúl A Mendoza-Sassi et al: Nebulised hypertonic saline solution for acute bronchiolitis in infants. Cochrane Databese Syst Rev. 2013
3) Zorc JJ, Hall CB: Diagnosis and management of bronchiolitis. Pediatrics. 2010;125;342
4) 日本小児消化管機能研究会ワーキンググループ，日本小児栄養消化器肝臓学会ワーキンググループ：ワーキンググループレポート 小児胃食道逆流症診断治療指針．小児外科. 2005; 37(4):479-490

23：米国病院医学会—成人病院医学
Society of Hospital Medicine — Adult Hospital Medicine の提言
—わが国の現状と著者の考える推奨案

仲里　信彦 *

LIST OF FIVE

1. 重篤でない患者において，失禁，尿測やその利便性のための尿道カテーテル留置や，それを継続することは慎むべきである．(それが受容可能な状況は，重篤な患者，尿路閉塞，ホスピス，泌尿器的な処置の 2 日以内の周術期である．尿量を計測する代わりに体重測定を利用すべきである．)

    Don't place, or leave in place, urinary catheters for incontinence or convenience or monitoring of output for non-critically ill patients (acceptable indications: critical illness, obstruction, hospice, perioperatively for <2 days for urologic procedures; use weights instead to monitor diuresis).

2. 消化管合併症のリスクが高くない内科入院患者において，ストレス潰瘍予防のための薬剤投与を行う必要はない．

    Don't prescribe medications for stress ulcer prophylaxis to medical inpatients unless at high risk for GI complications.

3. 活動性冠動脈疾患，心不全および脳卒中がない状況では，恣意的なヘモグロビン値やヘマトクリット値を用いた赤血球輸血は避けるべきである．

    Avoid transfusions of red blood cells for arbitrary hemoglobin or hematocrit thresholds and in the absence of symptoms of active coronary disease, heart failure or stroke.

4. 遠隔モニタリングシステムの継続使用の計画がなければ，ICU 以外の場所において継続モニタリングの指示をしてはいけない．

    Don't order continuous telemetry monitoring outside of the ICU without using a protocol that governs continuation.

5. 臨床的にも検査的にも安定している状況において，頻回の血算や生化学検査を行う必要はない．

    Don't perform repetitive CBC and chemistry testing in the face of clinical and lab stability.

■提言の考察とわが国の現状

尿道カテーテル管理に関する提言（提言 1）：

　提言 1 は，重篤でない一般患者における安易な尿道カテーテル留置を避けるべきであるという提言である．尿道カテーテル関連尿路感染症：以下 CA-UTI) は医療関連の感染症として良く経験される．米国の急性期病院の入院患者の 5 人に 1 人が尿道カテーテルを留置されており，一日あたり 5% ずつ CA-UTI のリスクが増加していくとされている[1,2]．CA-UTI を防ぐために，①不必要な尿道カテーテル留置 (尿失禁のみでのカテーテル留置，指示のないルーチンのカテーテル留置，術後のカテーテル留置の継続) を避ける，②尿道カテーテル抜去に関する医療従事者間の評価機構を構築する，③排尿困難に関しては間欠導尿などの尿道カテーテル以外の方法も考える，尿測のみであればコンドームカテーテルでも可能で有る（水分の流出入管理であれば毎日の体重測定の方が正確である）．

　日本における尿道カテーテルの現状を正確には不明だが，100 床以上の病院において，尿道カテーテル留置患者は入院患者の 15%，留置期間の中央値は 14 日間というデータがある[3]．恐らく高齢者

＊沖縄県立南部医療センター　総合内科〔〒 901 - 1193　沖縄県島尻郡南風原町字新川 118-1　〕
＊ e-mail : nobnakazato@me.au-hikari.ne.jp

救急の多い急性期病院では,尿量測定という安易な理由のみで尿道カテーテルが留置される傾向にあり,慢性期病院では,その相対的人手不足により尿道カテーテルが使用され早期抜去にまで手が回らない場合も多い.ところで,本邦の病院感染対策ガイドラインにおいて,尿路閉塞,残尿がある場合,泌尿器系の手術後,重症患者で尿測が必要な場合を除いて尿道カテーテルの留置期間を短くすべきとされており,尿道カテーテルの適正使用および管理が,尿路感染症の対策に有効である[4].

内科入院患者におけるストレス潰瘍予防に関する提言（提言2）：

提言2は,内科入院患者におけるストレス潰瘍への予防投薬の適応への提言である.ストレス潰瘍は,一般的に術後ストレス,外傷,頭蓋内疾患,熱傷などにより引き起こされる.重症患者においてストレス潰瘍から消化管出血を発症すると患者の治療や予後にも影響するため,その予防を行うことは大切である.ストレス潰瘍予防のために,スクラルファート,H2受容体拮抗薬（H2RA）,プロトンポンプ阻害薬（PPI）が有効性である.しかし,その治療コストや薬剤使用による有害事象の報告もあり,その適応患者を見定めることが必要である.

重症患者が入室している成人ICUにおいて,ストレス潰瘍の予防が推奨されているのは,①出血傾向がある患者（血小板数5万以下,PT-INR>1.5,APTT>2倍）,②48時間以上の人工呼吸器管理が必要となる患者,③1年以内に消化管出血の既往のある患者,④敗血症,1週間以上のICU滞在,潜在的出血が6日間以上疑われる場合,高容量のステロイド投与のうち2つ以上のリスクのある患者（エビデンスレベルはそれほど高くはない）[5].ICU以外の一般病棟に消化管出血以外の疾患で3日以上入院した18歳以上の患者におけるストレス潰瘍のリスクと予防投薬についてのコホート研究があるが,入院中の臨床的に重要な消化管出血はまれであり予防投薬の効果はあるがNNTは770と高

い[6].本邦ではICU治療の場合のストレス潰瘍の予防の指針が,米国のガイドラインを参考に提言されている[7].しかし,ICUやそれ以外の入院に関するストレス潰瘍治療への臨床研究や疫学的情報は見当たらない.

赤血球輸血に関する提言（提言3）：

提言3は安易な赤血球輸血を避けることへの提言である.赤血球には酸素運搬能力が備えられており,虚血性心疾患に伴う貧血に対して赤血球輸血の有用性が認められる.しかし,その有用性の一方で費用の問題,血液感染症の潜在的リスクや非感染性のリスクも存在する.米国の赤血球輸血のガイドライン[8]において,輸血に伴う容量負荷や発熱は100単位輸血に対して1回,輸血関連肺障害は100,000単位輸血に対して8.1回,その他の生命に危険性を及ぼす輸血反応は1,000,000単位輸血に対し7.1回発症する事が示されている.その他,HBV感染,HCV感染,HIV感染についての感染の可能性も低いながら指摘される.

急性出血でバイタルサインが不安定である患者への赤血球輸血は施行されるべきであるが,その他に,①ICUケアをされている患者でHb7g/dL以下（循環動態が安定している場合）,②術後患者はHb 8g/dL以下,もしくは③症候性の貧血（胸痛,起立性低血圧,補液に反応しない頻脈,心不全症状）の場合にも赤血球輸血を考慮する.また,一般病棟入院患者で冠動脈疾患を伴っているが循環動態が安定している患者の赤血球輸血はHb8g/dL以下場合に考慮される.慢性貧血の既往が示唆される場合でも,急性冠症候群・高齢患者・消化管出血の患者・輸血に依存している患者・出血傾向のある患者・外傷性脳損傷の患者に対して,バイタルサインを含めた全身状態及び病態の変化の予測から赤血球輸血を実施することがある.

本邦の「輸血療法の実施に関する指針」及び「血液正座しの使用指針」[9]において赤血球濃厚液の適正使用がBox 1のように示されている.そこで

Box 1：赤血球濃厚液の適正使用（文献 9 から引用改変）

	輸血の目安	その他
慢性貧血：血液疾患	痛みと生理現象（摂食，排便，月経）との関連はないか，あったとしてもまれである．	輸血以外の方法で治療可能な疾患には輸血を行わない（鉄欠乏，B12 欠乏，葉酸欠乏，自己免疫性溶血性貧血など）．
慢性出血性貧血	全身状態が良好な場合は Hb6g/dL 以下が目安となる	循環系の臨床症状（労作時の動悸・息切れ，浮腫など）があれば，左記の Hb 値以外でも輸血の適応があり，2 単位の輸血を行い，臨床所見の改善をの程度を観察する．
急性出血	Hb6g/dL 以下では必須	Hb のみで輸血の適応を決定することは適切でない
周術期の輸血：術前		患者の心肺機能，原疾患の種類，患者の年齢や全身状態把握して輸血の必要性を決定する．慣習的な Hb10g/dL,Hct30% は根拠がない．
周術期の輸血：術中	通常は Hb7-8g/dL あれば輸血は不要だが，心疾患・肺機能障害・脳循環障害のある患者では Hb10g/dL 程度に維持する．	循環血液量の 20-50％の出血に対しては，人工膠質液投与も考慮．循環血液量の 50-100％の出血では上記に加え，等張アルブミン製剤の使用も考慮する．
周術期の輸血：術後		バイタルサインが安定している場合は，細胞外液投与以外に赤血球濃厚液の輸血が必要となることは少ない．

は慢性貧血と急性貧血に対する輸血の適応を分けており，慢性貧血においては輸血以外の方法で治療可能な疾患には輸血を行わない事が明記されている．しかし，残念なことに一部では急性・慢性の貧血を問わず，また，患者の全身状態の把握よりも，Hb 値のみで赤血球輸血を行われている現状も見受けられる．

遠隔モニタリングシステムの使用に関する提言（提言 4）：

提言 4 は ICU 以外においてリスクの低い患者に対して，ルーチンの遠隔モニタリングを行う必要性が低いことへの提言である．モニタリングは不整脈，虚血性心疾患の心電図変化および QT 間隔の観察に有用といわれ，特に生命に関わる不整脈の出現のリスクが高い患者（蘇生後，心筋梗塞後，不安定狭心症，心臓術後，PCI 後，ペースメーカ植え込み後，AV ブロック，QT 延長，急性心不全など），ICU に入室する重症外傷，急性呼吸不全，敗血症，ショック，急性肺塞栓症，高齢者や冠動脈疾患既往患者の非心臓大手術後，慢性腎不全，急性期脳血管障害の患者に必要とされる[10),11)]．一方で，リスクの低い小手術後，慢性心房細動，症状の無い安定した心室性期外収縮の患者であれば，モニタリングの必要性は低い．心疾患の既往があっても，心疾患が安定しており，数日のモニタリングでも問題なければ，それを使用する必要はない[12),13)]．

本邦では急性期病院でモニタリングをどのような条件で行い，どの程度の頻度で行っているかは不明である．しかし，急性期病院において急性疾患の患者に対し，ICU 以外の入院の場合にもモニタリ

ングがよく利用される．これに関しては，上述した患者の状況で施行されるだけではなく，医師，看護師やコメディカルの人数にも関連していると考えられ，そのモニター装着や除去に関する基準やその決定者も明確でないことを経験する．また，そのモニタリング自体が患者の安静度拡大の妨げやリスクにつながる場面がある．アラーム機能を備えた医療機器に関する事故発生場所のほとんどが一般病棟といわれ，遠隔モニタリングやアラーム設定機器の不適切な取り扱いの他，機器への過信やアラーム慣れなどが原因とされる[14]．モニタリングシステムへの過剰な安心感や慣れからも医療事故が起こりうる．

病状が安定している患者に対する採血検査への提言（提言5）：

提言5は臨床的にも検査的にも安定している患者に対するルーチンの血液検査を行うことへの提言である．ICUケアなど患者が重篤な場合や病状が不安定な時には，問題の早期検出に役立てるためにルーチンの血液検査を毎日行われることがある．しかし，採血に関連した貧血[15),16)]，患者の静脈損傷や疼痛などの不利益も見られる．本邦における安定した患者へのルーチン採血に関するデータを得ることはできなかったが，症状が落ち着いている患者においての頻回の採血は得られる利益よりも不利益を被り，避けるべきであろう．当然，医療費の増加にもつながる．

【著者が考える日本での推奨案】

推奨案1：尿道カテーテル留置に伴うCA-UTIが院内感染の多くを占める事を認識し，その適正使用および管理がCA-UTI対策となることを常に意識する．尿道カテーテルの不必要な留置を避け，留置期間を短縮する様に努力する．尿道カテーテル抜去が困難な場合は，その原因の検索と治療を行い，それでも困難であれば尿道カテーテルの代替法も考慮すべきである．

推奨案2：消化管出血をプライマリとしない内科一般入院患者におけるストレス潰瘍の頻度は少ない．そのため，内科一般入院患者にルーチンにストレス潰瘍の予防を行う必要は無い．人工呼吸器管理，出血傾向，最近の消化管出血の既往および以下のリスクのある患者（敗血症，高容量ステロイド投与，潜在性出血が疑われる）においてはストレス潰瘍の予防を考慮しても良いだろう．

推奨案3：赤血球輸血の有用性はあるが，その適応と輸血のリスクに関して適切に認識する必要がある．単なる恣意的なHb値やHct値を指標に輸血してはいけない．急性出血に対しては，患者の全身状態およびバイタルサインにより適切に循環動態を把握して赤血球輸血を考慮する．慢性貧血の場合は，輸血以外の可能な疾患に対してはなるべく輸血を行わない．ただし，循環動態が不安定な場合や症候性の貧血，Hb8g/dL以下で活動性のある冠動脈疾患場合は，欧米のガイドラインや本邦の「輸血療法の指針」を参考に赤血球輸血を考慮する．

推奨案4：遠隔モニタリングシステムは，急性期心疾患や脳血管疾患，高齢及び心疾患を基礎に持つ患者のICUケア時や手術後に利用することは非常に有用である．しかし，一般病棟ではリスクの低い患者へのモニタリングの必要性は低い．医師，看護師，臨床工学技士等の職種横断的な医療チームによるモニタリングの装着と除去に関する基準を考え，その利用の検討評価を行うことが大切である．モニタリングへの過信を避け，患者のベッドサイドへの頻回の訪室も必要である．

推奨案 5： 患者の病状が重篤かつ不安定な場合は問題の早期検出や経過フォローのために頻回採血が必要になることがある．しかし，患者が臨床的に安定している場合には頻回のルーチン採血は行う必要は無い．

引用文献

1) Hooton TM, et al：Diagnosis, prevention, and treatment of catheter-associated urinary tract infection in adults: 2009 International Clinical Practice Guidelines from the Infectious Diseases Society of America. Clin Infect Dis. 2010 Mar 1;50(5):625-663

2) Saint S, et al：Catheter-associated urinary tract infection and the Medicare rule changes. Ann Intern Med. 2009 Jun 16;150(12):877-884

3) 西田真由子，他：全国の病院における感染管理体制と尿道留置カテーテル管理についての実態調査．環境感染誌．2010；25(1):41-45

4) 国公立大学附属病院感染対策協議会編：病院感染対策ガイドライン．じほう．2012

5) ASHP Therapeutic Guidelines on Stress Ulcer Prophylaxis. ASHP Commission on Therapeutics and approved by the ASHP Board of Directors on November 14, 1998. Am J Health Syst Pharm. 1999 Feb 15;56(4):347-379.

6) Herzig SJ, et al：Acid-suppressive medication use and the risk for nosocomial gastrointestinal tract bleeding. Arch Intern Med. 2011 Jun 13;171(11):991-997.

7) 藤田尚，他：【急性呼吸不全に対する呼吸管理ベストプラクティス】呼吸管理に必要な基本手技 ストレス潰瘍予防と肺炎(解説/特集)．救急医学．2004；28（10）：237-1241

8) Carson JL, et al：Red blood cell transfusion: a clinical practice guideline from the AABB. Ann Intern Med. 2012 Jul 3;157(1):49-58

9) 「輸血療法の実施に関する指針」及び「血液正座しの使用指針」．厚生労働省医薬食品局血液対策課．平成17年9月（平成24年3月一部改正）．

10) Drew BJ, et al：Practice standards for electrocardiographic monitoring in hospital settings: an American Heart Association scientific statement from the Councils on Cardiovascular Nursing, Clinical Cardiology, and Cardiovascular Disease in the Young: endorsed by the International Society of Computerized Electrocardiology and the American Association of Critical-Care Nurses. Circulation. 2004 Oct 26;110(17):2721-46.

11) Adams HP Jr, et al：Guidelines for the early management of adults with ischemic stroke: a guideline from the American Heart Association/American Stroke Association Stroke Council, Clinical Cardiology Council, Cardiovascular Radiology and Intervention Council, and the Atherosclerotic Peripheral Vascular Disease and Quality of Care Outcomes in Research Interdisciplinary Working Groups: the American Academy of Neurology affirms the value of this guideline as an educational tool for neurologists. Stroke. 2007 May;38(5):1655-711. Epub 2007 Apr 12.

12) Snider A, et al：Is telemetry monitoring necessary in low-risk suspected acute chest pain syndromes? Chest. 2002 Aug;122(2):517-523

13) Henriques-Forsythe MN, et al：Is telemetry overused? Is it as helpful as thought? Cleve Clin J Med. 2009 Jun;76(6):368-372

14) 『事故事例分析検討委員会活動より「一般病棟における心電図モニター安全使用のための環境作り」』．看護．2009；61（12）：28-29

15) Thavendiranathan P, et al：Do blood tests cause anemia in hospitalized patients? The effect of diagnostic phlebotomy on hemoglobin and hematocrit levels. J Gen Intern Med. 2005 Jun;20(6):520-524

16) Salisbury AC, et al：Diagnostic blood loss from phlebotomy and hospital-acquired anemia during acute myocardial infarction. Arch Intern Med. 2011 Oct 10;171(18):1646-1653

賢く選択しよう　Choosing wisely in Japan—Less is More

25：米国核医学・分子イメージング学会編
Society of Nuclear Medicine and Molecular Imaging の提言
――わが国の現状と著者の考える推奨案

本村　和久[*]

LIST OF FIVE

1. 健康者を対象にしたがん検診で PET/CT を使わない

Don't use PET/CT for cancer screening in healthy individuals.

2. 冠動脈血行再建術後, 定期の運動負荷試験を実行しない

Don't perform routine annual stress testing after coronary artery revascularization.

3. 甲状腺機能正常な患者に対し, 甲状腺結節を評価するために, 甲状腺シンチグラムを行わない

Don't use nuclear medicine thyroid scans to evaluate thyroid nodules in patients with normal thyroid gland function.

4. 胸部 X 線正常で若い女性に対し肺塞栓症を診断するために CT 検査は避ける

Avoid using a computed tomography angiogram to diagnose pulmonary embolism in young women with a normal chest radiograph.

5. 認知症専門医によって評価されていない認知症患者に対して, 認知症評価のための PET 検査は行わない

Don't use PET imaging in the evaluation of patients with dementia unless the patient has been assessed by a specialist in this field.

■提言の考察とわが国の現状

提言 1　健康者を対象にしたがん検診で PET/CT を使わない

　PET/CT と は PET（positron emission tomography）と CT の組み合わせである. 理由として, PET-CT をスクリーニングとして用いた研究結果によると健康な成人でがんを発見する可能性は極めて低く（およそ 1％）, 明確な臨床徴候がない画像検査はより多くの検査や生検, また不必要な手術につながる臨床上問題とならない結果を見つける可能性が高いからとしている.

　わが国の日本核医学会 PET 核医学分科会がガイドライン1）では「本ガイドラインは, PET がん検診が有効であるというエビデンスが得られたから策定されたのではない. 十分なエビデンスのない状態で実施するためにはどのような点に注意を払うべきかという指針を示すことによって, PET がん検診の健全な発展を促すために策定されたものであることを忘れないでほしい」と記載されている. 10,567 件を対象に FDG（fluoro-D-glucose）-PET 検査を取り入れた癌検診の結果, FDG-PET 検査で発見できたものが 107 件と報告している. 107/10,567=1.01％ であり, 米国核医学・分子イメージング学会が勧告の根拠としている日本のデータ2）とも一致する値である. ちなみに PET 検査の多くがブドウ糖代謝の指標となる 18F-FDG を用いた FDG-PET 検査である.

＊県立沖縄中部病院プライマリケア・総合内科　〔〒904-2243 沖縄県うるま市宮里 281〕
＊ e-mail：motomura_kazuhisa@hosp.pref.okinawa.jp

提言 2　冠動脈血行再建術後，定期の運動負荷試験を実行しない

　理由としては，徴候のない患者に対する定期の運動負荷試験は，通常治療方針を変えず，科学的根拠が証明されていないにも関わらず，その結果によってさらに不必要な検査を行うことになりうるからとしている．

　わが国の「冠動脈病変の非侵襲的診断法に関するガイドライン」[3]では，「術後 6 か月か 1 年程度の一定期間後に冠動脈造影または MDCT（Multi Detector-row Computed Tomography）で冠動脈あるいはバイパス血管の開存性を評価する施設が多い」との日本の現状を伝えたうえで，「治療から間もないこの期間内は，無症候であれば新たな冠動脈病変の進行を運動負荷心電図でスクリ？ニングする必要性はないと考えられる」との記載がある．エビデンスは不十分ながらもレベル C（専門家および／または，小規模臨床試験で意見が一致したもの）の推奨として，無症状でも，心臓リハビリテーションを開始しようとする患者とハイリスク患者（低左心機能，多枝疾患，左前下行枝近位部病変，糖尿病，最適な拡張後径が得られなかった場合，虚血発作が出現した場合に危険な状況に陥る職種の場合など）には運動負荷試験の適応ありとしている．

提言 3　甲状腺機能正常な患者に対し，甲状腺結節を評価するために，甲状腺シンチグラムを行わない

　理由としては，この検査が有用なのは甲状腺機能亢進症患者において甲状腺結節が機能的であるかの評価を行うときであり，甲状腺結節が良性か悪性かどうかは確定診断とはならず，結果が低摂取結節（Cold nodule）の場合にはさらに生検を必要があるからとしている．シンチグラムの核種についてはコメントがないが，参考文献からすると Tc-99m を念頭においたコメントと推察される．

　わが国の「甲状腺腫瘍診療ガイドライン」[4]では，あるメタアナリシス[5]を引用（結節が cold であった場合に悪性である感度は 92.3％，特異度は 17.2％，陽性尤度比は 1.11％），有効性について否定的なコメントとなっている．

提言 4　胸部 X 線正常で若い女性に対し肺塞栓症を診断するために CT 検査は避ける

　放射線曝露を減らす方法として，代わりに肺換気・血流シンチグラフィを考慮することを提案，また，臨床上肺塞栓があるかないか問題となる時，肺換気・血流シンチグラフィは，胸部をシールドで保護した CT アンギオグラフィよりも，全体的に低い放射線量で診断に寄与するとしている．

　わが国の「心臓・大血管　静脈血栓塞栓症の画像診断ガイドライン」6）では，急性肺塞栓症の画像診断では造影 CT を行うこととしており，女性に対する被曝の問題にはコメントがないが，造影 CT が繰り返し必要となるような再発例については，「肺血流シンチグラフィは，造影 CT に比較して低侵襲で被曝線量も少なく経過観察に適している」との記載あり，「シンチグラフィのみで肺血栓塞栓症の有無が確定できる症例も多く，high probability を示した場合には高い確率で肺血栓塞栓症と診断でき，逆に normal の場合には否定できる．肺血流シンチグラフィのみでも，胸部単純 X 線写真と組み合わせると，肺換気・血流シンチグラフィと造影 CT の組み合わせと同等の診断能が得られることも示されている」としている．

提言 5　認知症専門医によって評価されていない認知症患者に対して，認知症評価のための PET 検査は行わない

　理由としては，認知症の客観的な所見がない場合，PET を行うことでの潜在的利点は，コストや放射線曝露の危険を上回りそうにないとしている．また，PET 検査結果において，認知症のサブタイプは，重なり合う画像パターンを持つとして，PET 検査結

果と認知症のサブタイプ（アルツハイマー病など）が1対1の対応ではないことのコメントがある．さらに，臨床評価と画像評価は，相加的な情報となることが多く，信頼性の高い診断とその後のケアを決定するためには，臨床評価と画像評価は同時に評価されるべきであるとしており，β-アミロイドPET検査に関して，認知機能が正常の人でのPET検査陽性が何を意味するかは，現在わかっていないことから，この方法は，個人の認知機能の今後を予測する確立された方法ではないと結論付けている．

前掲の日本核医学会FDG-PETがん検診ガイドライン1）では，保険非適用疾患の項目として，FDG PETによるアルツハイマー病(AD)の典型的な所見についてのコメント（大脳皮質のうち側頭・頭頂連合野および楔前部から後部帯状回にかけての糖代謝の低下）はあるが，推奨としてはしていない．

【筆者が考える日本での推奨案】

米国の核医学・分子イメージング学会の提言は，日本の現状，ガイドラインと照らし合わせても，納得できるものと考える．ただし，2の「冠動脈血行再建術後，定期の運動負荷試験を実行しない」については，心臓リハビリテーションを開始しようとする患者とハイリスク患者については，状況に応じて施行を行うことが患者の大きな不利益になるとは考えにくいと思う．

推奨案1. 健康者を対象にしたがん検診でPET/CTを使わない．

推奨案2. 無症状でリスクの低い冠動脈血行再建術後の患者に，定期の運動負荷試験を実行しない．

推奨案3. 甲状腺機能正常な患者に対し，甲状腺結節を評価するために，Tc-99m甲状腺シンチグラムを行わない．

推奨案4. 胸部X線正常で若い女性に対し肺塞栓症を診断するためにCT検査は避ける．

推奨案5. 認知症専門医によって評価されていない認知症患者に対して，認知症評価のためのPET検査は行わない．

引用文献

1) 日本核医学会PET核医学分科会　PETがん検診の疫学調査ワーキンググループ作成　：FDG-PETがん検診ガイドライン，http://www.jcpet.jp/1-4-4A

2) Minamimoto R, et al：Analysis of various malignant neoplasms detected by FDG-PET cancer screening program: based on a Japanese Nationwide Survey.Ann Nucl Med. 2011；25(1):45-54

3) 循環器病の診断と治療に関するガイドライン（2007-2008年度合同研究班報告）冠動脈病変の非侵襲的診断法に関するガイドライン http://www.j-circ.or.jp/guideline/pdf/JCS2010_yamashina_d.pdf

4) 日本内分泌外科学会・日本甲状腺外科学会　作成：甲状腺腫瘍診療ガイドライン2010年版 http://jsco-cpg.jp/item/20/index.html

5) Ashcraft MW, et al：Management of thyroid nodules. Head Neck Surg. 1981；3：297-322

6) 日本医学放射線学会および日本放射線科専門医会・医会合同ガイドライン委員会編：エビデンスに基づく画像診断ガイドライン-2007　心臓・大血管　静脈血栓塞栓症の画像診断ガイドライン http://www.jcr.or.jp/guideline/2007/guideline2007.html

26：米国胸部外科学会
The Society of Thoracic Surgeons の提言
―わが国の現状と著者の考える推奨案

砂川　惠伸*

LIST OF FIVE

1. 心疾患病歴のない, 心機能が良好な患者に対して非心臓・胸部手術前の心臓負荷試験は必要ない

Patients who have no cardiac history and good functional status do not require preoperative stress testing prior to non-cardiac thoracic surgery.

2. 神経学的に無症状でまたは高度リスのない患者に対して, 心臓外科手術術前に頸動脈疾患の評価をルーチンで行わない

Don't initiate routine evaluation of carotid artery disease prior to cardiac surgery in the absence of symptoms or other high-risk criteria.

3. 心臓弁置換術後の患者に対して, ルーチンで退院前の心臓超音波検査は行わない

Don't perform a routine pre-discharge echocardiogram after cardiac valve replacement surgery.

4. 肺非小細胞癌の病期Ⅰ期と判明またはⅠ期疑いの患者において, 神経学的に無症状例で術前の頭部画像検査は必要ない

Patients with suspected or biopsy proven Stage I NSCLC do not require brain imaging prior to definitive care in the absence of neurologic symptoms.

5. 呼吸器症状のない患者において, 心臓手術前の呼吸機能検査は必要ない

Prior to cardiac surgery, there is no need for pulmonary function testing in the absence of respiratory symptoms.

■提言の考察とわが国の現状

米国胸部外科学会は5つの心・胸部の術前・術後検査を提言している.

提言1　非心臓手術前の心臓機能評価

提言1は無症候性かつ良好な心機能を有する患者に対する, 非心臓手術前の心臓負荷試験の是非である.

ACC/AHA ガイドライン[1]では, 心臓合併症を起こしやすい非心臓手術のリスクは, 大動脈, 主血管手術などの高リスク（5％以上）, 胸腔内手術などの中リスク（5％未満）, 内視鏡手術などの低リスク（1％未満）に分類される. 全ての手術は個体にとって「侵襲的」であり, 致死的な心血管合併症が起こる可能性がある. しかし運動耐容が良好（4 metabolic equivalents [METs] 以上：軽い草むしりなど家の仕事が可能）な非心臓手術例の多くは, 一部の例外を除いて重大な心臓リスクを持っていない.

心血管の評価方法は, 主に冠動脈造影などによる侵襲的検査, 胸部 X 写真や安静時心電図などの非侵襲的検査がある. トレッドミルや心筋イメージングは, 運動および薬物負荷することで, 心虚血を誘発するため侵襲的検査に含まれる場合がある[2]. 検査以前の十分な問診と病歴聴取, 胸部 X 線, 安静時心電図などで, 低リスク手術では, さらなる術前の心機能検査の必要はないとされる.

---

*日本大学医学部附属板橋病院 病理診断科〔〒173-8610　東京都板橋区大谷口上町30-1〕
* e-mail: garjyusaiga@gmail.com.

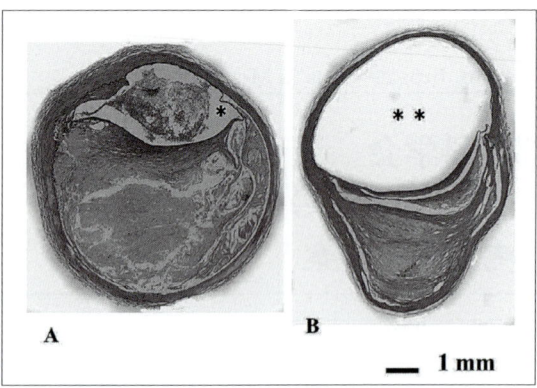

Box 1：頸動脈のプラーク．HE 染色，低倍率像．
A：不安定プラーク．血管腔(*)は 75% の狭窄があり，血栓形成を伴い潰瘍を形成している．
B：安定プラーク．血管腔（**）は 50% の狭窄で破綻はない．

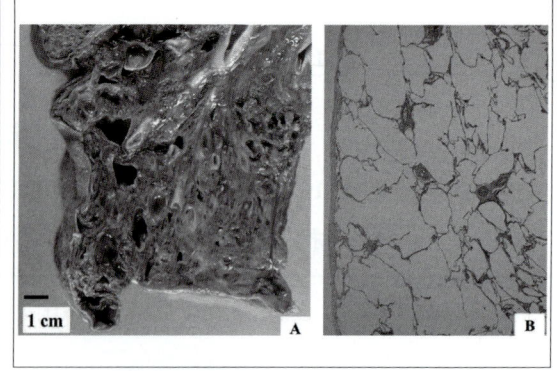

Box 2：慢性閉塞性肺疾患 (COPD)．
A：肉眼像：肺胞腔が拡大し気腫性変化を認める．
B：HE 染色，低倍率像：終末細気管支より末梢の気腔拡大を認める．線維化は伴わない．

提言 2 および 5
心臓手術前の頸動脈評価と呼吸機能評価

提言 2 は無症候性かつ危険因子の乏しい患者に対する，非心臓手術前の頸動脈硬化性病変同定の是非である．

内頸動脈は全身の動脈硬化症を良く反映する．患者 Box 1 は，内頸動脈の，組織像である．病理学的に，A は 75% の狭窄があり，血栓形成を伴う不安定プラーク，潰瘍を形成する．B は 50% の狭窄であるが，安定プラークであり，手術適応はない．過去に脳虚血症状を認めた患者の頸動脈プラークは，病理学的に粥腫の破裂や潰瘍形成が，高率に存在するとされる[3]．

患者の既往に一過性脳虚血発作や脳梗塞がある場合，頸動脈の雑音を聴取する場合には，超音波検査を施行するという意見がある．しかし，現在のところプラークの安定性を体表から確実に予測する指標はない．血管雑音が聴取される症例，超音波検査で狭窄がある症例が，そのまま脳虚血の危険因子とは言えない．また硬化危険因子の乏しい無症状例に対して，ルーチンで頸動脈の評価を行うことは，異論がある[4]．

提言 5 は無症候性患者に対する心臓手術前呼吸機能試験の是非である．Box 2 に，慢性閉塞性肺疾患（COPD）の病理像を提示する．COPD は，終末細気管支より末梢の気腔の拡大し，線維化を伴わない肺組織の破壊の状態である．

手術適応決定に際して，呼吸機能検査値は絶対的な指標ではない．現在までに，FEV1.0, DLCO などが術後合併症・死亡率を予測する指標として検討されているが，絶対的なものはない．

The Society of Thoracic Surgeons Adult Cardiac Surgery Database[5] によれば，心臓外科手術の危険なモデルは慢性呼吸器疾患である．近年では FEV1 の実測値と DLCO が集積されている．しかし，呼吸器症状がない，またはこれら病歴のない者で，呼吸機能検査は患者管理やリスク評価を変えさせない．軽度から中等度の COPD 患者の心臓外科手術に先行して行われれば，術前の呼吸器リハビリテーションを明かにしてきている．しかし無症状の患者では直接の推定はできない．

提言 3　心臓弁置換後の心および弁機能評価

提言 3 は心臓手術後で，経過良好であった患者に対する退院前の心臓超音波検査の是非である．心臓弁置換術後の患者に対して，ルーチンで退院前の心臓超音波検査は行わない．

退院前の心臓超音波検査は，心臓弁形成手術 cardiac valve repair の術後例に有効である．弁修復術でなく，心臓弁置換手術 cardiac valve

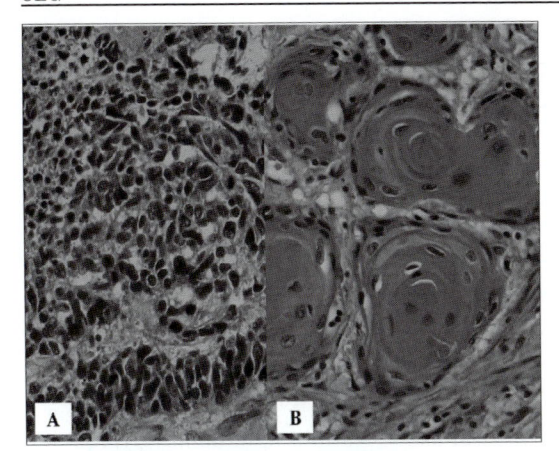

Box 3：肺腫瘍．HE 染色，高倍率像．
A：肺小細胞癌．小型細胞が密に増殖している．
B：肺扁平上皮癌．癌真珠を認める．

replacement 術後例には，退院前の心臓超音波検査が有効であるというエビデンスはない[6]．退院前の心臓超音波を施行すべき適応例は，術中経食道超音波での弁不全，臨床症状・所見がある弁機能不全，人工弁の感染症，心のう液大量貯留などである．

提言 4　肺癌 I 期術前の中枢神経への癌転移の検索

提言 4 は肺非小細胞癌の病期 I 期患者の術前における，中枢神経転移同定の是非である．TNM 分類は，腫瘍径（T），リンパ節転移（N），遠隔転移（M）を意味し，「T1 は肺原発巣の大きさが 2-3 cm で肺葉内に留まっている状態」を表す．

肺癌の遠隔転移好発部位は，肝，副腎，脳である．増殖が速く転移が早期に広範に起こりやすい小細胞癌は，本提言の腫瘍に適さない．本提言は，肺癌の組織型が重要である．Box3 に肺小細胞癌（A）および肺扁平上皮癌（B），HE 染色，高倍率像を示す．病理学的に，HE 染色の紫色は，高い増殖能の腫瘍 DNA 量を反映する．小細胞癌は，ヘマトキシリンに濃染し，扁平上皮癌（非小細胞癌）よりも高度に悪性である．最終的に，癌の悪性度は TNM 分類などに沿って評価する．

非小細胞癌の病期 I 期の脳転移は 2.1% という報告がある[7]．統計的に本邦の非小細胞癌の病期 I 期は，2618 名（1994 年）[8]であり，約 50 名（約 2％）の脳転移を証明するための医療費および遅れを，我々は，考慮すべきである．肺癌の中枢神経系無症状患者における脳転移の頻度は低く，予後がかわらないことから，有症状者のみに転移の検索をすべきである．過剰な肺癌の脳転位検索を控えることは，本邦でも一部で受容されている．

【筆者が考える日本での推奨案】

米国胸部外科学会の 5 つの提言は，胸部外科手術前後の不要な検査を少なくさせることによる医療費の削減し，その施行による治療の遅れを回避することが目的である．わが国でも踏襲すべきもの，考慮されるべき有効な提言が含まれている．

そのためには詳細な病歴，既往歴（特に循環器・呼吸器疾患）を聴取し，非心臓手術前の心臓負荷試験（提言 1），心臓手術前の頸動脈評価と呼吸機能評価（提言 2, 5），心臓弁置換後の心および弁機能評価（提言 3），肺癌 I 期術前の中枢神経への癌転移の検索（提言 4）を，臓器特異的な症状のない患者には行わない．術前・術後検査は，医師の安心感の充足のために行うのではなく，必要最低限かつ医療費に見合った状況で施行すべきである．

推奨案 1. 心疾患病歴がなく，良好な心機能状態の患者に対して，非心臓・胸部手術前の心臓負荷試験は，行わない

推奨案 2. 神経学的に無症状かつ低リスク患者に対しては，心臓外科手術前に，頸動脈疾患の評価をルーチンで行わない

推奨案 3. 心臓弁置換術後の患者に対して，ルーチンで退院前の心臓超音波検査は，行わない

推奨案 4. 肺非小細胞癌の病期 I 期症例患者で，無症状例に，術前の頭部画像検査は，行わない

推奨案 5. 呼吸器の症状のない患者において，心臓手術前の呼吸機能検査は，行わない

引用文献

1. 提言 1 に対する：

1) Fleisher LA et al：ACC/AHA 2007 Guidelines on Perioperative Cardiovascular Evaluation and Care for Noncardiac Surgery: Executive Summary: J Am Coll Cardiol. 2007；50: 1707-1732.

2) 非心臓手術における合併心疾患の評価と管理に関するガイドライン (2008 年改訂版)：循環器病の診断と治療に関するガイドライン (2007 年度合同研究班報告)：http://www.j-circ.or.jp/guideline/pdf/JCS2008_kyo_h.pdf

2. 提言 2 に対する：

3) Golledge J, Greenhalgh RM, Davies AH：The symptomatic carotid plaque. Stroke. 2000. 31: 774-781.

4) 非心臓手術における合併心疾患の評価と管理に関するガイドライン (2008 年改訂版)：循環器病の診断と治療に関するガイドライン (2007 年度合同研究班報告)：http://www.j-circ.or.jp/guideline/pdf/JCS2008_kyo_h.pdf

3. 提言 3 に対する：

5) Zoghbi WA et al：Recommendations for evaluation of prosthetic valves with echocardiography and doppler ultrasound. J Am Soc Echocardiogr. 2009；22: 975-1014.

4. 提言 4 に対する：

6) EBM 手法による肺癌診療ガイドライン. 2005 年版. 日本肺癌学会 / 編. 金原出版, 2005

7) Tanaka K, Kubota K, Kodama T, Nagai K, Nishiwaki Y：Extrathoracic staging is not necessary for non-small-cell lung cancer with clinical stage T1-2 N0. Ann Thorac Surg. 1999；68：1039-1042.

5. 提言 5 に対する：

8) Shahian DM et al：The Society of Thoracic Surgeons 2008 cardiac surgery risk models: part 1--coronary artery bypass grafting surgery. Ann Thorac Surg. 2009；88 (1 Suppl): S2-22.

Interview

Choosing Wiselyの根幹はプロフェッショナリズムである

5.

Choosing Wisely の根幹は
プロフェッショナリズムである

UCSF (University of California, San Francisco) Mitchell Feldman 副学寮長に聞く：
インタビュア：小泉 俊三氏

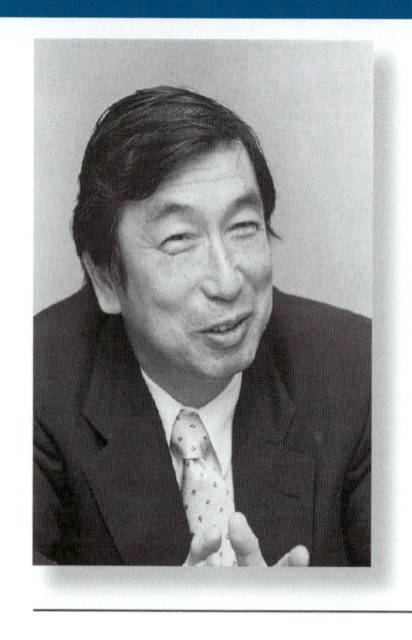

小泉 俊三 *Shunzo Koizumi*
一般財団法人東光会 七条診療所 所長

小泉：先日，私は，ジェネラリスト教育コンソーシアムで過剰診療について講演する機会がありました（本書 28 ページの Lecture 参照）．このコンソーシアムというのは，熱心な若手ジェネラリストの集まる「場」ですが，例の『5 項目リスト』のことも含め，Choosing Wisely の概要について説明しました．ところで，SGIM (Society of General Internal Medicine) も，キャンペーンの求めに応じて，総合内科としての『5 項目リスト』を発表されましたが…．

SGIM でも定期健康チェックを巡って賛否両論がありました．

Feldman：SGIM の『5 項目リスト』の中で，まだ出版はされていないと思いますが，「定期健康チェックを推奨しない」とした項目に関して，SGIM 学会員からかなり強い反応がいくつかありました．定期健康チェックとして実施される身体診察の価値について，賛成または反対の立場からのコメントが，JGIM (Journal of General Internal Medicine) 誌に何通か寄せられましたし，SGIM のホームページにも掲載されました．定期健康チェック賛成派の人たちは，医師‐患者関係を築くこと，即ち，年一回の健康チェックを通じて信頼関係を築くことには価値が

5. Choosing Wisely の根幹はプロフェッショナリズムである

Mitchell D Feldman, MD, MPhil
Professor of Medicine
Associate Vice Provost for Faculty Mentoring
University of California, San Francisco

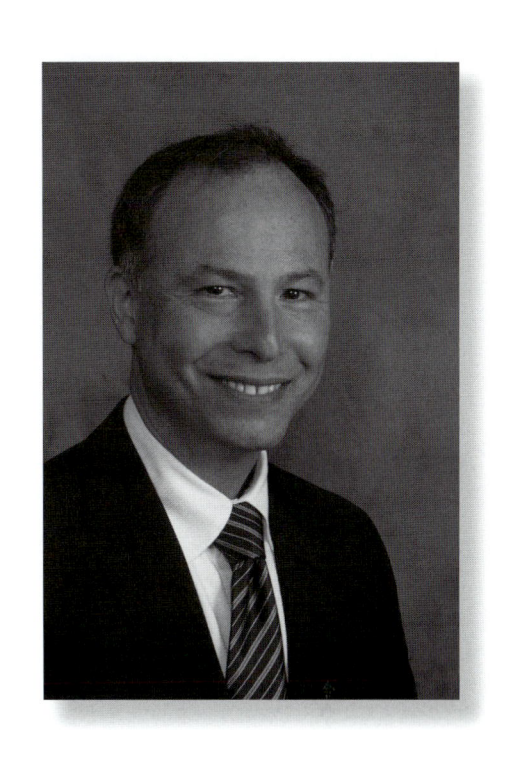

ある，と主張しました．一方，定期健康チェック反対派の意見は，年一回の定期健康チェックが健康アウトカムを向上させるというエビデンスはない，従って，定期健康チェックは推奨されるべきでない，というものでした．私は，どちら側の議論にも尤もなところがあると思っています．

患者が医師のオフィスや病院を受診する場合，医師に対する信頼感と一定程度の安心感を得るために医師との間で個人的な関係を築くことは明らかに重要です．特定の主訴がないからといって，診療所や病院を受診してはいけないという話ではありません．また，一方で，患者の年齢や病歴に関わりなく，一律に定期的健康チェックのため受診するように患者に伝える，というのも変です．私は，この二つの態度の中間に良い妥協点があると思っています．しかし，この話題を巡って，この数か月間，SGIM関係者のあいだでブログを通じた興味深い議論が生じたのは確かです．

小泉：先程の議論で，定期健康チェック反対派の意見によれば，具合が悪くなければ医師のところには行かないように，という話になりますね．

Feldman：私は，Choosing Wisely の『5項目リスト』で SGIM が推奨したことはそんなことではないと思っています．しかし，そういう風に解釈されてしまったのですね．内科医が，年月をかけて自分の患者さんのことを知る，というのはとても重要なことです．そして，多くの場合，このような関係は定期的なケアの管理を通じて深まっていくものです．でも，普通，「私はあなたのことをもっと知りたいから来月も受診してください」，とは言いませんよね．患者さんには，「来月，もう一度受診してください．その時，もう一度，血圧をチェックします

から」，と言います．こういうやり取りを通じて，ゆっくりと信頼関係を築いていくのが多くの内科医の姿勢です．

　ところで，最近の米国の医学生は，なぜ検査をオーダーするのか，その検査にはどれほどの費用がかかっているのか，その検査にはどのような潜在的有害作用があるのか，などのことに関心を持つようになってきています．これは大変良い傾向で，このような関心が，UCSF(University of California, San Francisco) 病院のようなアカデミックな医療機関における診療を大きく変えつつあります．

小泉：私が，米国で1年目の研修医をしていた頃，貧血で入院してきた患者さんに複数の検査項目を一挙にオーダーしてしまったことがあります．その時，回診に来た血液内科部長はそのような検査オーダーの仕方に異を唱えられました．日本では，入院時に一通りの検査を全てオーダーすることが当たり前で，私はそのことに慣れきっていたのです．

Feldman：それは，私が研修していた頃でも同じです．伝票のボックスを1つチェックすれば，1ダース以上の検査項目を一挙にチェックできるのです．そこでは何も判断する必要がありません．今ではどのようなCTを撮像すればどれだけのX線被曝があるかが示されていますが，当時は画像検査のオーダーでも同じで，たくさんの画像検査をオーダーしたものです．ここ数年は，検査の費用と，過剰検査が潜在的に患者にどのような影響を与えるか，が医師の行動を決める大きな要因になってきています．

このChoosing Wisely運動を成功させるには，不確実性な状態にあることに医師が居心地悪さを感じないように，私たちが(若い医師を)訓練しなければならないとも考えています．これはどういうことかというと，もし，医師が，「x，y，zにいたるまでの全ての検査はオーダーしない」，と判断した場合，自分の臨床判断能力に自信を持ち，ひょっとしたら役に立ったかもしれない検査をオーダーしなかった可能性があるということに居心地の悪さを感じない，ということを意味します．言い換えると，一回目は診断を外すかもしれないが，そのことに耐える必要があるということです．このことを，エレガンス(優雅さ)と表現できるかもしれません．私は，Choosing Wisely(「賢明に選択する」)という言葉もなかなか良いと思っています．賢明さというものは齢とともに身につつくものだからです．ところで，スマートな選択，という表現についてはどう思いますか．

小泉：Choosing Wiselyキャンペーンのマイナス面は，検査をしないという判断が裏目に出ることもあるということだと思いますが，"それに耐える"ということですね．

Choosing Wiselyはプロフェッショナリズムが根幹にあるキャンペーンです

Feldman：Choosing Wiselyキャンペーンのマーケティング(普及)活動の観点からいっても，wisely(賢明に)という言葉遣いはなかなかうまいと思います．若者が利発(スマート)であることは可能ですが，若く且つ賢明であることはなかなか難しいのではないでしょうか．賢明さとは，今言ったように，経験とともに身に付くものだからです．経験ある医師は，自分の体験，知識，そして智慧に基づいて選択します．しかし，十分な経験のないところで，スマートな選

5. Choosing Wisely の根幹はプロフェッショナリズムである

択をしようとすると何もかもオーダーしてしまいかねない，スマートであろうとすればついついシマウマ（注：稀な疾患の比喩）のことを考えてしまう，もし賢明であれば，シマウマのことは考慮するが，今すぐシマウマを除外するための検査をする必要はないと考える，ということだと思います．

従って，Choosing Wisely の一部は，プロフェッショナリズムに根差しています，というよりは，プロフェッショナリズムがその根幹にあるというべきでしょう．このことは「新千年紀の医療プロフェッショナリズム憲章」を読めば理解できると思います．どこまで検査するかというこの領域においても，プロフェッショナリズムの定義は，以前と比べて殆ど逆さまになってしまいました．昔のプロフェッショナリズムでは，複数の血液検査も含め，関連性のありそうな検査を出来る限りオーダーしないことは非プロフェッショナルなこととされていました．今日では，私達の研修医は，もし電解質の検査をしたければ，電子カルテを開いて，ナトリウム，カリウム，塩素，と一つずつ入力しないといけないようになっています．結構，面倒なのですが，こういうシステム設計は，医師の賢明な判断を促すとともに，システムとしてはスマートでもあると言えるかも知れません．

小泉：しかし，今日，一方では，医療の効率，言い換えると便利さ，ということで，クリティカルパスと呼ばれるやり方もありますね．一つボタンを押すだけで一セットの検査・治療がまとめて出て来ます．医療の標準化には役立っているようです．

Feldman：そのようなやり方は，医師一人一人のあり方としては，賢明とは言えないと思います．便利さがあると言っても，坂道を転げ落ちるように，なにも考えなくなってしまう可能性があると思います．

Choosing Wisely のもう一方の側面として，ここで，患者さんたちの期待に立ち戻ることについて考えてみましょう．そう，先程の定期健康チェックの例でいえば，最近は，患者さんたちのほうから健康チェックを希望してきます．このような時，検査の必要がないというエビデンスがあっても，それを患者さんたちに説明するのは，往々にして難しいことです．私も，PSA 検査の必要がないことを説得するのに何時間も費やしたことがあります．患者さんは，私が，「がんのスクリーニング検査にはいろいろ問題があるので必ずしも検査するのが良いとは限らない」，と説明してもなかなか納得してくれません．ということで，医師は，患者さんとの人間関係を大切にしたいので，つい，正しくないことをしてしまうのです．しかし，私は，こういう対応の仕方は間違っていると思います．患者さんの多くは，合理的で教育可能です．また，患者さんたちには，Choosing Wisely の主目的が医療費削減ではないことを理解してもらわないといけません．賢明に選択するとは，質と安全に関する事柄なのです．患者さんたちは，検査が高くつくからドクターは検査してくれないのだ，と考えるかも知れません，あるいは保険会社が医療費を払いたくないから検査をしてくれないのだと．この点では，上気道のウイルス感染に対する抗菌薬の処方がいつも問題になります．

患者さんたちの期待に関して言えば，医師と患者さんたちが同じ土俵の上に立つことがこのキャンペーンのカギだと思います．また，このことを実現するのは一連のプロセスでもあります．ですから，医師としては，

5. Choosing Wisely の根幹はプロフェッショナリズムである

賢明に選択するだけでなく，患者さんたちが賢明な選択を出来るように教育しなければなりません．また，そのためには，患者さんたちにこの選択のプロセスに関わってもらうことがカギです．患者さんたちを教育し，患者さんたちに関わってもらうことなしにこのキャンペーンを続けることは難しいでしょう．選択が賢明になることによって医療全体がスマートになる，と表現出来るかも知れません．

小泉：患者さんが何もかもしてほしいと要求することについては，誰に責任があるのでしょうか？ 私は，患者さんに与えられている情報は，元は，と言えば医療職から発せられていて，表面的にはマスメディアからの情報のようでもやはり究極的には医療職に責任があると思っています．賢明な選択ができるように患者を再教育しなければならないとして，それはとても時間のかかることだと思っていますが，如何ですか？

Choosing Wisely キャンペーンは，最終的には，如何に患者さんとの信頼関係を築くかということに帰着します

Feldman：そうですね．誰が，この Choosing Wisely について教育をするか，ということになります．日本にはないと思いますが，米国では，医薬品について消費者向けの直接広告が許されています．製薬会社が，直接，消費者向けに広告をしてもよいのです．ニュージーランドや米国では，医薬品について，直接，消費者向けの市場開拓が活発で，実際，抗うつ薬その他の医薬品のテレビ広告が頻繁に行われています．その目的は，賢明な選択どころではなくて，如何に多くの自社製品を売るか，です．広告の中には，賢明な内容のものもありますが，それは広告の目的そのものではないのです．

小泉：日本でも，直接，というほどではありませんが，それに近い状況があります．製薬会社が大々的に病気についての広告を流します．そこで，製品の名前は直接出さないとしても，その病気の治療に役立つお薬がありますよ，といった情報が提供されます．このような広告を見ればそのメッセージが意味するところは誰にでもすぐに分かります．

Feldman：そう，私達の国でもマスコミは同じです．ドクター・オズという番組があって，多くの患者さんはドクター・オズで見たからこの治療を受けたい，と言ってきます．という次第で，全く逆の教育をしている医師が大勢いるのです．全身 CT のコマーシャルも流されています．結局，Choosing Wisely キャンペーンは，最終的には，如何に患者さんとの信頼関係を築くかということに帰着します．患者さんたちの信頼を得るには，常に患者さんの側に立つことが必要です．この点ではマスメディアやソーシャルメディアの役割も重要です．患者さんたちは，ますますこのような情報ソースに頼るようになってきているからです．

小泉：ここで，PCMH (Patient-Centered Medical Home) についてもお伺いしたいと思います．PCMH には，ACP(American College of Physicians) も関与していますね．この仕組みでは患者参加が特に強調されていると思うのですが…

PCMH (Patient-Centered Medical Home) はチーム基盤型のアプローチです

Feldman：これは，従来から言われている医

師と患者の(個人的な)関係から出発する発想を超えた取り組みです．私達の UCSF 病院でも総合内科外来が PCMH の認証を受けました．PCMH の認証には何段階もあって，それを一つずつ順番に越えていかないといけません．例えば，オープンアクセス方式をとっているか，堅固な電子カルテシステムを導入しているか，などです．そして，この PCMH の背景には，チーム基盤型のアプローチという考え方があります．従来からある"医師と患者の一対一の関係"ではない，ということです．

　Choosing Wisely キャンペーンとの関連でいえば，医師と患者との対話を超えたところまで含めて考えねばならないということになります．患者さんたちが接する医療職は，医師から看護師，更にケアマネージャーなどへと拡がっていて，患者さんたちが医師と出会うときには，既にいくつかの医療職の人たちとの接点があり，既に予備的な情報が与えられているのです．先ほど言った患者さんたちの教育についても，医師だけでなく，複数の医療職がチームとして取り組むことが大切です．

小泉：最後に Choosing Wisely のポイントを一言でまとめるとどうなりますか．

患者さんを目の前にして，個別の状況を考慮して賢明に選択する"エレガンス(優雅さ)"

Feldman：Choosing Wisely キャンペーンで語られていることを一言でまとめれば，医療は，それぞれの局面で個別化されなければならない，ということに尽きると思います．

　例えば，スクリーニング目的で実施する大腸内視鏡の間隔は，被験者の病歴や年齢で異なります．また，70 歳を超えた女性に，毎年，マンモグラフィーを実施する必要があるのか，といった指摘もあります．最近では，医学生や研修医を対象にこういった教育も行われるようになりつつあるところが面白いところだと思っています．一人ひとりの患者さんを目の前にして，個別の状況を考慮して賢明に選択する，そこがカギだと思っています．

　最近，私が編集委員長をしている JGIM に掲載された論文でも，がんスクリーニングにおける最適のアプローチが，年齢で大きく異なることが示されています．また，診断アルゴリズムだけでは賢明な選択は出来ません．個別の状況と診療ガイドラインの間のバランスをとることが重要ですが，そこに，先程言った，不確実性に耐える，という意味での"エレガンス(優雅さ)"というキーワードが入ってくると思います．

(2013 年 12 月 30 日，京都にて)

索　引

A
ABIM Foundation　36

B
Barrett 食道　130

C
Choosing wisely とは　6
CKD 患者　147

G
G-CSF　139
GERD の薬物治療　130
GINA2010　80

H
HPV 検査　83

I
IgA 欠損症　81

J
JGL2009　80

L
呼吸機能検査　177

N
NAEPP（National Asthma Education and Prevention Program）　80

P
Pediatric Emergency Care Applied Research Network(PECARN) クライテリア　103
Professionalism　42
PSA　155

S
Specialist-induced demand　10

あ
赤旗徴候（red flags）　83
アデノウイルス結膜炎（ピンク目）　100
アレルギーの評価において非特異的 IgG 検査や IgE　78

い
医学的適応症　100
一次性頭痛　118
インターフェロンβ　92

う
ウイルス性呼吸器疾患　103
植え込み型除細動器（ICD）　88
運動負荷心電図　113

え
遠隔モニタリングシステム　166
炎症性関節炎　126

お
オピオイド　92

か
可逆性　80
核医学検査　151
活動性冠動脈疾患　166
カルシウムスコア　162
癌のスクリーニング　147
冠動脈造影　151
　―疾患　113
　―造影 CT　162
緩和医療　88
間欠性跛行　159

き
気管支喘息　78
　―拡張薬　171
　―喘息　80
技術と社会　31
機能性腹痛症候群　130
急性呼吸器疾患　171
急性副鼻腔炎　83

凝固異常精査　159

け
経口抗菌薬　96
　―補助栄養　88
頸動脈疾患　177
　―内膜剥離術　92
　―画像検査　92
　―閉塞　83
経皮的経管栄養　88

こ
甲状腺結節　174
抗核抗体（ANA）　126
固形がん患者には抗がん治療　138
姑息的放射線照射　88
骨シンチグラフィー　155
骨粗鬆症　134
骨密度測定（DEXA 法）　83
コンピューター断層撮影 (CT) スキャン　103

さ
サーベイランス　130
細気管支炎　171
酢酸グラチラマー　92
サケット：臨床疫学　39
嗄声　96
酸分泌抑制療法　171

し
子宮頸管　83
　―頸癌検診　83
　―頸部細胞診　83, 111
　―頸部細胞診　83
　―付属器嚢胞　118
疾患特異的抗核抗体　126
ジフェンヒドラミンゲル（Benadryl）　88
若年性冠動脈疾患　162
重エネルギー X 線吸収測定法（DXA）　126
重症下肢虚血　159
出血時間検査　135

索　引

術前内科的検査 100
消化管合併症 166
硝子体内注射 100
小児 171
　　―の虫垂炎 118
静脈血栓塞栓症（VTE）113
心エコー 143
心筋ストレスイメージング 151
神経画像検査 (CT,MRI) 103
進行型多発性硬化症 92
心臓 CT 108
　　―MRI 108
　　―画像検査 151
　　―超音波検査 108
　　―負荷試験 177
　　―弁置換術 177
腎動脈スクリーニング 159
深部静脈血栓症 159

す
ステロイド 171
スパイロメトリー 78
スピリチュアル 88

せ
赤血球増殖刺激因子（ESAs エリスロポエチン製剤）147
前立腺癌 155
　　―肥大症 155

そ
早期前立腺がん 138

た
大腸がんスクリーニング 134
　　―内視鏡検査 130
単純型熱性けいれん 103
単純な失神 113

ち
中等度異形成 111

て
帝王切開 83, 111

低リスク型 HPV 134
停留精巣 155
テストステロン濃度 155

と
突発性難聴 96

に
尿路閉塞 166
認知症患者 88
　　―症評価 174

の
脳ドック 8
脳波検査 92

は
肺塞栓症（PE）118
肺非小細胞癌 177
パッチテスト 81
ハロペリドールゲル（Haldol）88

ひ
非侵襲的画像検査 108
非ステロイド性抗炎症薬（NSAIDS）147
非特異的な背部痛 113
非複雑性の急性外耳道炎 96
　　―急性鼻副鼻腔炎 78
　　―中耳腔換気用チューブ 96
　　―型鼻副鼻腔炎 96

ふ
ブラックジャック 46
分娩誘発 111

へ
片頭痛 92

ほ
ホスピス 166
勃起障害 155

ま
末梢挿入型中心静脈カテーテル 147

末梢閉塞性動脈性硬化症 159
慢性腎不全 134
　　―閉塞性肺疾患 (COPD) 81
　　―蕁麻疹 78

む
無症候性頸動脈狭窄 92

め
メトトレキサート 126
免疫グロブリン 81
　　―グロブリン補充療法 78

ゆ
誘発分娩 83

よ
4 歳未満 103

ら
ライム病の検査 126
卵巣がんスクリーニング 111

り
罹病の圧縮 32

る
涙点プラグ 100

ろ
ロラゼパムゲル（Ativan）88

Generalist 教育コンソーシアム

編集・出版募集要項

　本会は，ジェネラリストの教育に資する質の高い出版事業を展開することを活動の特色とします．下記の書式に沿って応募された中から，編集・出版委員会が出版事業として適否を検討します．編集・出版委員会は会長，副会長，および理事で構成され，編集委員会で選出された応募者について理事会の議を経て編集・出版事業の適否を決定します．

募集作品
斬新な，ジェネラリストの教育実践の記録．日本語で書かれ，著者が一人の単著に限ります．

応募方法
下記の3点の原稿をお送りください．

　①表紙：題名，氏名，所属名，連絡先のEメールを明記．
　②著者略歴：箇条書きで400字以内．
　③ジェネラリスト教育実践の概要：その特色を2000字以内にまとめお送りください．

〔教育活動の成果や省察の記録，メンター（優れた助言者・指導者）の指導と評価の記録など〕

応募資格
年齢・性別・職種・国籍は問いません．

応募先
下記に，Eメールでお寄せください．
ジェネラリスト教育コンソーシアム事務局(株)尾島医学教育研究所
〒114-0014 東京都北区 田端 2-11-13 ALTO 101
電話 03-5832-9086 FAX 03-5832-9089
Eメール consortium@ojima-ceg.co.jp

発表
合否の結果は，応募者に直接通知いたします．

編集・出版
合格の場合は，本会の編集・出版委員会が編集・出版に関して具体的なアドバイスをします．編集後，(株)尾島医学教育研究所から刊行します．

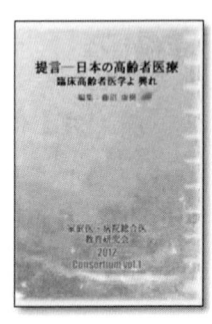

提言―日本の高齢者医療	提言―日本のポリファーマシー	提言―日本のコモンディジーズ	総合診療医に求められる医療マネジメント能力
編集：藤沼康樹	編集：徳田安春	編集：横林賢一	編集：小西竜太，藤沼康樹
B5　155ページ	B5　200ページ	B5　168ページ	B5　190ページ
ISBN 978-4-906842-01-8	ISBN 978-4-906842-01-8	ISBN 978-4-906842-02-5	ISBN 978-4-906842-03-2
定価（本体3,600円＋税）	定価（本体3,600円＋税）	定価（本体3,600円＋税）	定価（本体3,600円＋税）

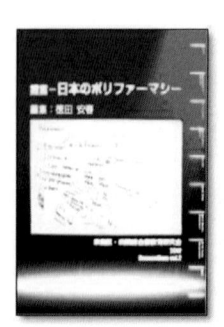

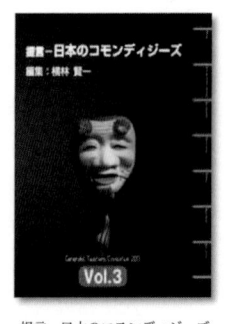

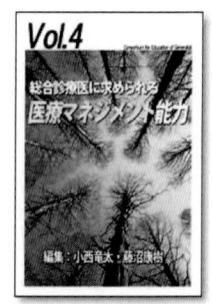

　ご入会の方には巻末の入会申込書に必要事項を記載の上，尾島医学教育研究所までお送りください．（FAX03-5832-9089）
　ご入会特典といたしまして年間2冊のコンソーシアムシリーズをお送りいたします．

会費振込先：ゆうちょ銀行　【店名】〇〇八（読み　ゼロゼロハチ）【店番】008　【預金種目】普通預金【口座番号】0724801

詳細はHPをご覧ください　　http://consortium-ceg.jimdo.com/　　　　株式会社 尾島医学教育研究所　　〒114-0014　東京都北区田端2-11-13 ALTO101
TEL：03-5832-9086　FAX：03-5832-9089

ジェネラリスト教育コンソーシアム vol.5
あなたの医療，ほんとはやり過ぎ？
―過ぎたるはなお及ばざるがごとし
Choosing wisely in Japan ― Less is More

2014年5月2日　第1版第1刷 ©

編　　集　徳田安春（ジェネラリスト教育コンソーシアム）
発 行 人　尾島　麗
発 行 所　株式会社尾島医学教育研究所
　　　　　〒114-0014　東京都北区田端2-11-13　ALTO　101
　　　　　電話　03-5832-9086　FAX　03-5832-9089　e-mail：consortium@ceg-ojima.co.jp
発　　売　株式会社　カイ書林
　　　　　〒113-0021　東京都文京区本駒込4丁目26-6
　　　　　電話　03-5685-5802　FAX　03-5685-5805　e-mail：generalist@kai-shorin.com
　　　　　HPアドレス　http://kai-shorin.com
　　　　　ISBN　978-4-906842-04-9　C3047
　　　　　定価は裏表紙に表示

印刷製本　モリモト印刷株式会社

JCOPY　<（社）出版者著作権管理機構　委託出版物>

© Yasuharu Tokuda
　本書の無断複写は著作権法上での例外を除き禁じられています．複写される場合は，そのつど事前に，（社）出版者著作権管理機構（電話 03-3513-6969, FAX 03-3513-6979, e-mail: info@jcopy.or.jp）の許諾を得てください．

FAX送信表 (03-5832-9089)

ジェネラリスト教育コンソーシアム入会申込書

私は、本会の会則に同意し、下記の通り年会費を添えて入会を申し込みます。

フリガナ	
氏　　　名	
性　　　別	男・女
フリガナ	
勤　務　先	
フリガナ	
勤務先住所	〒
連絡先メールアドレス	
電話番号	

特に関心の深い領域	テーマ別	当てはまる項目にチェックをお願い致します		
		1	地域医療	
		2	病院総合診療	
		3	救急医療	
		4	医学教育	
		5	医療倫理	
		6	医療安全・医療の質	
		7	薬剤使用・効果	
		8	看護・ケア	
		9	歯科・口腔衛生	
		10	リハビリテーション	
		11	臓器別専門診療科領域	（領域をお書きください）
		12	行動科学	
		13	医療コミュニケーション	
		14	医療経済	（などを含む）
		15	在宅医療	
		16	その他	

本研究会への要望などございましたら下記にご記載ください。

会費振込先：ゆうちょ銀行

【店名】〇〇八（読み　ゼロゼロハチ）

【店番】008

【預金種目】普通預金

【口座番号】0724801

名義：ジェネラリスト教育コンソーシアム

会費：¥6,000_（振込手数料はご負担をお願いします）

会計担当：株式会社尾島医学教育研究所
　担当：尾島　麗
　〒114-0014
　東京都北区田端2-11-13　ALTO 101
　TEL 03-5832-9086　FAX 03-5832-9089
　E-mail：consortium@ojima-ceg.co.jp